GABRIELA HAENSELER

Göttinnen YOGA

Inhalt

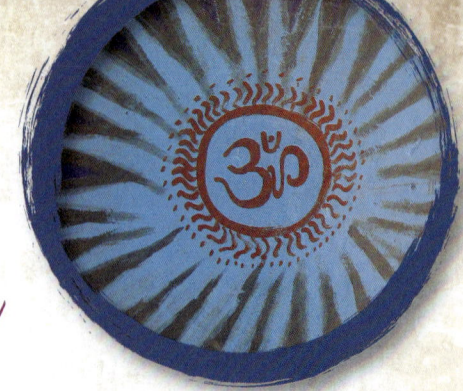

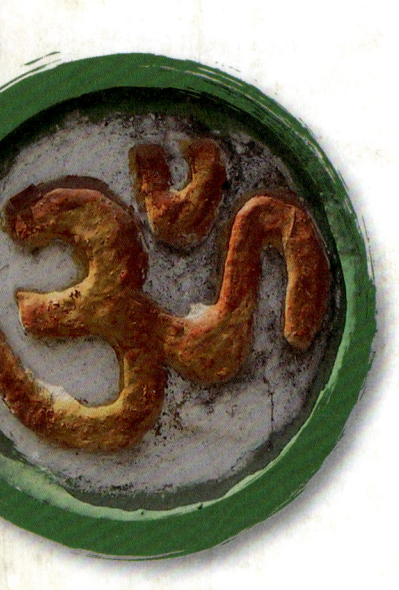

WELCOME, come as you are	7
Shakti – Große Göttin, weibliche Urkraft, Spirit of Womanhood	8

Sarasvati EINE GÖTTIN WIE MILCH UND HONIG 10

Sarasvati – Weise Göttin, Urkraft des Universums	13
THE SARASVATI JOURNEY	14
Play it again, Shakti!	16
Sarasvati – Ein zarter Hauch von Sandalwood	20
ASANA-FLOW: SPREAD YOUR WINGS	26
YOGA-SPECIAL: SIEGESTOR NACH INNEN	30
Sarasvati – lädt ein, Mellow Yellow	34

Parvati MOTHER OF THE WORLD 38

Parvati – Göttin der Sanftmut und der Sinnlichkeit	41
THE PARVATI JOURNEY	42
Parvati – Die standfeste Schönheit	45
Tochter der Freude – Turn me on, Parvati	47
Wie der Yoga in die Welt kam	51
ASANA-FLOW: BELLA DONNA FLOW	54
YOGA-SPECIAL: ZUR RUHE KOMMEN	58
Soulfood – Die Quelle des Yoga – das Yoga-Sutra	63
Take a Moment for Green	64

Durga DIE YOGAREBELLIN IN UNS — 70

Durga – Superheldin und weibliche Urkraft	73
THE DURGA JOURNEY	74
Zauber der Zeremonie	78
Die Erde – als eine Göttin begreifen	81
ASANA-FLOW: WILD AT HEART	90
YOGA-SPECIAL: SKULL SHINE	94
YOGA-SPECIAL: SIMHASANA	95
Das Rad des Lebens	96

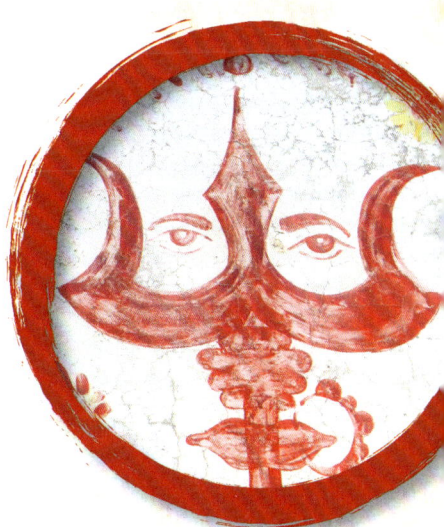

Tara GLOW IN THE DARK — 100

Tara – Die vielgesichtige Goddess	103
THE TARA JOURNEY	104
Om Tare – Tears of the Virgin	107
Stargazing – Sternenklar	112
ASANA-FLOW: GLOW IN THE DARK	116
YOGA-SPECIAL: GÖTTLICHE RUHE	120
Tara for Peace and Help	126

Lakshmi BOTSCHAFTERIN DES GLÜCKS — 130

Lakshmi – Shri – Schönheit – Glanz – Hoher Rang	133
THE LAKSHMI JOURNEY	134
Wasserlilien-Göttin	136
Lakshmi – Aus dem Milchozean Geborene	139
Lakshmi – Yogini on the go – Take off	145
ASANA-FLOW: KISS MY ASANA	146
YOGA-SPECIAL: JUNGBRUNNEN DER GÖTTIN LAKSHMI	150
Coco Passion	152
Powernapping – Schau mir in die Augen, Lakshmi	155

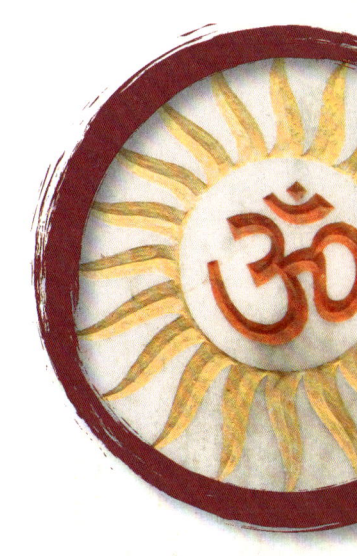

Dank/Über die Autorin/Über die Illustratorinnen — 158/159

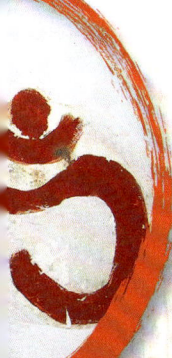

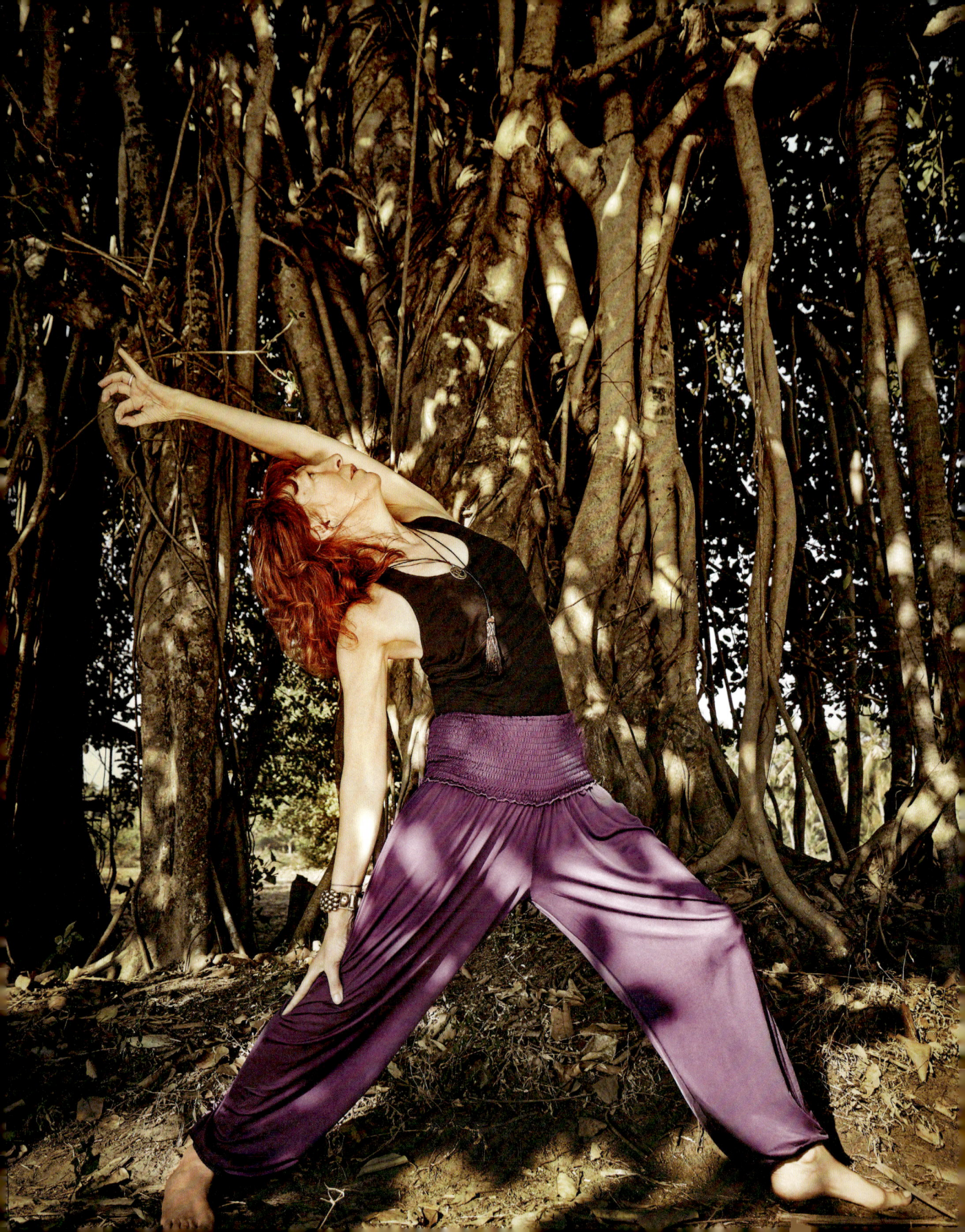

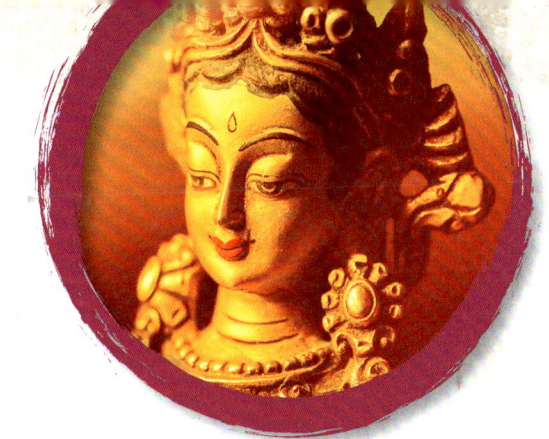

Welcome

COME AS YOU ARE

Alles ist da. In jedem Augenblick. Bereit, entdeckt zu werden. Stell deine Welt auf den Kopf, bau sie bunt, kreativ, sinnlich und sensibel. *Open your heart, free your mind.*

Erhebe dich, hebe ab zu ungeahnten Ufern, spiegele in den Asanas die Schönheit deiner *Yogini Shakti*, mal federleicht, losgelöst und elegant im *Pfau*, dann wieder fest verwurzelt im *Baum* … Komme in deine eigenen inneren Bilder, Schwingungen und Farben.

Tauche tief ein in die Yogawelt, wie ein göttlicher Yoga-Fisch im weiten Ozean. Lass dich vom *Kranich* in den glückseligen Zustand des Nirvana tragen. Finde Frieden, Glück und Harmonie in der Meditation.

Göttinnen Yoga bringt dich in deine spirituelle Kraft, integriere sie liebevoll in deine Yogapraxis.

Rise up and shine!

Namaste

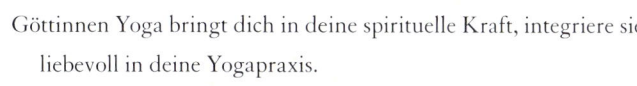

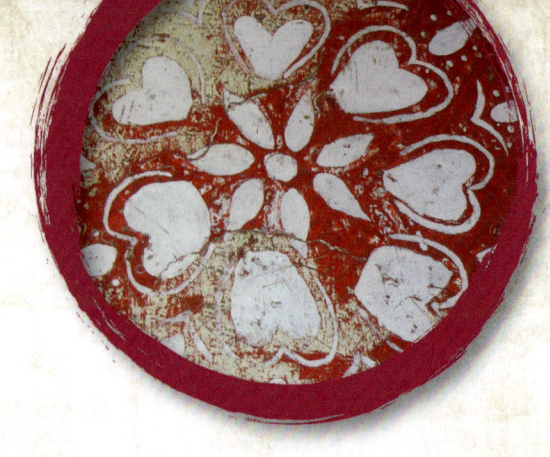

Shakti

GROSSE GÖTTIN, WEIBLICHE URKRAFT, SPIRIT OF WOMANHOOD

Tritt ein in Shaktis Garten, die große Göttin begleitet dich auf deiner Reise zur Quelle deiner Weiblichkeit. Shakti, Archetyp aller indischen Devis, vereint in sich alle Qualitäten des Frau-Seins, sie ist manifestierte Weiblichkeit, sie ist die »Energie selbst«. In der indischen Mythologie heißt es, dass Shiva sich ohne Shakti nicht bewegen kann – ohne Energie ist keine Aktivität möglich, ohne das Weibliche ist das Männliche nicht denkbar. Die Verantwortung, das Leben zu verkörpern und zu nähren, liegt bei der weiblichen Kraft.

THE LUCKY 5

Weiblichkeit hat viele Aspekte: Weisheit und Kraft, Liebe und Freude, Schönheit, Energie, Tatkraft und Ausdauer, Mitgefühl, aber auch Kampfgeist. All diese Aspekte finden wir wieder in der Vielfalt der indischen Göttinnenwelt. Die »Lucky 5«, die fünf Devis, denen dieses Buch gewidmet ist, verkörpern alle unterschiedliche Formen von Shakti: Sarasvati, die anmutige Weisheitsgöttin, Parvati, die sinnliche Schöne, Tara, die mitfühlende Sternengöttin, Durga, die mystische Yoga-Rebellin und Lakshmi, die freigiebige Glücksgöttin.

Lass den Spirit der **Lucky 5** in dein Herz und komm mit auf eine Yogareise, fühle *Yogini Shakti* in dir, durch den Fluss der Gnade und die Kraft der Göttin. Shakti klingt in dir, als intuitive Stimme deines »inneren Gurus« und führt dich in deiner Yogapraxis zum Kern weiblichen spirituellen Empfindens. Göttinnen-Yoga schenkt dir in jeder Phase deines Lebens strahlende Kraft, es soll dich ermutigen, deine Devi zu locken und zu leben.

Bling bling, beautiful Shakti!

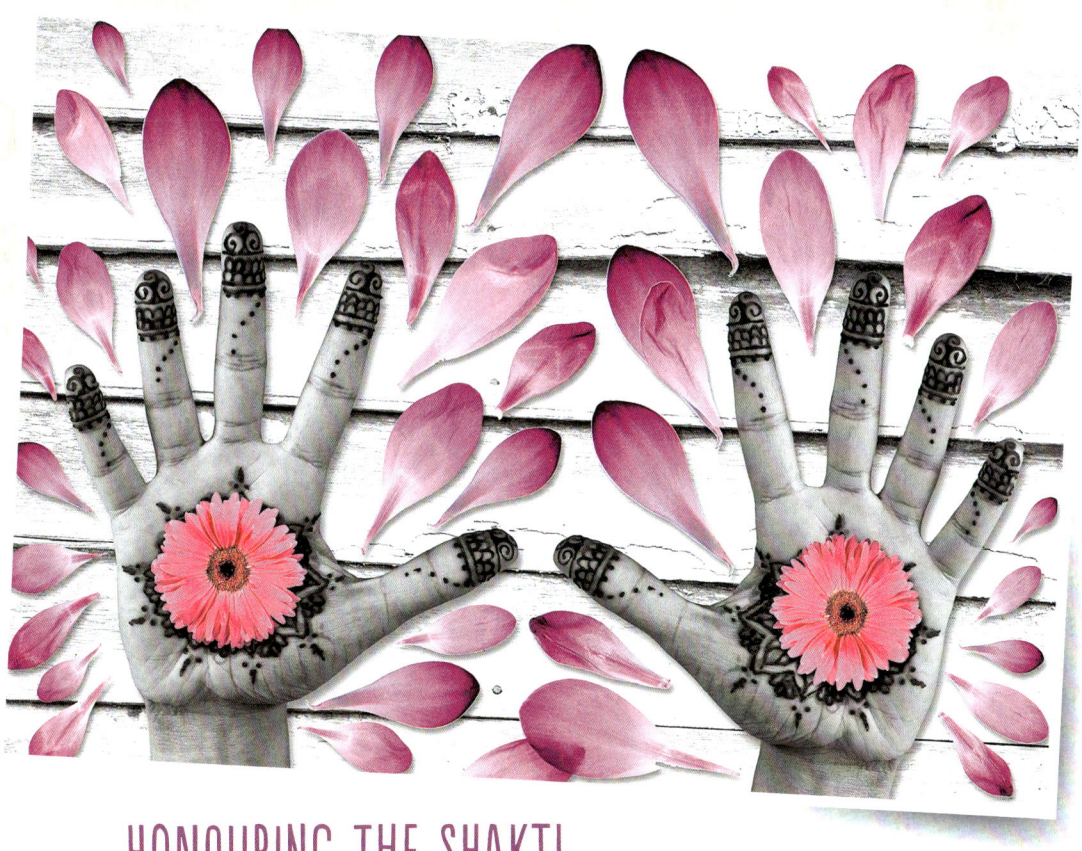

HONOURING THE SHAKTI

Ehre sei dir, *Shakti*

Ewig **Weibliche, Göttliche** in all deinen Formen

Säulen der **Stärke** in unserem Leben

Du bist die *Mutter*, die *Schwester*, die *Geliebte*

Du **trägst und hältst uns** auf vielfältige Weise

Was wäre das Leben ohne dich

Thank you for being what you are

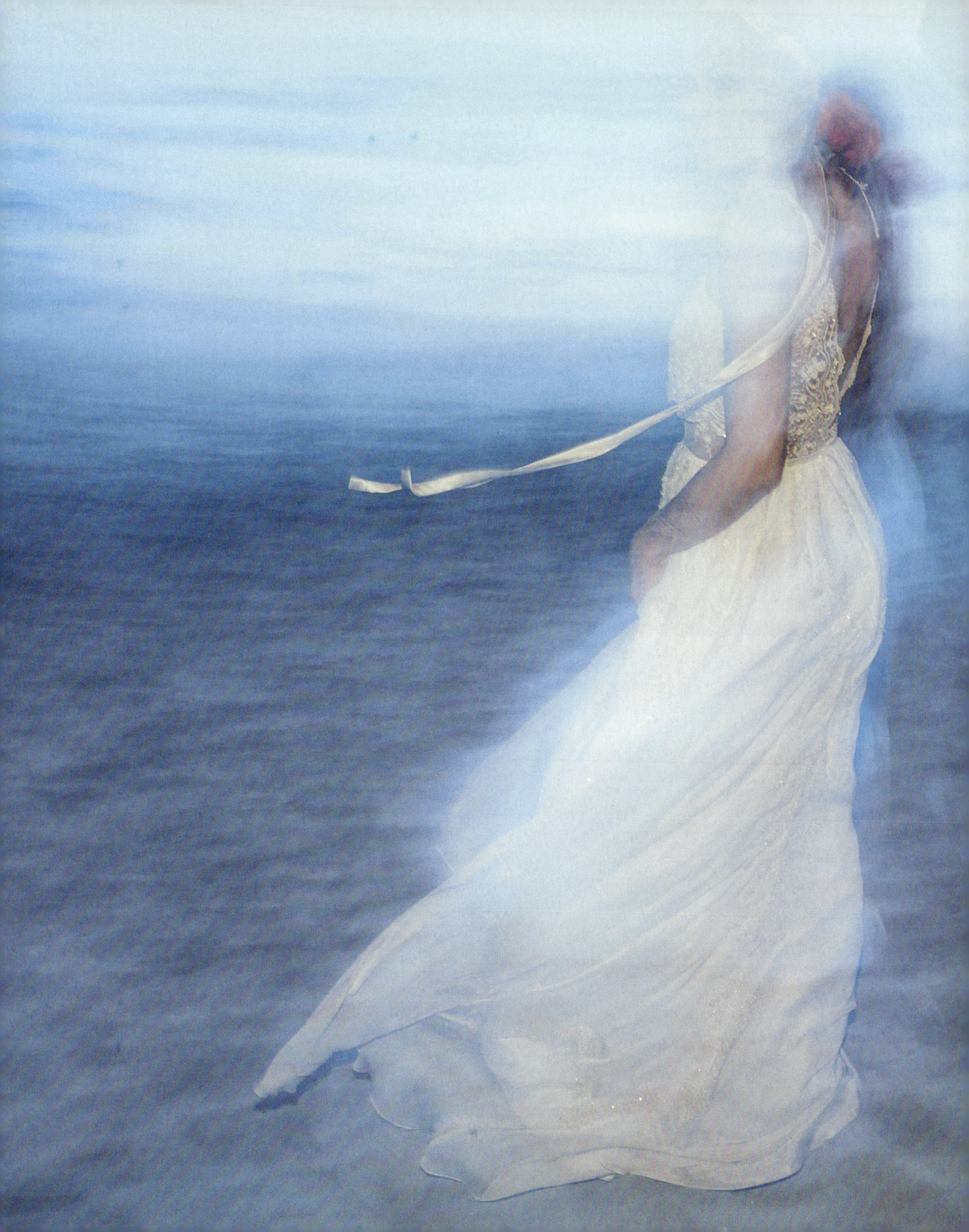

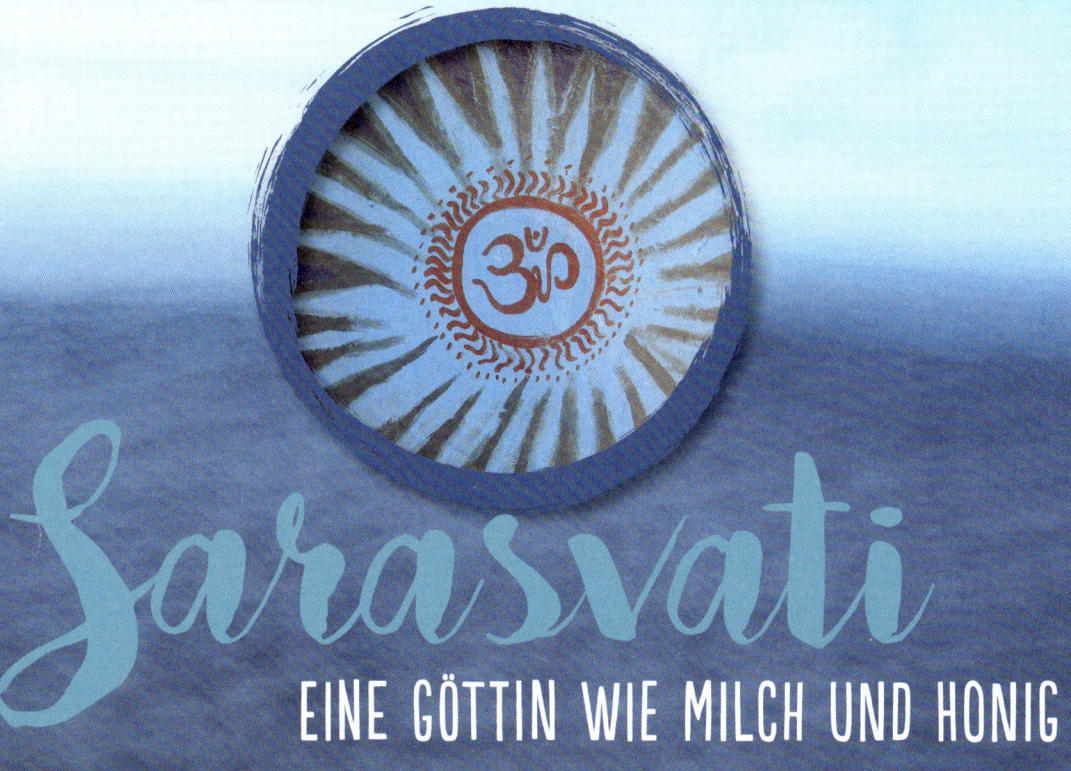

Sarasvati
EINE GÖTTIN WIE MILCH UND HONIG

Sarasvati ist wie der Hauch einer Morgenbrise, die **tauweiß** auf die schäumenden Kronen der *Wellen der Meere* trifft. Ihre Anmut ist faszinierend und aufwühlend zugleich. Sie ist die *vedische Sprachgöttin,* die mit Klängen alles in Bewegung hält, wie ein großer Strom. Die Worte federleicht moduliert, so wie sie sich auch bewegt. Sie inspiriert uns, wenn wir in den **Asanas** ihre Energien in uns aufnehmen. Sie verschmilzt mit dem Wasser und gibt das Unstillbare, das ewig Fließende und Verändernde an uns weiter.

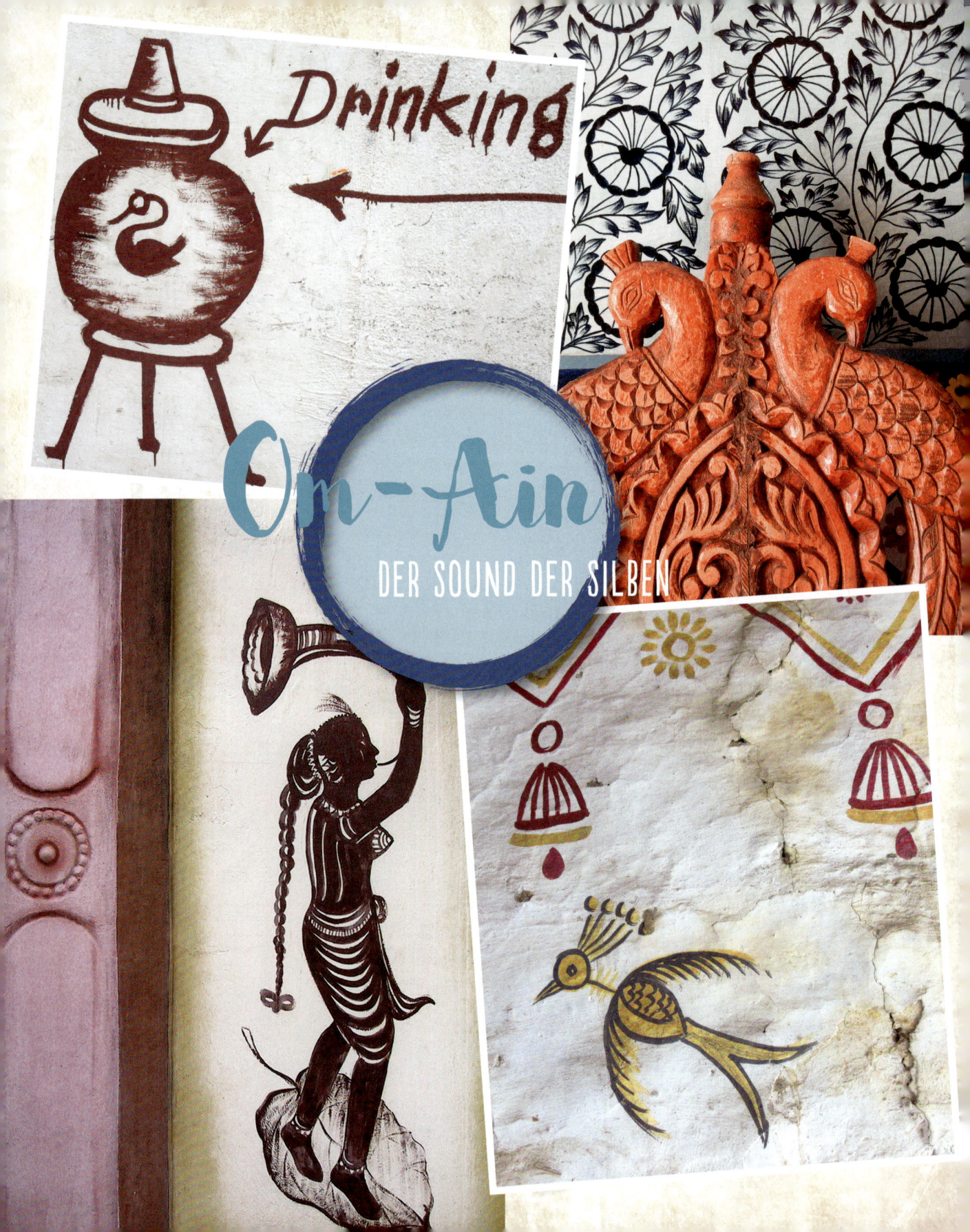

Sarasvati

WEISE GÖTTIN, URKRAFT DES UNIVERSUMS

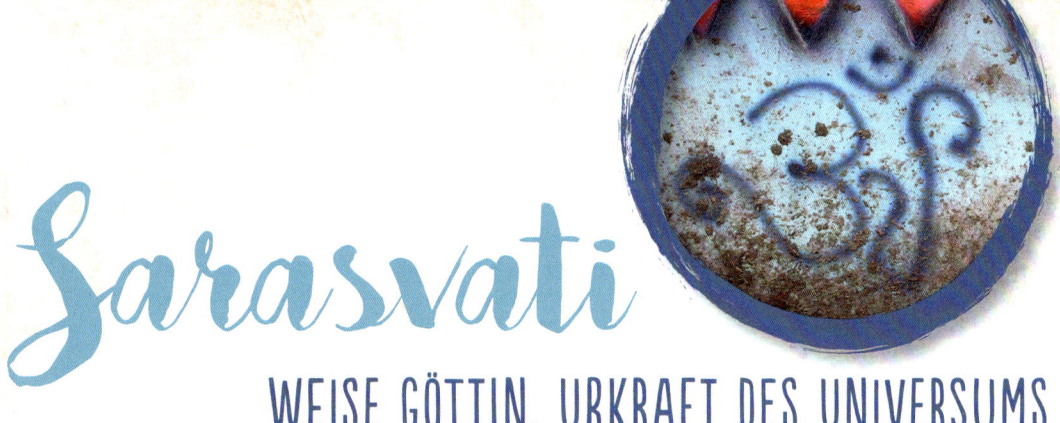

Schwanenmelodie
AUS HAMSA UPANISHAD DER VEDEN

Die Vorsilbe *Ham* als Laut des Ausatmens, die Zweitsilbe *Sa* für Einatmen. Beide zusammen machen die heilige Seele, *Atman*, aus. Ihr Symbol ist der Schwan, Sarasvatis Reit- und Leittier.
AUS – EIN – AUS – EIN
HAM–SA–HAM–SA

Wer **Sarasvati** auf Gemälden oder als Statue sieht, spürt die Güte in ihren Augen. Leicht spielt sie die Vina, geborgen im Schoß einer weißen Lotosblüte. Ihr wunderschönes Gesicht ist von einem sonnengelben Schein umrahmt. Eine ihrer vier Arme ist stets erhoben und durch ihre Finger schlängelt sich eine Perlenschnur als Zeichen ihrer Spiritualität. Die vier Hände symbolisieren die vier Aspekte Geist *manas*, Intellekt *buddhi*, Ego *ahamkara* und das Bewusstsein *chitta*. Ihr Begleittier ist der Schwan, *Hamsa*. In seinem Milchweiß und seiner Anmut ist er mehr als ein Symbol für Reinheit, er ist Schönheit und Gnade. Mit ihm entfliegt Sarasvati der geistigen Begrenztheit, schwingt sich zu Höhen auf, die sie, wenn wir uns ihr mit allen Sinnen anschließen, mit uns teilt.

DIE WEISSE, REINE QUELLE DER
Inspiration

Noch bevor sie zur Göttin der Weisheit wurde, war Sarasvati im alten Indien eine Flussgöttin, die mit der unendlichen Energie der Ströme und Quellen in Verbindung gebracht und verehrt wurde. Sie war der göttliche Urfluss, der alles in Bewegung brachte. Längst ist sie diesem Archetypus entflogen. Sie hat ihn umgeformt in eine sehr viel feinere, eine intellektuelle Spiritualität. Das Überqueren eines Flusses wird bei ihr zur Wandlung von Unwissenheit zur Kenntnis. Dieser Fluss gleicht einem honigsüßen Milchstrom, der alles in Bewegung bringt, der Fluss der Inspiration. Die Seemuschel zu Füßen Sarasvatis birgt das Geheimnis der Weiblichkeit, die mit dem Intellekt sich paart.

Das Buch in ihrer Hand ist die Essenz der heiligen Veden.

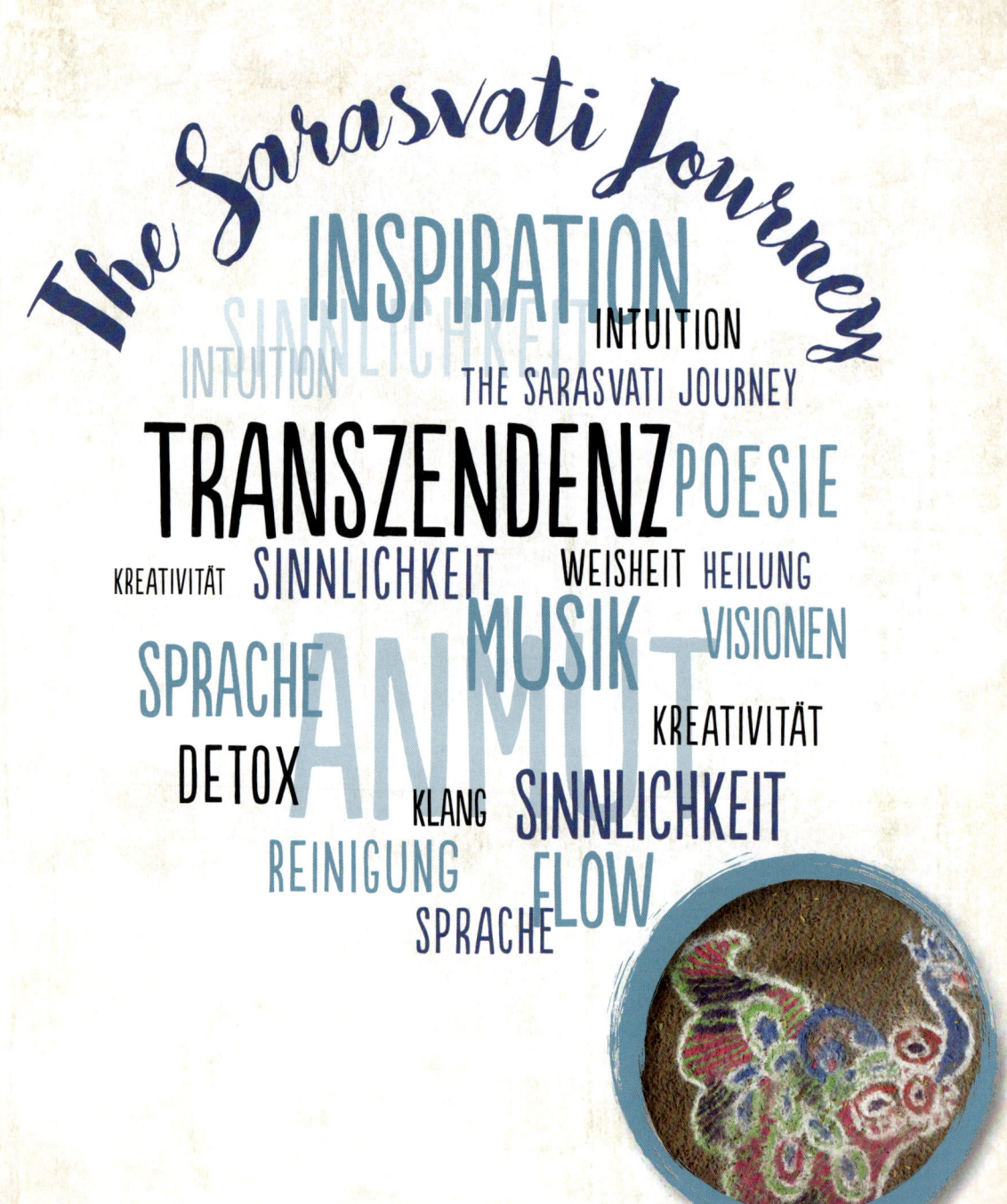

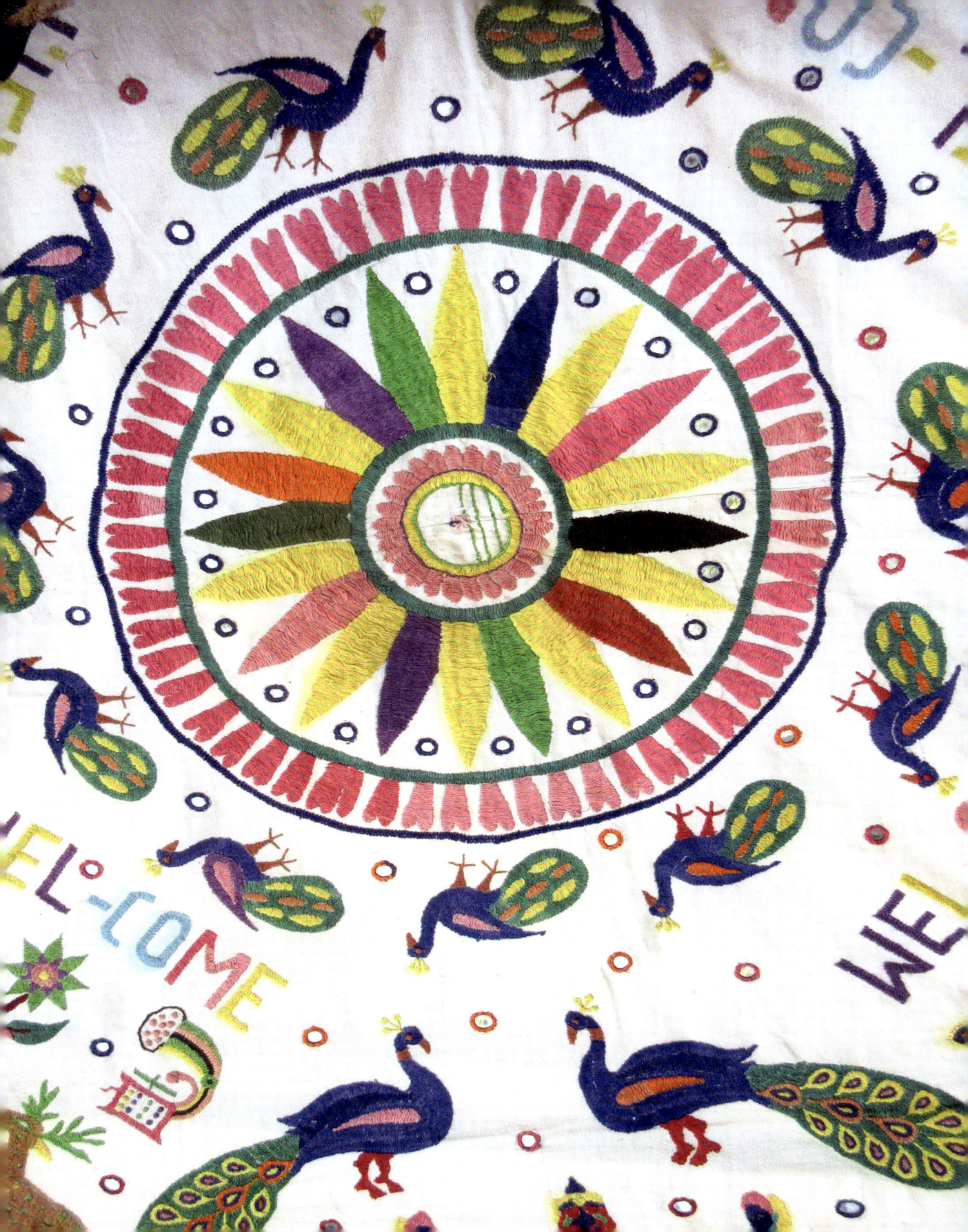

MAJESTÄTISCHER PFAU

Der göttliche Tanz des Pfaus, *majurasana*, spiegelt die spirituelle Erwartung der Yogini auf eine **göttliche Yogapraxis** – leicht wie Luft zu sein und leuchtend wie das irisierende Licht der Pfauenfedern.

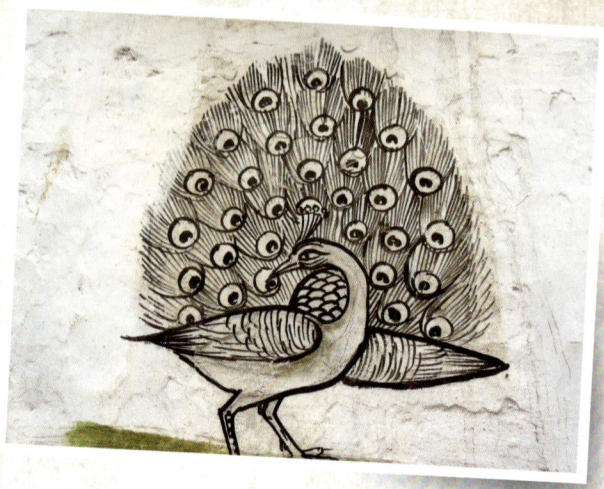

Play it again, Shakti!

Sarasvati ist die **redegewandte Göttin,** sie ist Stimme und Sprachgesang und Poesie. Gerade bei einem guten Yogaunterricht, wo Stimmklang und Wortfolgen, ja der wunderbare Zauber der heiligen Sprache Sanskrit, sich entfalten können, begegnen wir dem *Sarasvati spirit.* Auf die melodische Stimme deiner Yogalehrerin hören, die aus ihrem Herzen strömt, sie in deinen Körper leiten, das ist *Sarasvati energy,* die alles Schöne gebiert, nenne es spirituelle Kreativität oder Visionen. *Yoga ist Kunst.*

Wenn Sarasvati die **elegante Vina** spielt, dann entfesselt sie damit *Bhakti,* die Hingabe an die Götter, und gleichzeitig stimmt sie diese gnädig. In uns aber erweckt sie den inneren Künstler. Sarasvati ist heiliger Klang, sie macht uns sensibel gegenüber Tönen und Melodien, nimmt uns mit auf eine Reise zu unserem Seelenrhythmus. Sie ist die Sprachgöttin, die Zungenlenkerin, die unsere Kreativität entfaltet.

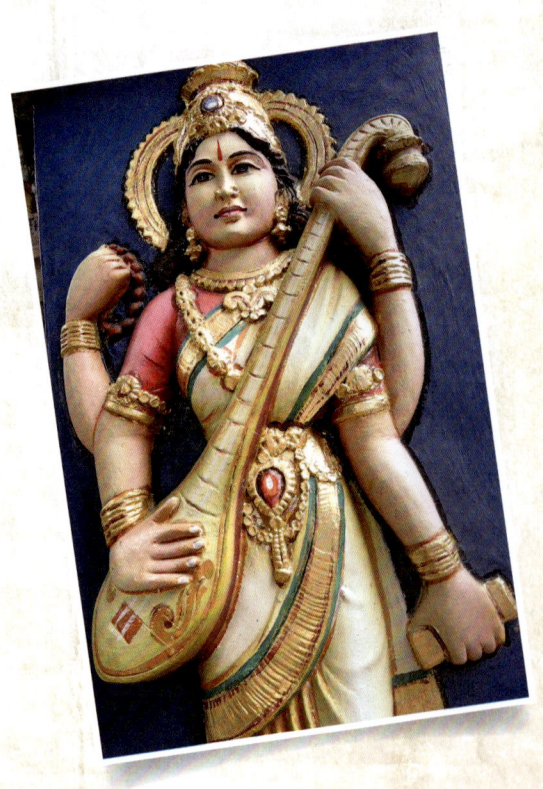

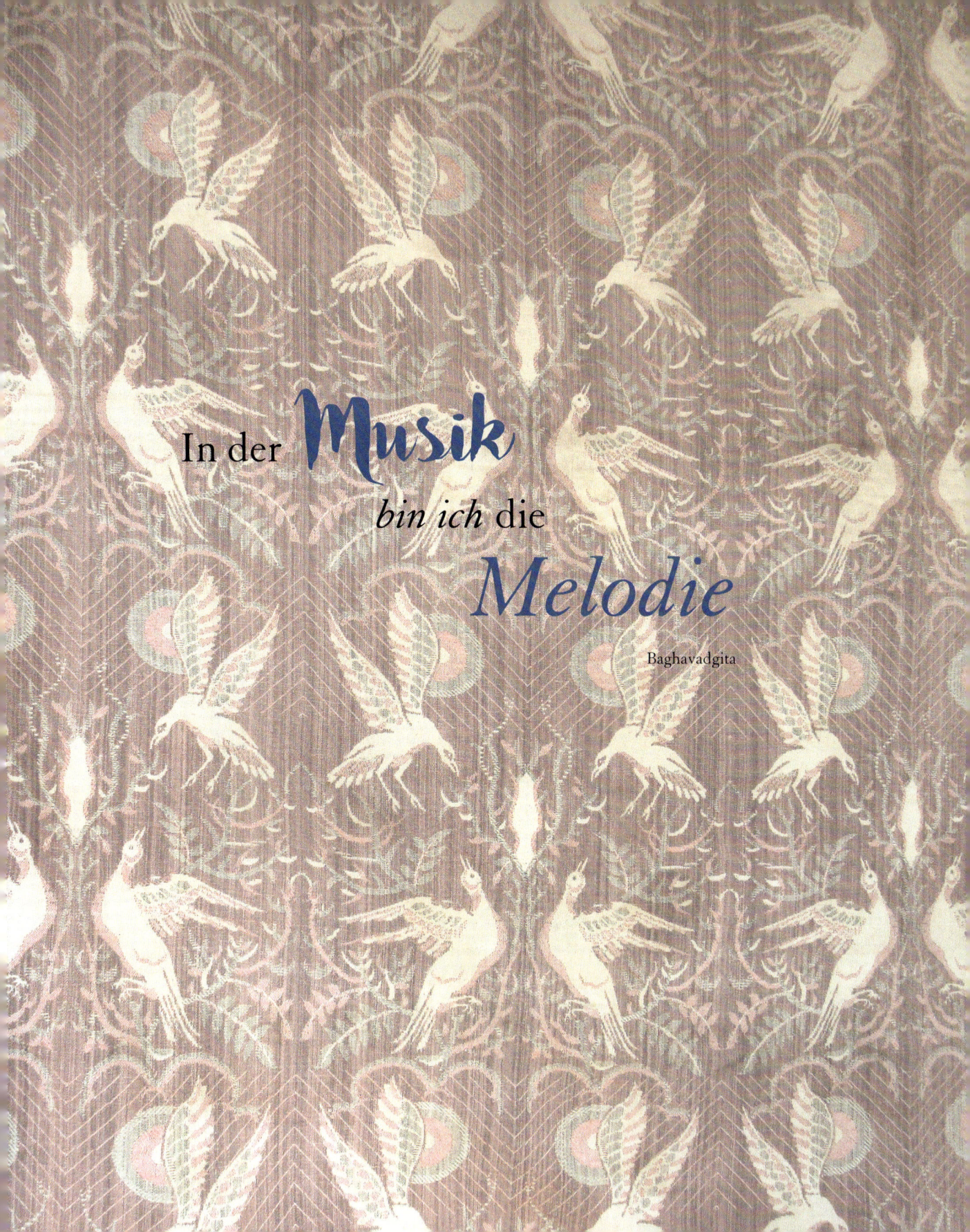

In der *Musik* *bin ich die* *Melodie*

Baghavadgita

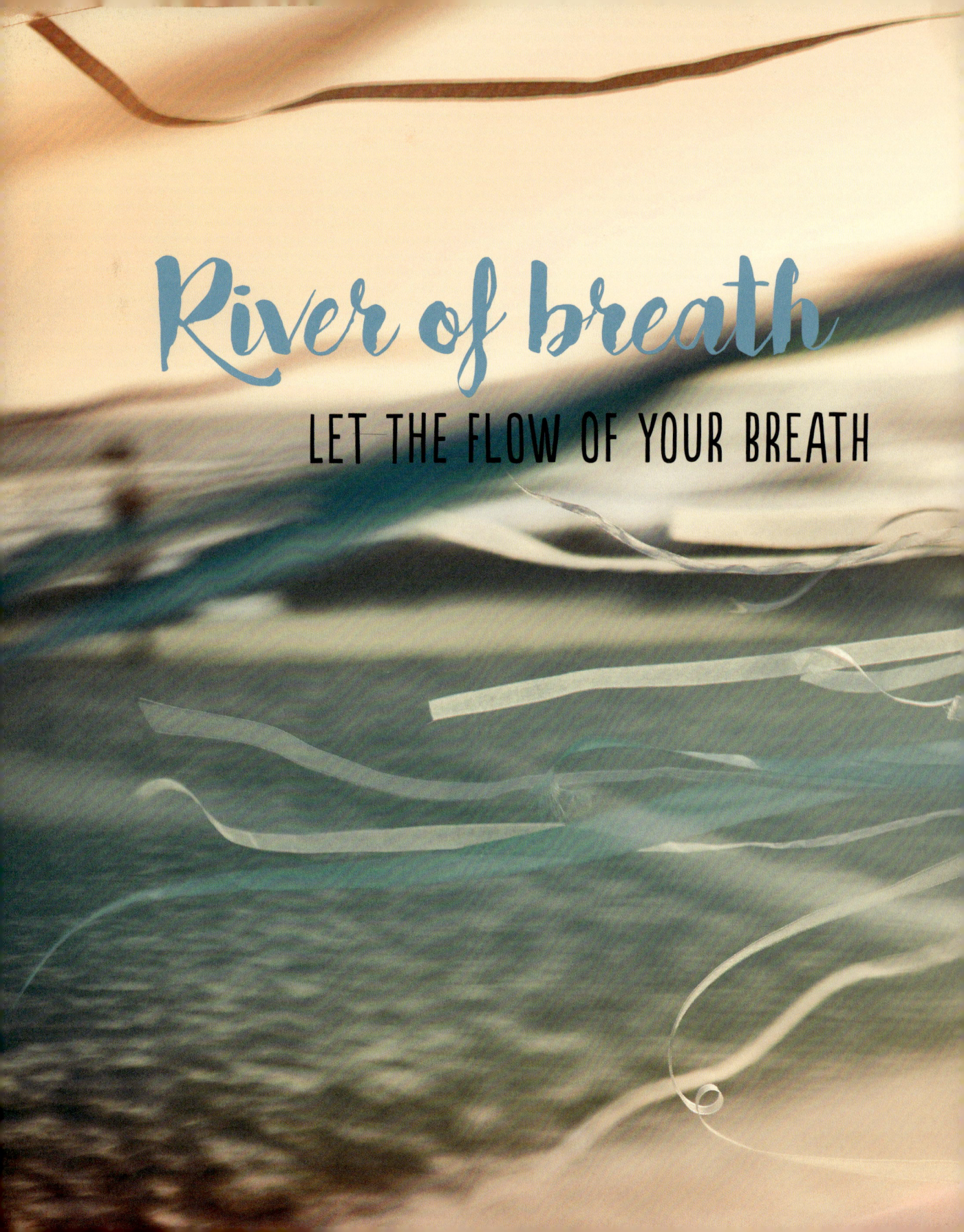

River of breath

LET THE FLOW OF YOUR BREATH

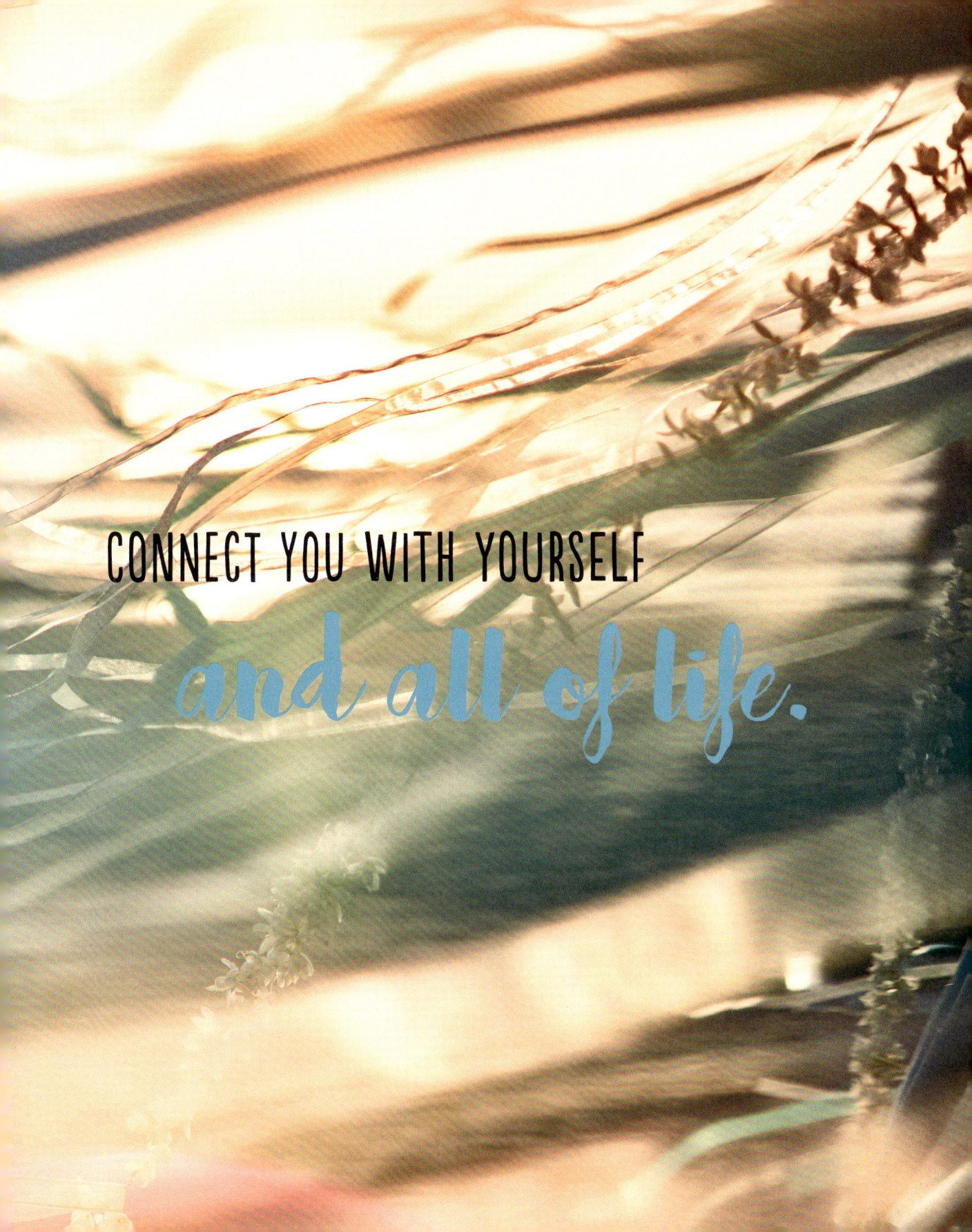

Sarasvati
EIN ZARTER HAUCH VON SANDALWOOD

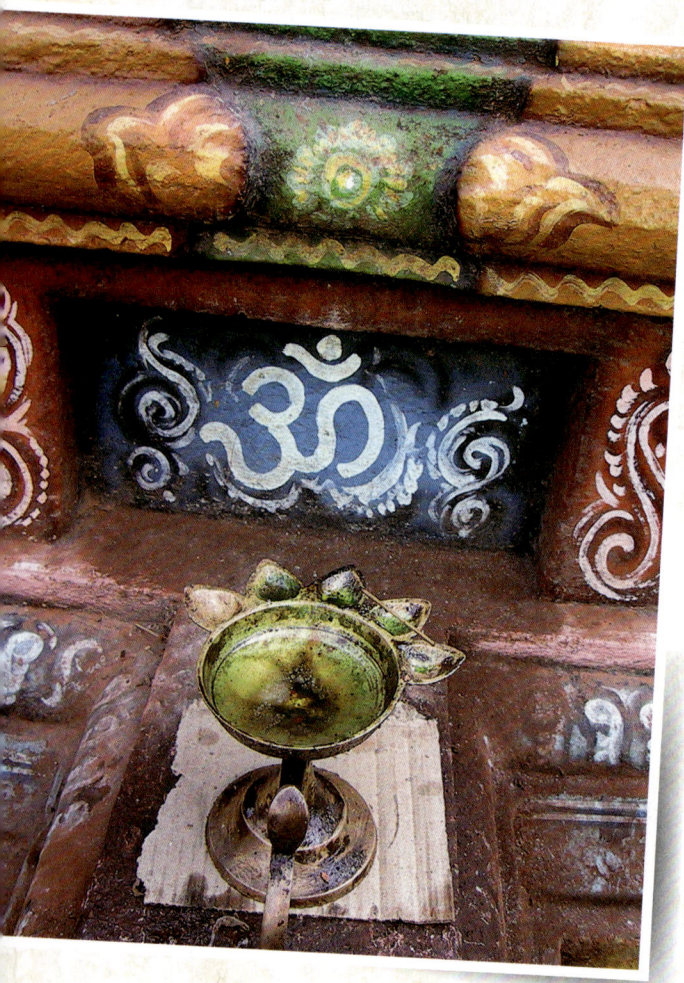

INSPIRE ME, *Sarasvati*

Sie ist die göttliche Ärztin für vollkommene Reinheit. *Sarasvati energy* ist Intuition. Wir lernen durch die Aspekte der Göttin, was gut für uns ist. *Sarasvati energy* ist Wissen. In der indischen ganzheitlichen Heilkunst *Ayurveda,* dem Wissen vom langen und gesunden Leben, finden wir Sarasvati in jeder energetischen Form wieder. *Sarasvati energy* ist Meditation in Bewegung. Wir versenken uns in reinigenden Atemübungen, in Hatha-Yoga, Körperhaltungen und schwingen uns auf mit der transzendenten Heilkraft Sarasvatis. *Yoga tut gut!*

Reflektiere deine Yoga-Weisheit! Gestalte dir dein spirituelles Tagebuch. Lass es teilhaben an deiner Yoga-Praxis. Hüte es als einen Schatz.

Honig als Wertschätzung, symbolisch für die Fülle des Lebens, wird Sarasvati als einziger Göttin geopfert. Beobachte den Honig, wie er nun langsam, aber stetig in das Gefäß fließt.
I live with abundant energy and vitality.

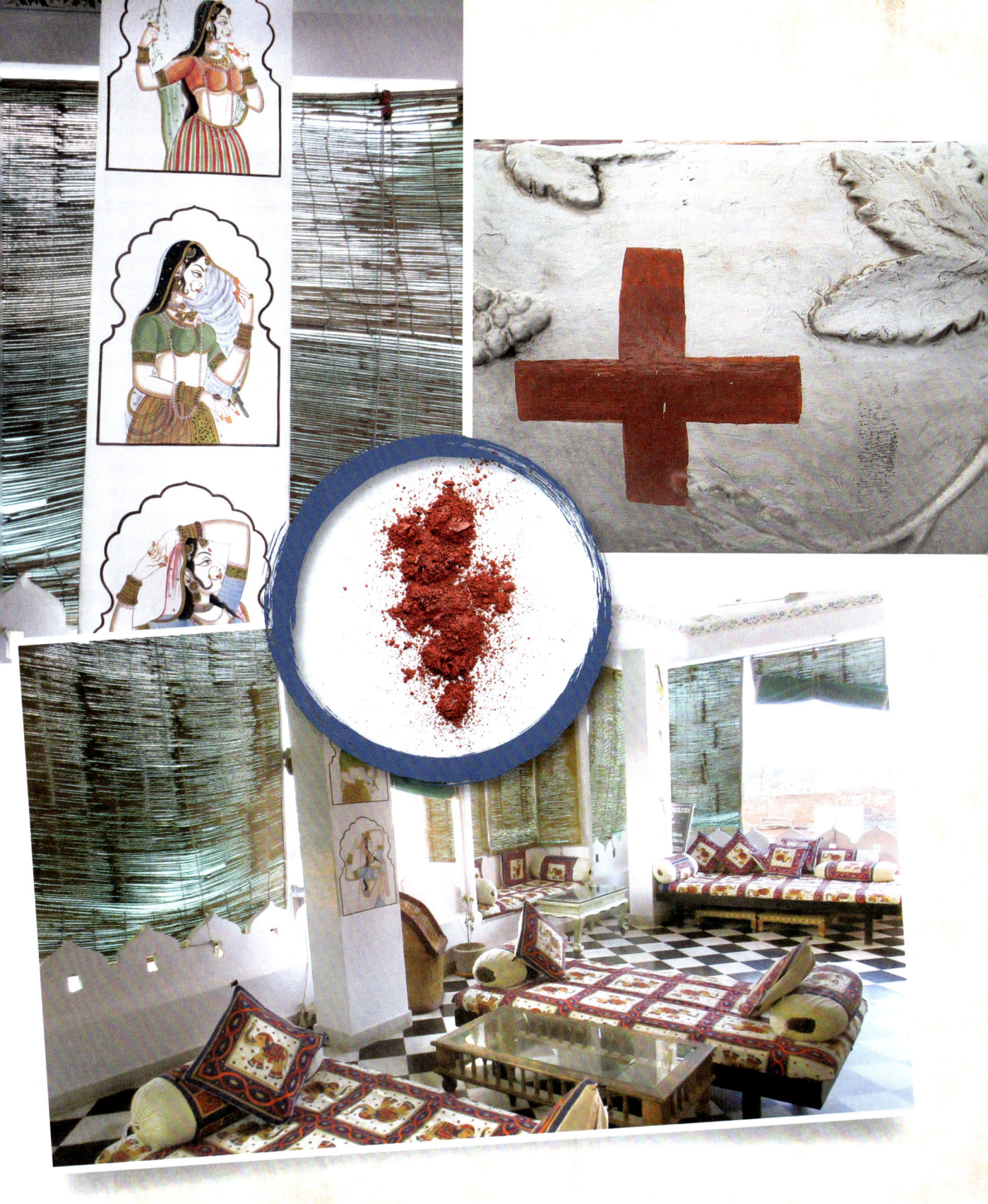

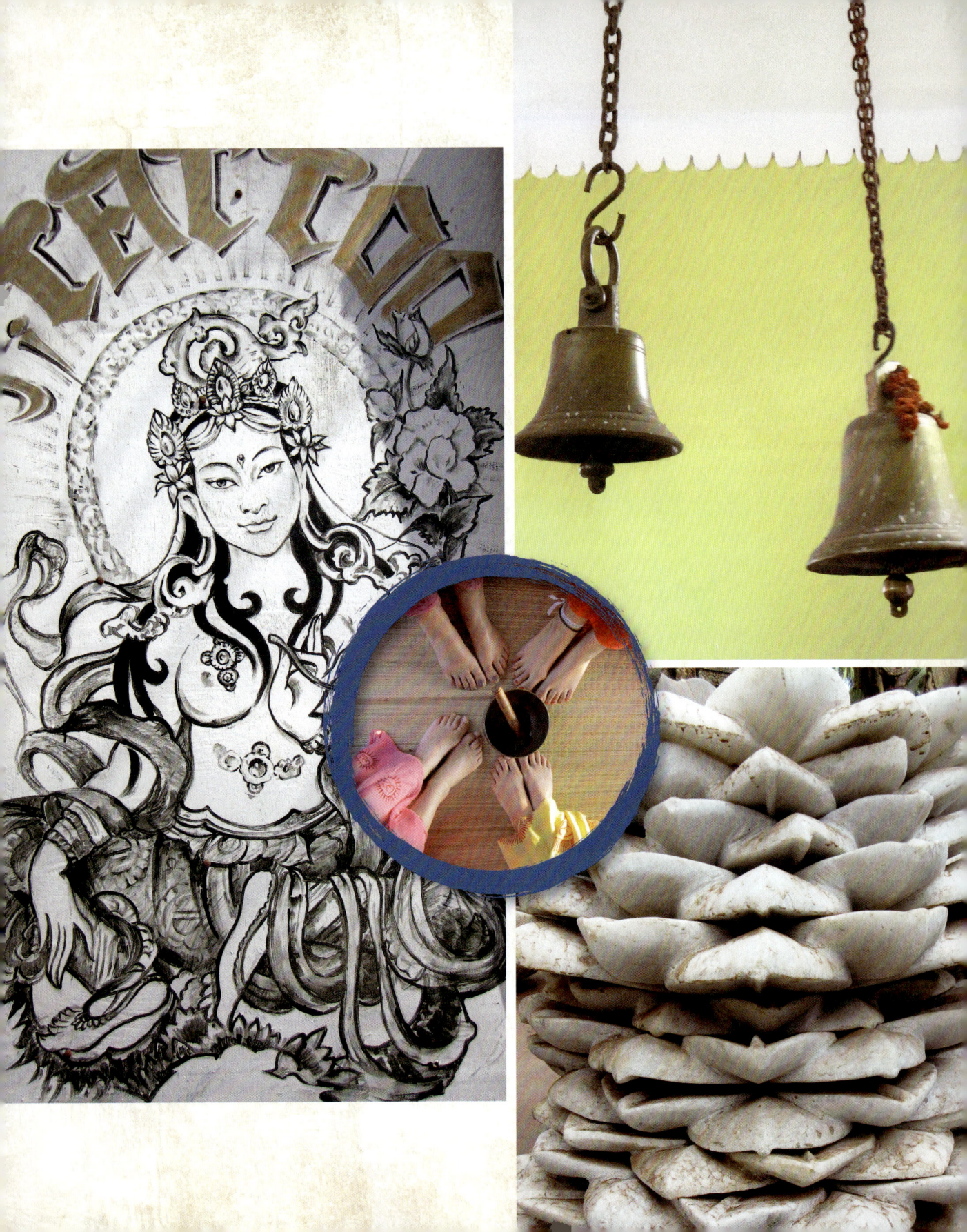

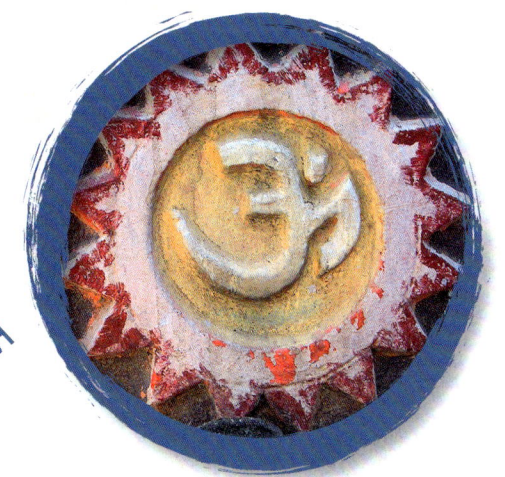

LET'S TALK ABOUT SANSKRIT

Sanskrit ist wie Magie. Und Sarasvati ist seine Göttin, seine Schöpferin, seine Shakti. Sanskrit kann entfesseln, verzaubern und Schwingungen erzeugen, die entschleunigen *wie eine Meditation*. Sanskrit ist die Sprache des Yoga. Und Sarasvati ist die göttliche Tonkünstlerin, die den Klang der Wirklichkeit in ein Mantra umformt. Jenes Om, das auf unseren Lippen vibriert und uns erfüllt.
Chante Ommmmmmmm

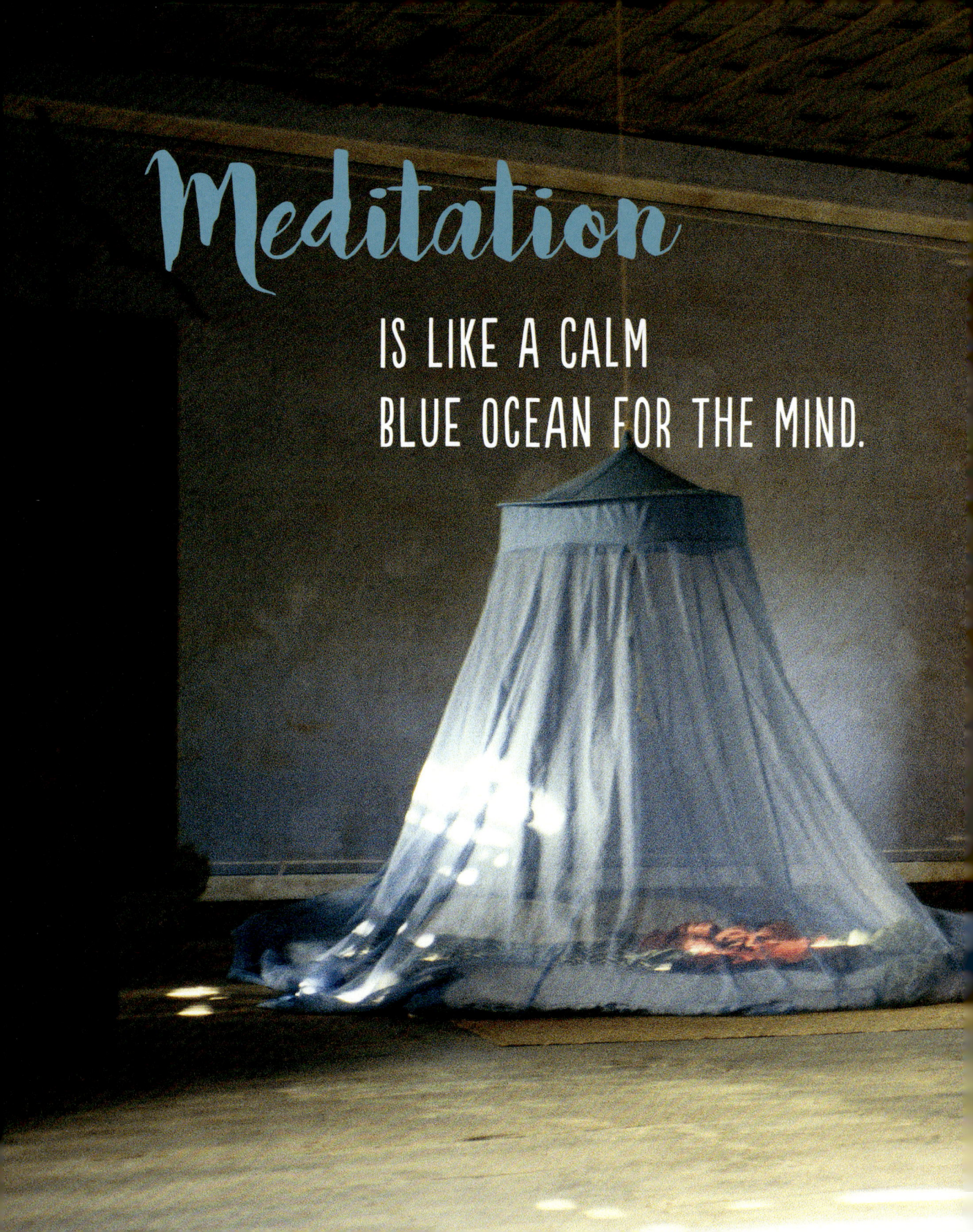

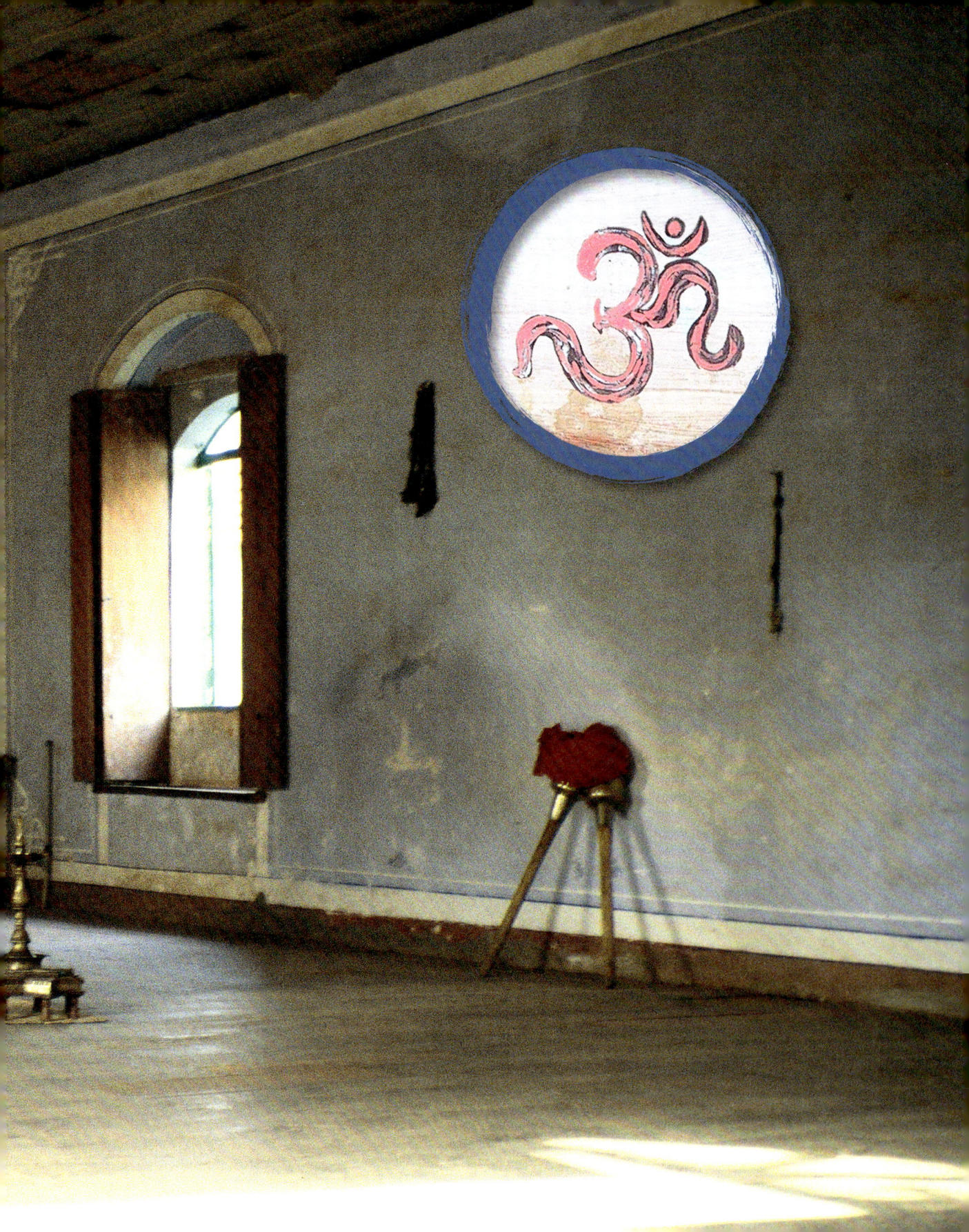

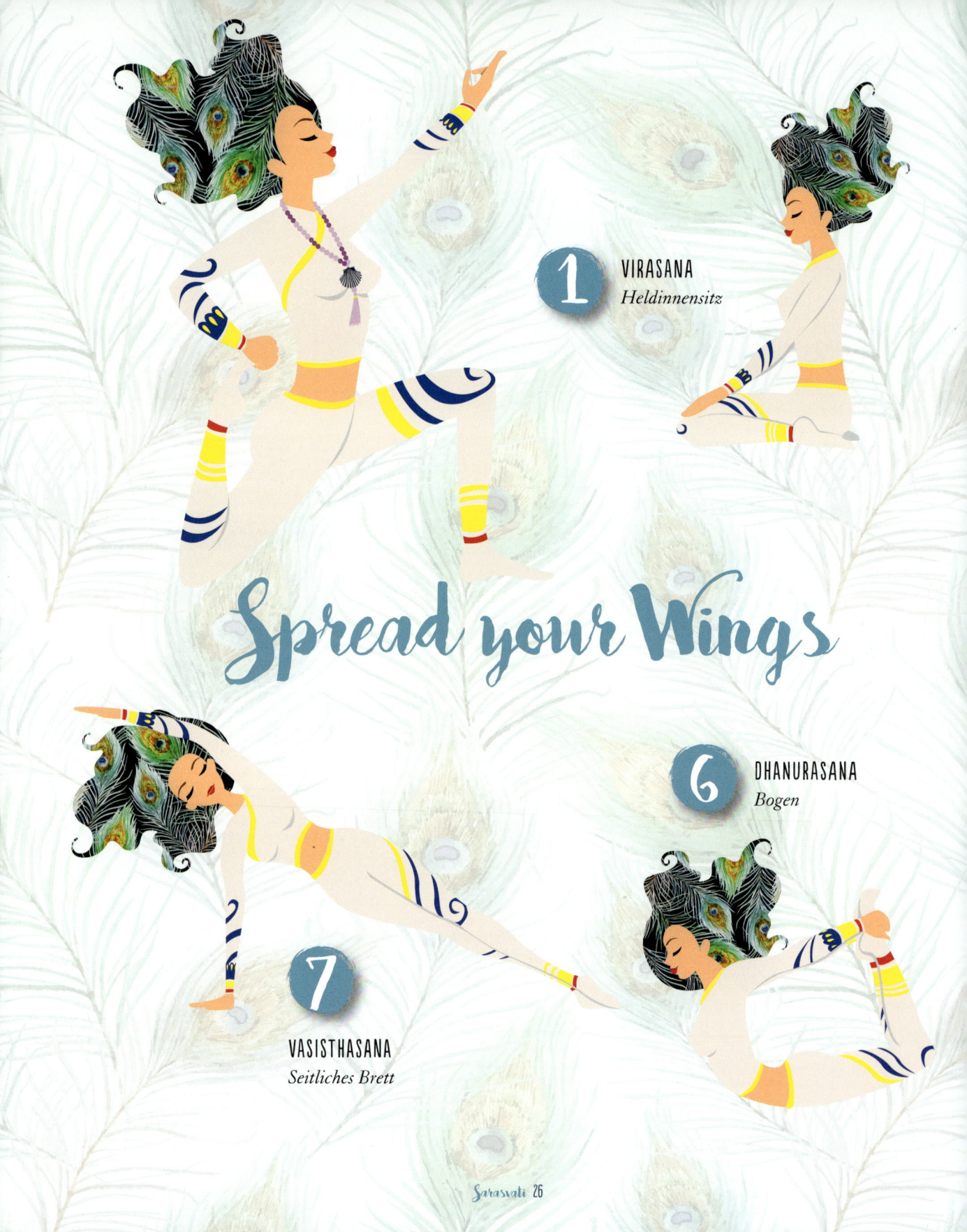

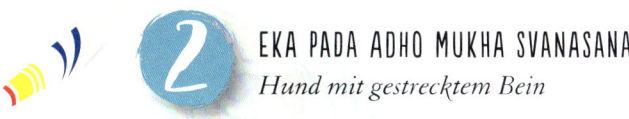

2 EKA PADA ADHO MUKHA SVANASANA
Hund mit gestrecktem Bein

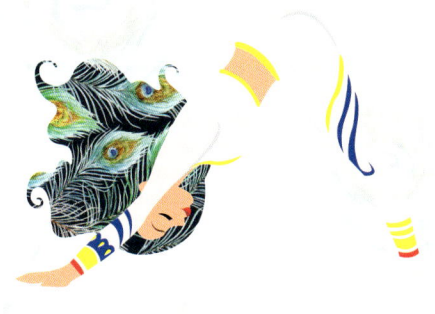

3 UTTHAN PRISTHASANA
Eidechse

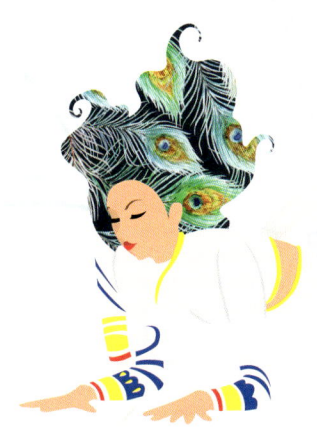
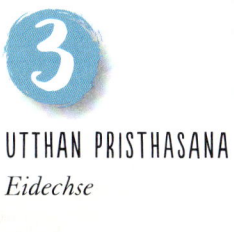

EIN **KRAFTVOLLER** UND AUSDRUCKSSTARKER FLOW IM ZEICHEN DER FLUSSGÖTTIN – BEGIB DICH AUF EINE YOGA-JOURNEY VOLLER **ANMUT** UND WEISHEIT!

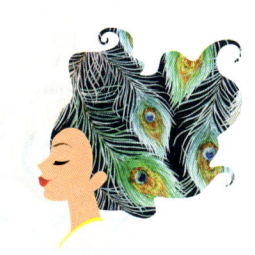

5 EKA PADA RAJAKAPOTASANA
Taube

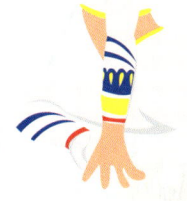

4 ANJANEYASANA
Halbmond

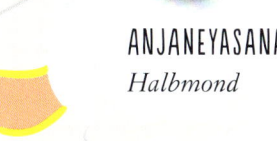

Spread your Wings

YOGA BEWEGT. PARINAMAVADA, DER FLUSS DER VERÄNDERUNG – ALLES IST IN STETEM WANDEL: UNSER LEBEN, UNSER KÖRPER, UNSER ATEM, UNSERE GEDANKEN.

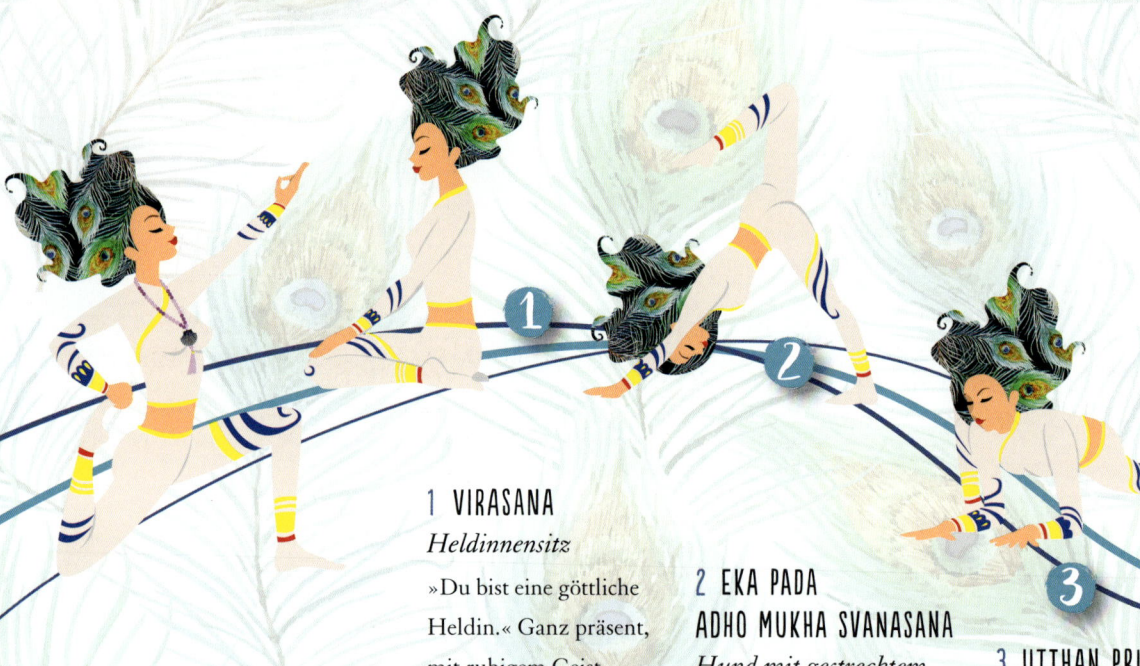

1 VIRASANA
Heldinnensitz

»Du bist eine göttliche Heldin.« Ganz präsent, mit ruhigem Geist, webst du ein zartes Band zu deiner inneren Heldin. Verwandle alles Schwere mit deinem Atem in Leichtigkeit.

2 EKA PADA ADHO MUKHA SVANASANA
Hund mit gestrecktem Bein

Der (be-)schwingende Hund – ein schöner Opener am Anfang deiner Yogastunde. Das gestreckte Bein dehnt die Flanke, in der Drehung öffnet diese Asana deine Hüfte.

3 UTTHAN PRISTHASANA
Eidechse

Gib dich dem Fluss des Lebens hin! Durch den geöffneten Brustkorb wirkt diese Asana befreiend auf deine Gefühlsebene. Dein Körper ist stark und geschmeidig.

4 ANJANEYASANA
Halbmond

Im tiefen Ausfallschritt öffnest du dich aus deiner kraftvollen Mitte heraus. Wähle dabei dein persönliches Finger-Mudra der inneren Wahrnehmung.

5 EKA PADA RAJAKAPOTASANA
Taube

Stell dir vor, auf deiner Nasenspitze tanzt eine weiße Feder. Mit der Atmung bringst du dein Becken ganz tief. *Shanti, Shanti.*

6 DHANURASANA
Bogen

Tief atmend stimulierst du deinen Energiefluss und weckst deine Lebensgeister. Spanne voller Zuversicht deinen Sarasvati-Bogen und richte ihn auf dein spirituelles Ziel – sensibel, aber fokussiert.

7 VASISTHASANA
Seitliches Brett

Bist du bereit? Mit Kraft, Zuversicht und innerer Ruhe balancierst du diese herausfordernde Haltung auf einem Arm und der Fußaußenkante behutsam aus.

Siegestor nach innen

UJJAYI-ATMUNG

In der **Meditation**, *Dhyana*, führt dich das Atemlauschen in das innere Reich der Göttin **Sarasvati**. *Ujjayi*, der Meeresrauschen-Atem, der siegreiche Atem, kann dir helfen, die Asanas besser zu meistern, er stärkt die **Energie** und gibt dir mehr **Konzentration**. Lass den Reibelaut *Haaa* in Ujjayi vertiefter durch die Kehle klingen als in der Nase, fühle, wie er aufsteigt zum Dritten Auge, *Ajna Chakra*.

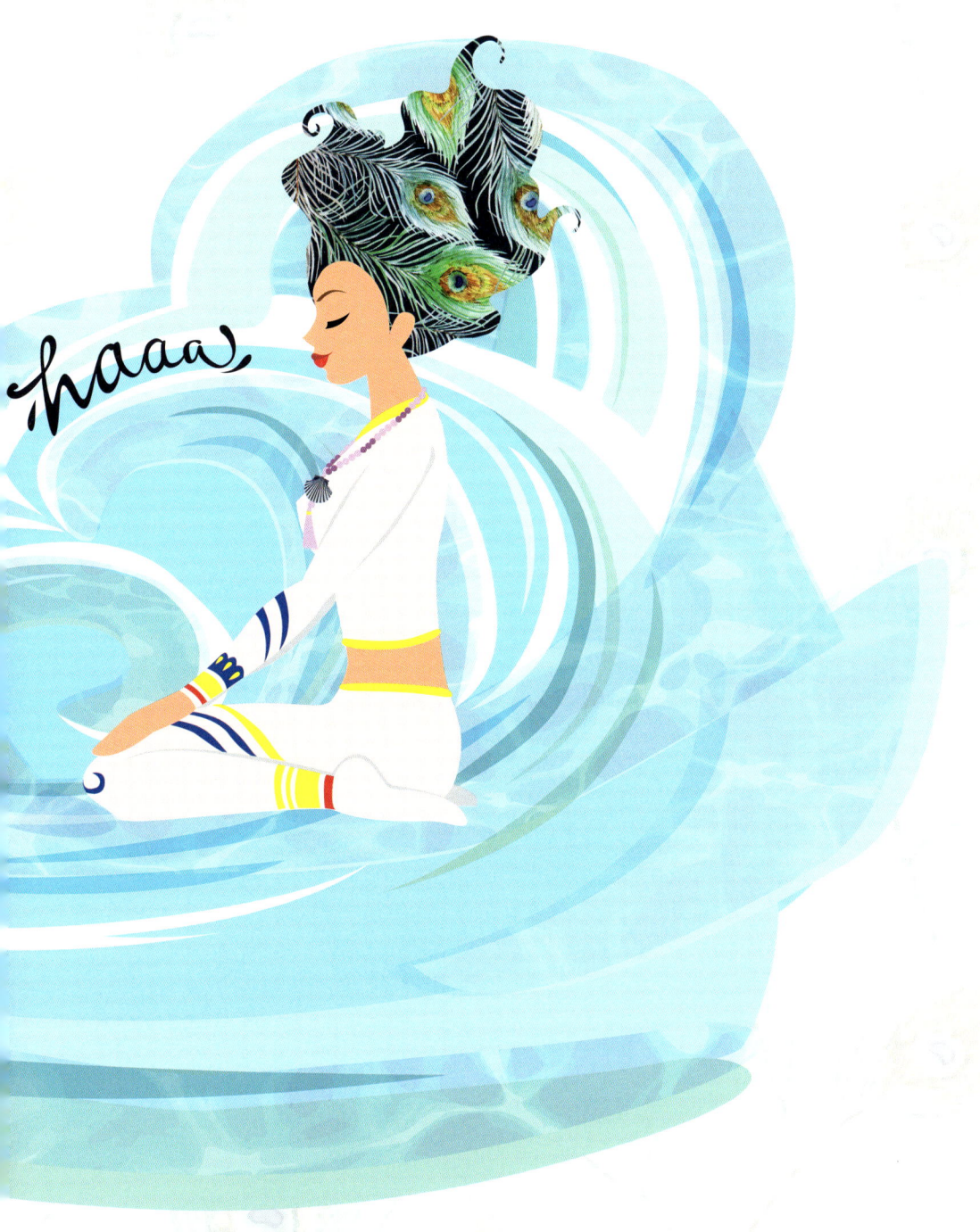

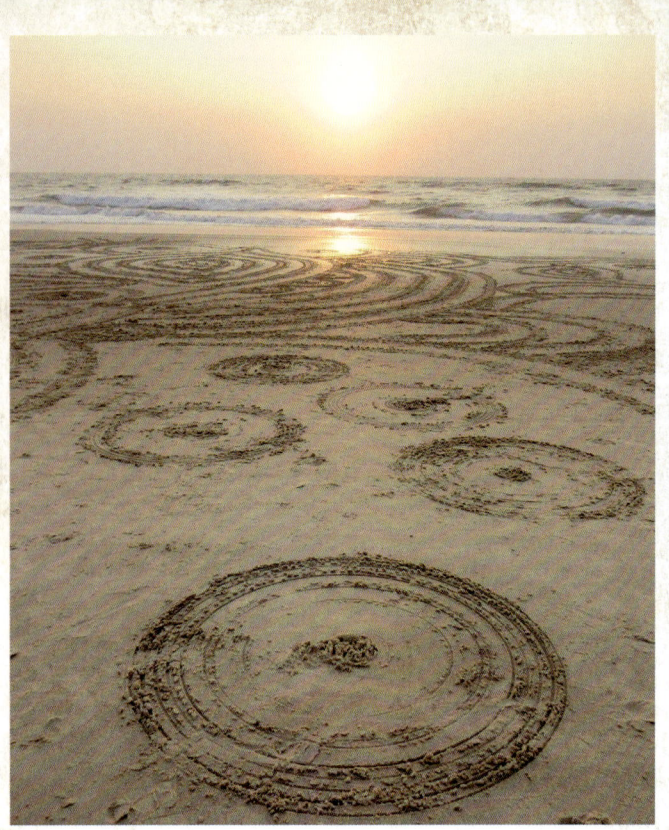
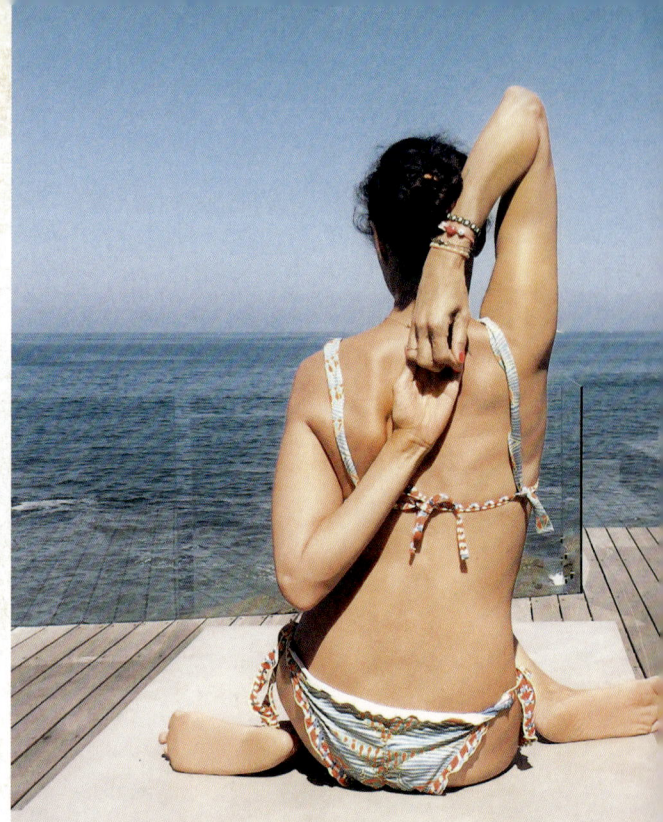

Salty Air

Sie kamen über Nacht. Kreise wie von Riesenhand in den Sand gezogen. Als würden sie mich erwarten, zur Morgenmeditation *on the beach*. Für mich war es eine Interpretation von Sarasvatis ordnender Kraft, die im rhythmischen Rollen des Meers so sehr zu finden ist wie in der salzigen Luft, die das Atmen unbeschwert macht und gleichzeitig unsere Haut reinigt.

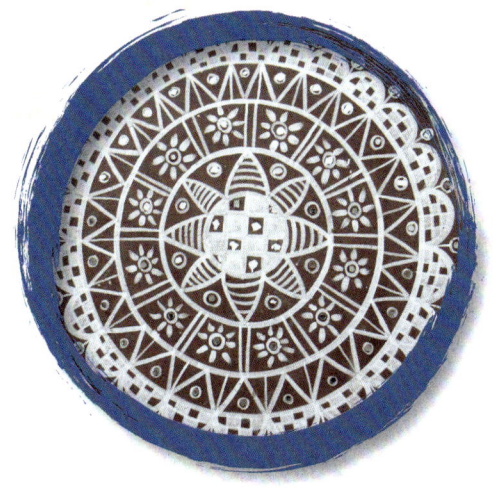

SEELEN-DETOX

Sarasvati ist wie ein inneres und äußeres Peeling, salzig und honigsüß.
Ein perfektes Rendezvous mit Sarasvati kann ein Morgen am Meer sein,
wo wir uns für den Sonnengruß einschwingen, mit einem Puderhauch
von *Sandalwood* an den Händen.
In besonderen Krafträumen wie *Salty Caves* oder einem Heilstollen kannst
du die tiefe Erfahrung machen, wie Sarasvati die Zeit ins Unendliche dehnt.
Dann werden Raum und Zeit eins, du fühlst dich frei:
Free Spirit!
Free Sarasvati!

Sarasvati

LÄDT EIN, MELLOW YELLOW

Künstler legen ihre Musikinstrumente, Schreibgeräte, Bücher in die Tempel für einen Segen. Das warme Licht der Farben wird unseren äußeren Raum vergrößern, wird unser Inneres erweitern.

Shake it, SARASVATI!

Lass uns Sarasvati Cocktails *shaken*, zu Ehren dieser schönen *Divina*:
Sarasvatis Mandelmilch, gewürzt mit Kurkuma und Safran. Mixe Smoothies aus gelb-orangen Früchten, wie Mango, Limette, Aprikose, Banane, Pfirsich, Honigmelone und Orange.
Free the soul mit prickelndem Holunderblüten-Limetten-Champagner in einer Glaskaraffe.

Mellow Yellow, sanftes Gelb, kann unser Klangwort sein, zu dem wir uns bewegen, denn die *Maha Devi* mit ihrer göttlichen Laute wird unserer Party den göttlichen Sound geben.
Cheers, Sarasvati!

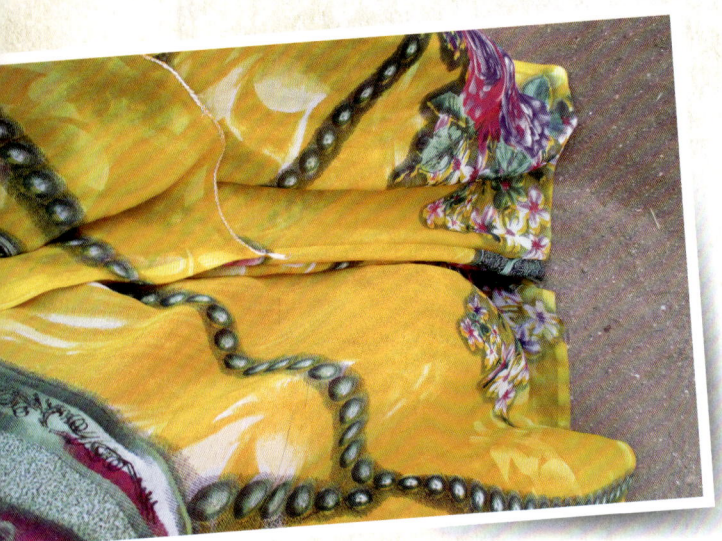

Vasant Panchami, zum Frühlings -und Fruchtbarkeitsfest tragen alle Frauen safran- und senfgelbe Saris, das *Licht der eleganten Göttin*. Diese farbkräftige Botschaft stimuliert uns und wir gehen mit Sarasvati auf ein Fest der Sinne. Wir schmücken unsere Yoga-Räume mit gelben Tüchern und stellen Statuen auf, die es an diesem Tag an jeder Straßenecke zu kaufen gibt. Die

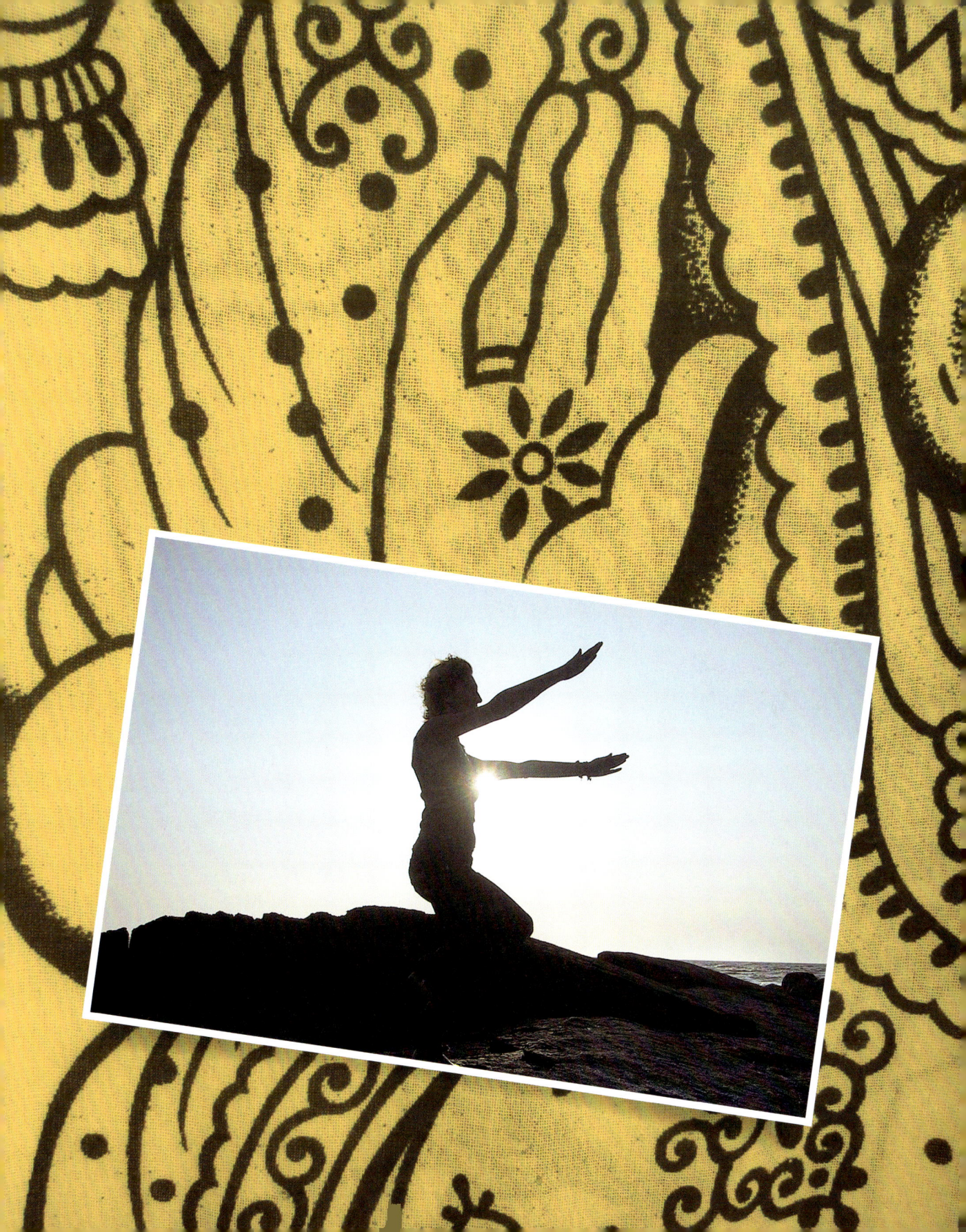

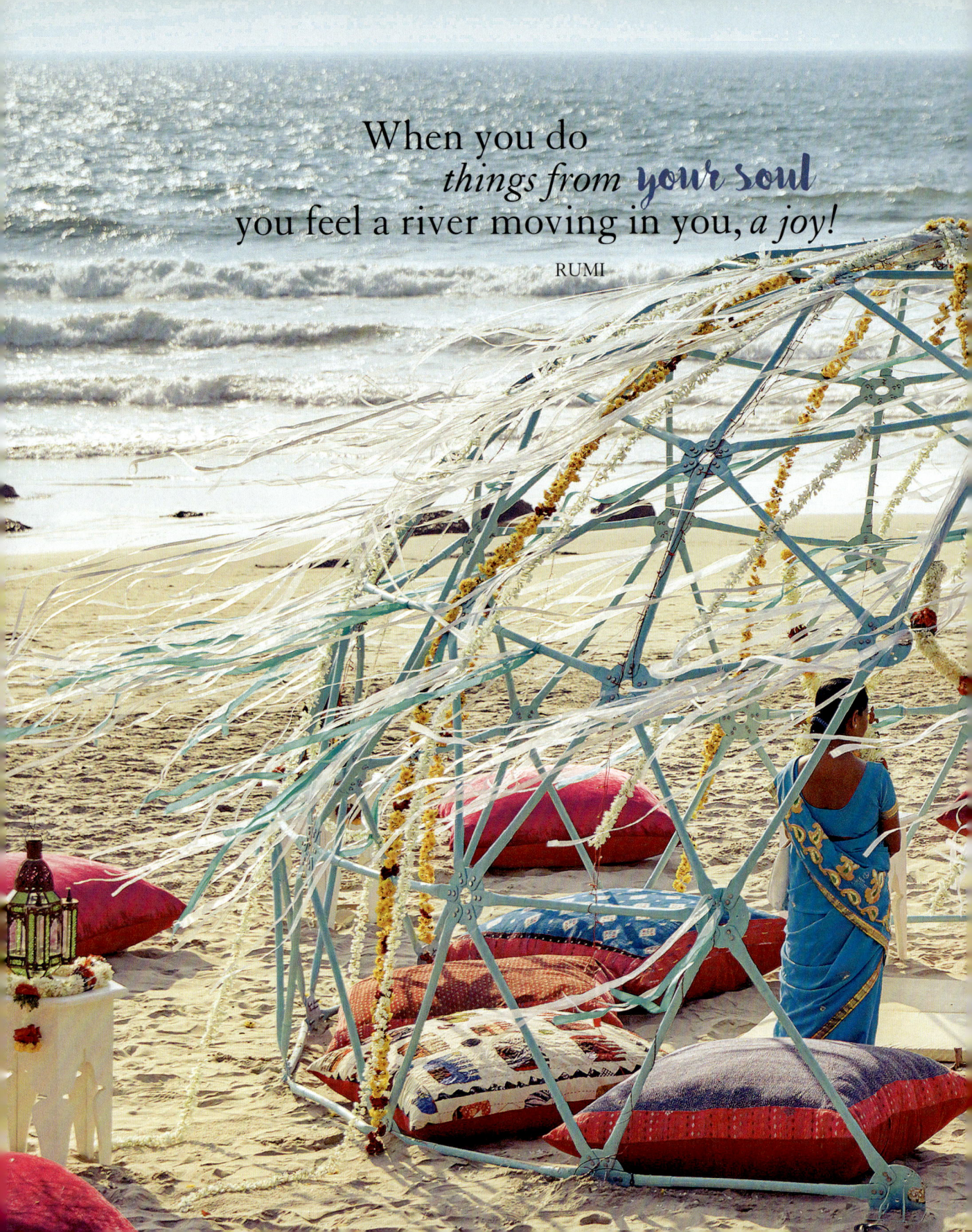

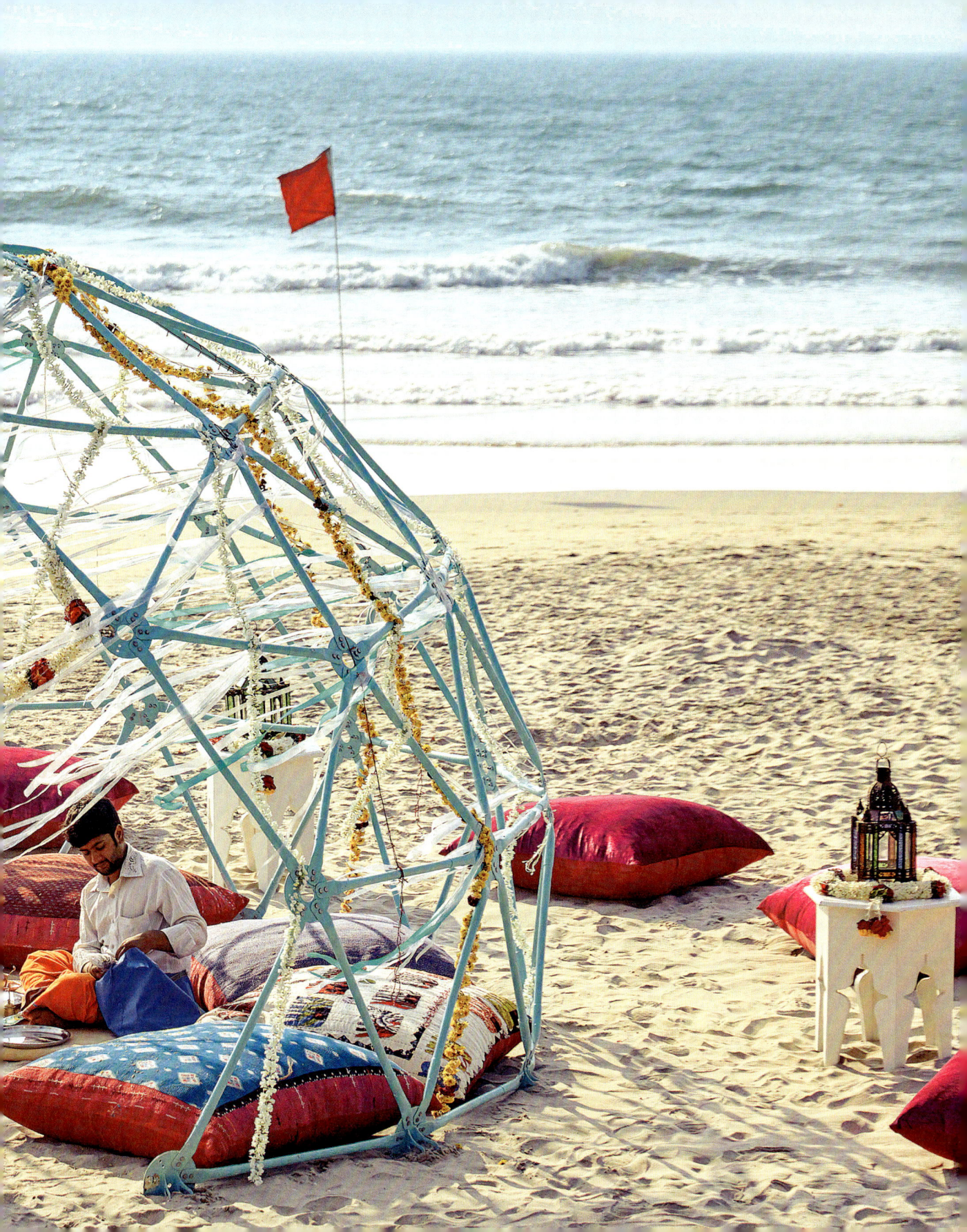

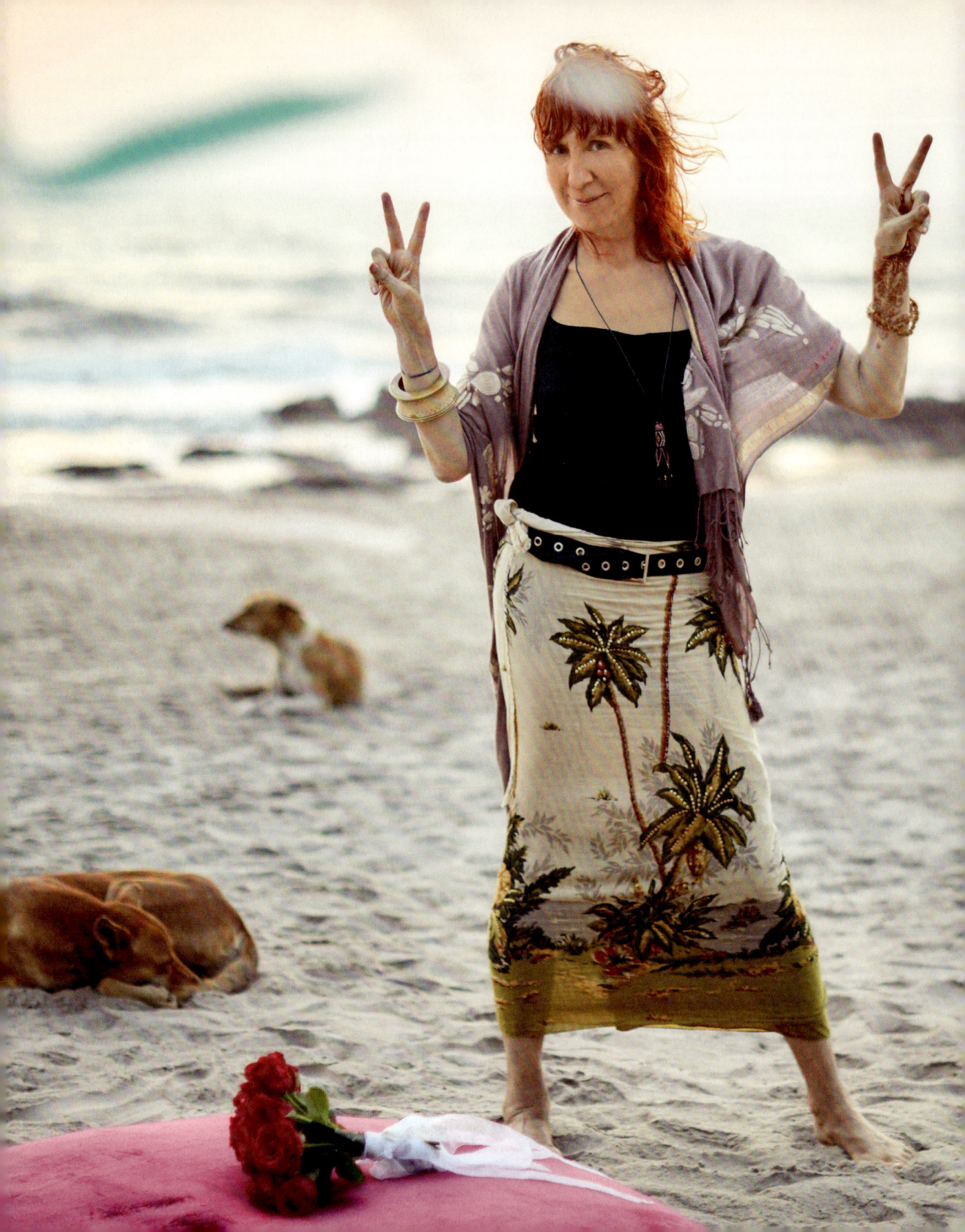

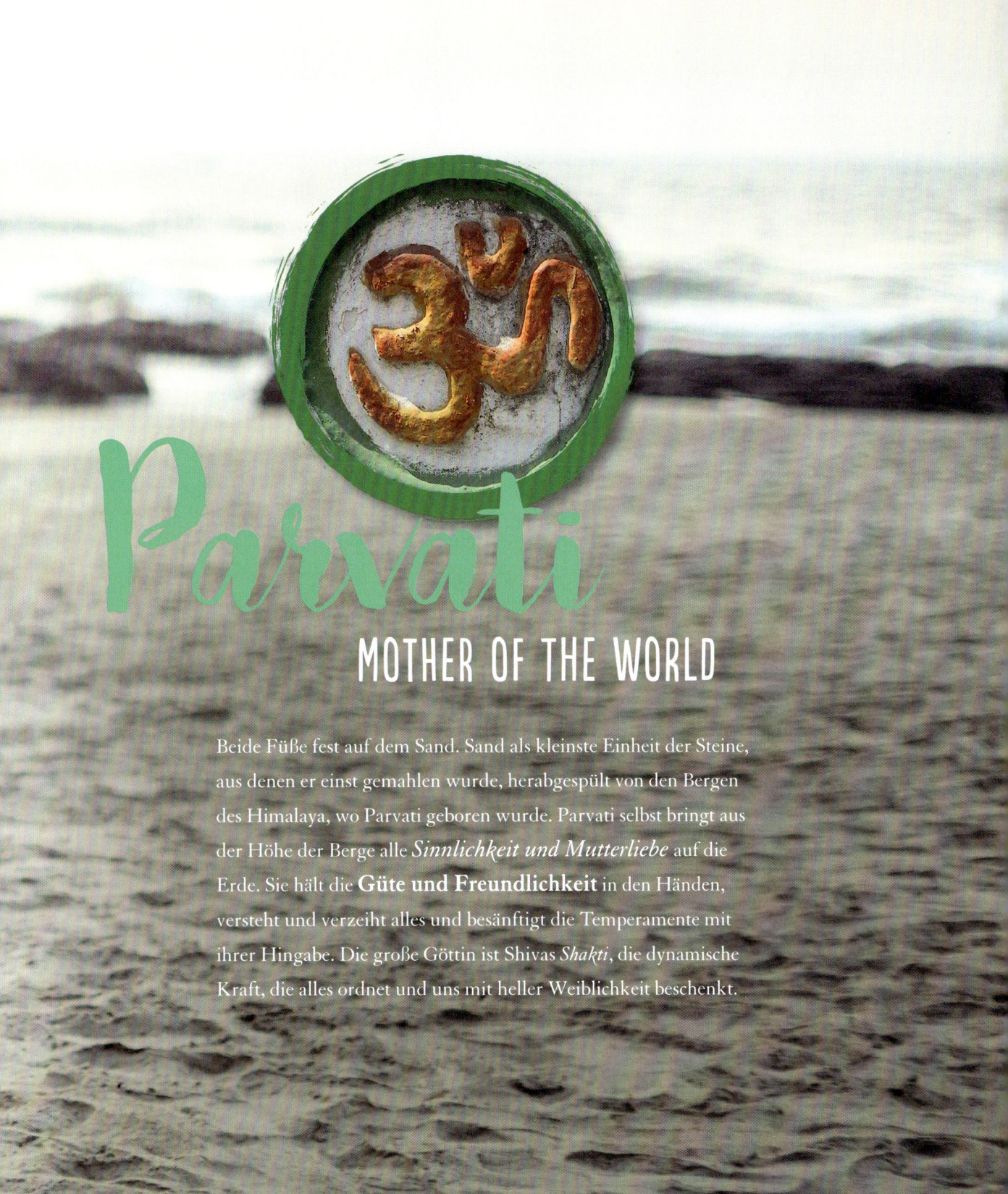

Parvati
MOTHER OF THE WORLD

Beide Füße fest auf dem Sand. Sand als kleinste Einheit der Steine, aus denen er einst gemahlen wurde, herabgespült von den Bergen des Himalaya, wo Parvati geboren wurde. Parvati selbst bringt aus der Höhe der Berge alle *Sinnlichkeit und Mutterliebe* auf die Erde. Sie hält die **Güte und Freundlichkeit** in den Händen, versteht und verzeiht alles und besänftigt die Temperamente mit ihrer Hingabe. Die große Göttin ist Shivas *Shakti*, die dynamische Kraft, die alles ordnet und uns mit heller Weiblichkeit beschenkt.

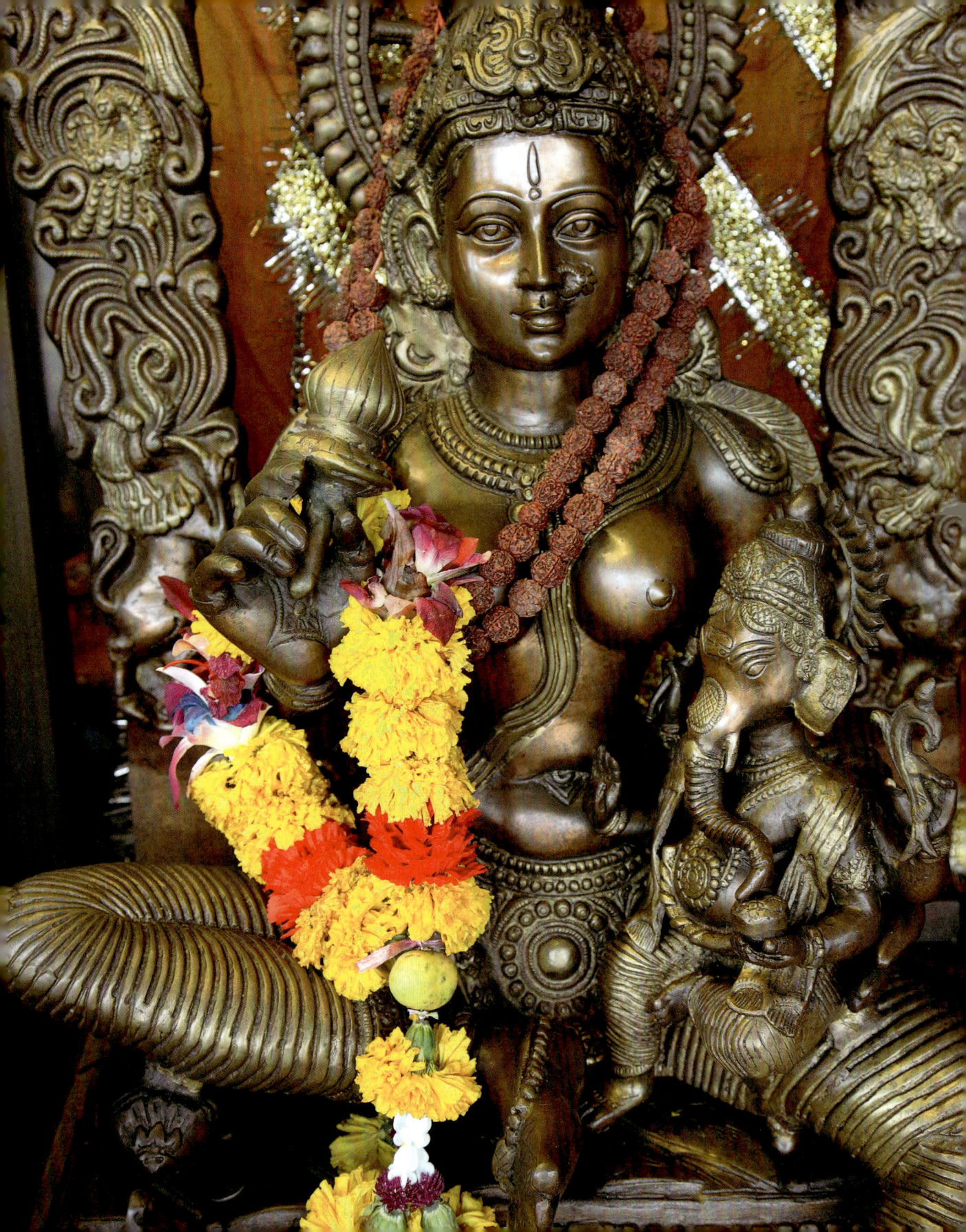

Parvati

DIE GÖTTIN DER SANFTMUT UND DER SINNLICHKEIT

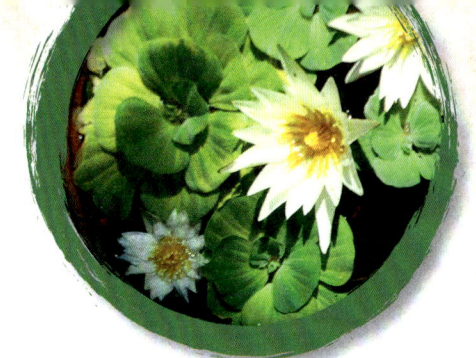

Maha Devi
WELTEN- UND SEELENMUTTER

Im Göttinnensitz thront Parvati schützend über uns, ihren geliebten Sohn Ganesha im Arm. Betörende Frangipaniblüten trägt sie im Haar, Rudraksha-Beads zieren die sinnliche Göttin.

Sinnlich und liebevoll, verlässlich und vergebend, verspielt und ordnend – **Parvati, die Geliebte Shivas,** verkörpert auf viele Arten die große verführerische und dabei fürsorgliche Weiblichkeit. Parvati, deren Name »Tochter der Berge« lautet, steht mit beiden Beinen auf der Erde, obwohl sie im erotischen Spannungsfeld mit Shiva, dem über alles geliebten Mann, auch fähig ist, die Welt zu erschüttern. Parvati ist bei aller Hingabe eine souveräne *Maha Devi,* eine große und dabei niemals zornige Göttin, Welten- und Seelenmutter, die genießt, die lebt und die trotz aller Leidenschaft und Loyalität zu ihrem Mann Shiva die Zügel der Welt in den Händen hält. Sie ist die Bezähmerin des Wilden, dessen Kraft sie bündelt. Sie ist liebende Mutter von Ganesha, und besänftigt alles Exzentrische. Zwischen Askese und Weltlichkeit, zwischen Glauben und Realität spinnt Parvati ein verführerisches Band. Sie versinnbildlicht das Ideal einer stets freundlichen Mutter und immer liebenden Ehefrau. In dieser **allseitigen Güte**, zusammen mit dem Ehemann und dem Wunschkind, kann die Familie alles vollbringen und gegen jede Irritation Stärke zeigen. Parvati wirkt wie eine Beschleunigerin der guten Kräfte.

DIE GLUT DES TAPAS

Als Shiva einmal ihre dunklere Hautfarbe kritisierte, hat Parvati mittels *Tapas* ihrer Haut einen goldenen Ton verliehen. Scheinbar Unerreichbares wandelt Parvati, die oft üppig und sinnlich dargestellt wird, durch Askese in den gewünschten Zustand.

Tapas ist eine Herausforderung an uns selbst, ein willentlicher, bewusster Verzicht, den zu üben uns Kraft und ein inneres Strahlen schenkt.

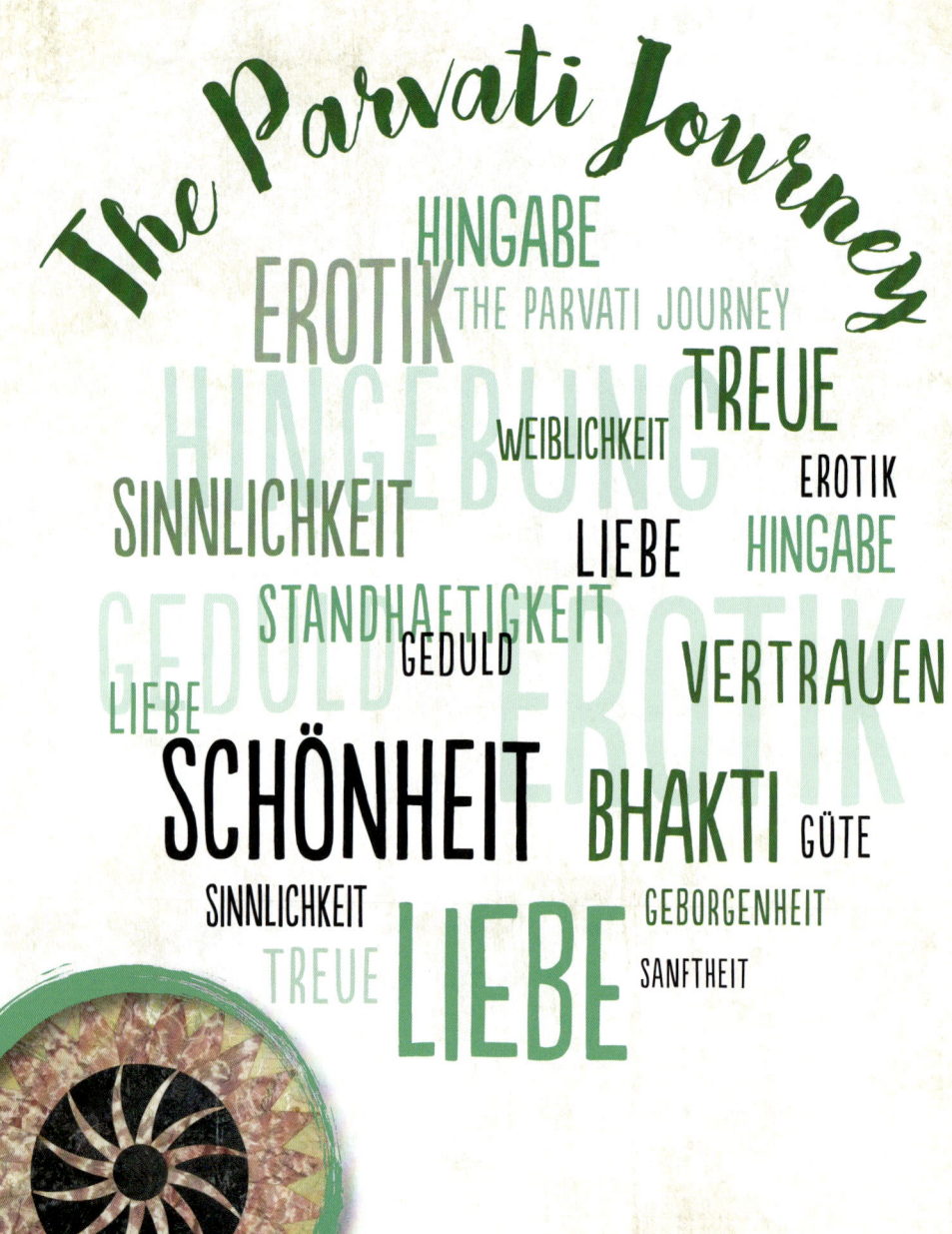

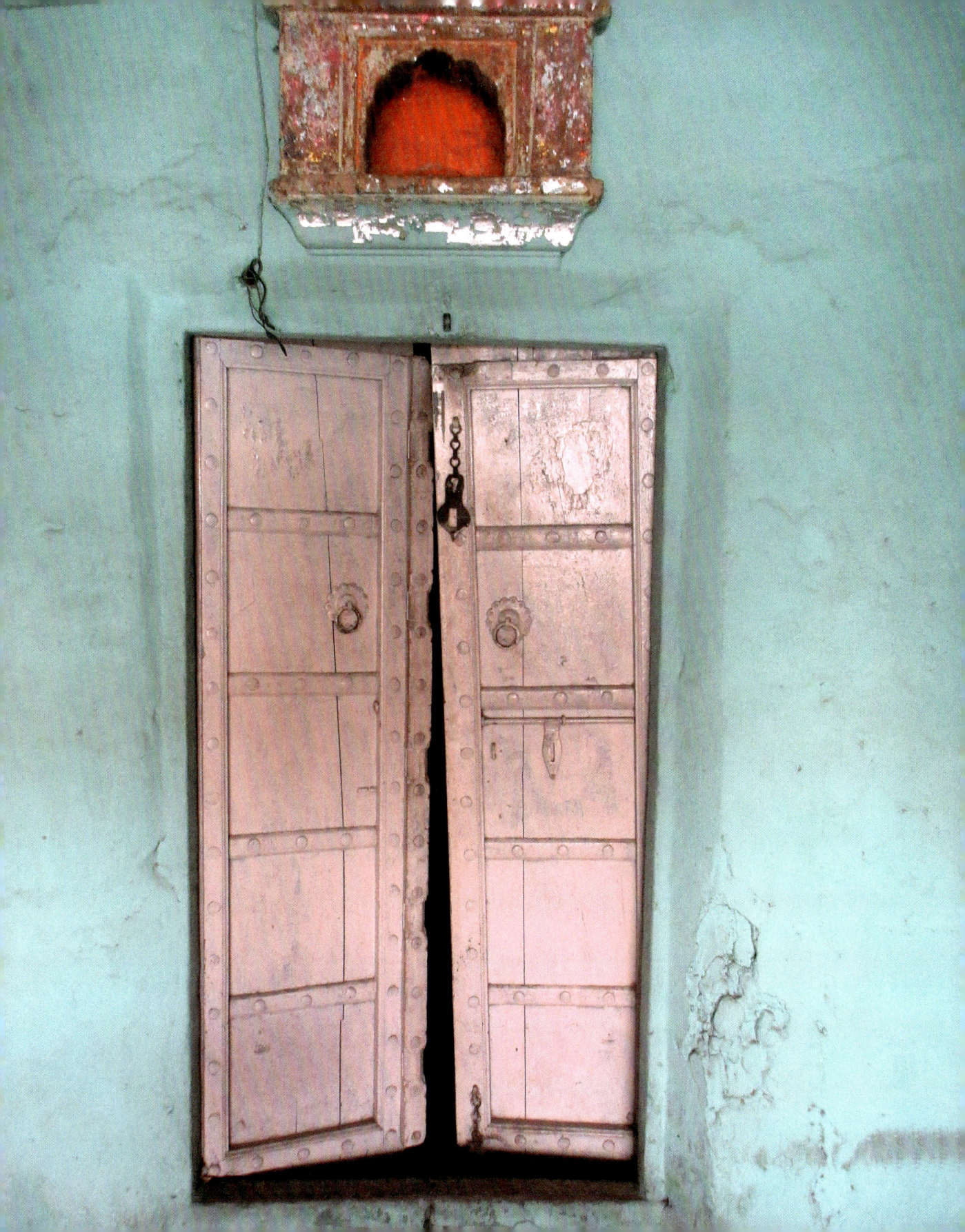

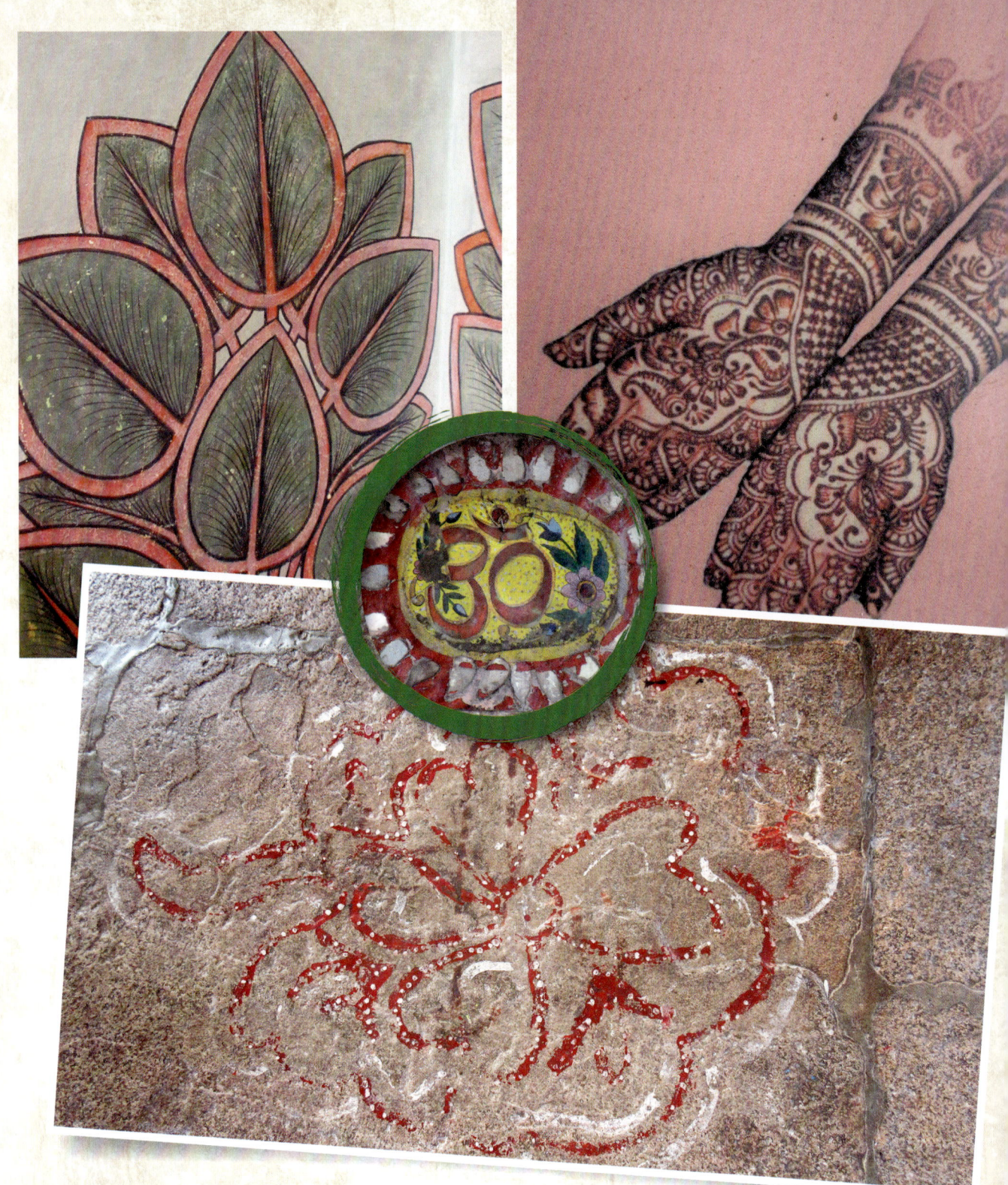

Parvati

DIE STANDFESTE SCHÖNHEIT

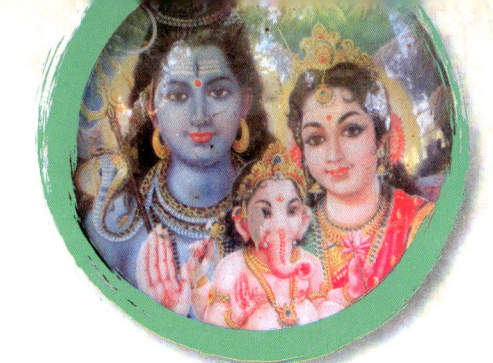

Parvati ist noch ein Kind, da erscheint ihr im Traum ein exzentrischer Yogi mit der Weissagung, sie werde ihn, *den wilden Gott,* eines Tages heiraten. Sie erkennt den Mann ihrer Träume wieder in Shiva, einem strengen **Asketen**, der nur dem Jenseits dient. Von diesem Tag an ist Parvati *addicted to Shiva,* dem Weltentsager, der seinen Körper den *Tapas* unterzieht, bis ihn die innere Hitze fast explodieren lässt. Shiva soll ihr Geliebter werden. Da er weltlicher Verführung nicht zugänglich ist, erhebt sie sich auf seine **spirituelle Ebene**.

LIEBESPFEIL FÜR SHIVA

Parvati unterzieht sich unbeirrt asketischen Übungen. Sie steht jahrelang auf einem Bein, beherrscht ihren Körper, genau wie Shiva. Als dieser weiterhin nicht auf Parvatis Werben eingeht, erbarmen sich alle anderen Götter und entsenden Kama, den **Liebesgott,** mit seinem unfehlbaren Pfeil. Shiva aber entlarvt die List und streckt den Götterboten mit einem Strahl aus seinem dritten Auge nieder. Doch wie aus einer Starre erlöst, ist Shiva plötzlich fasziniert von Parvatis unbeirrbarer Standfestigkeit – es folgt die Traumhochzeit der beiden, *Shivarathri*.

BHAKTI YOGA – HINGABE UND VERTRAUEN

Parvati schenkt uns die Kraft des Vertrauens. Vertrauen ist **Hingabe**, ist die Bereitschaft, sich *fallenzulassen* – in unsere Asanas, in den Flow und in die Liebe. Wenn wir vertrauen, fühlen wir Shakti in uns. Frei vom Ego öffnen wir unser Herz der Göttin.

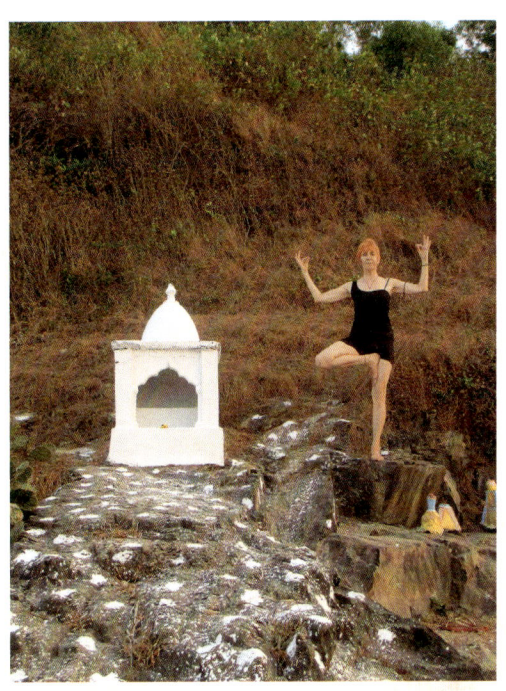

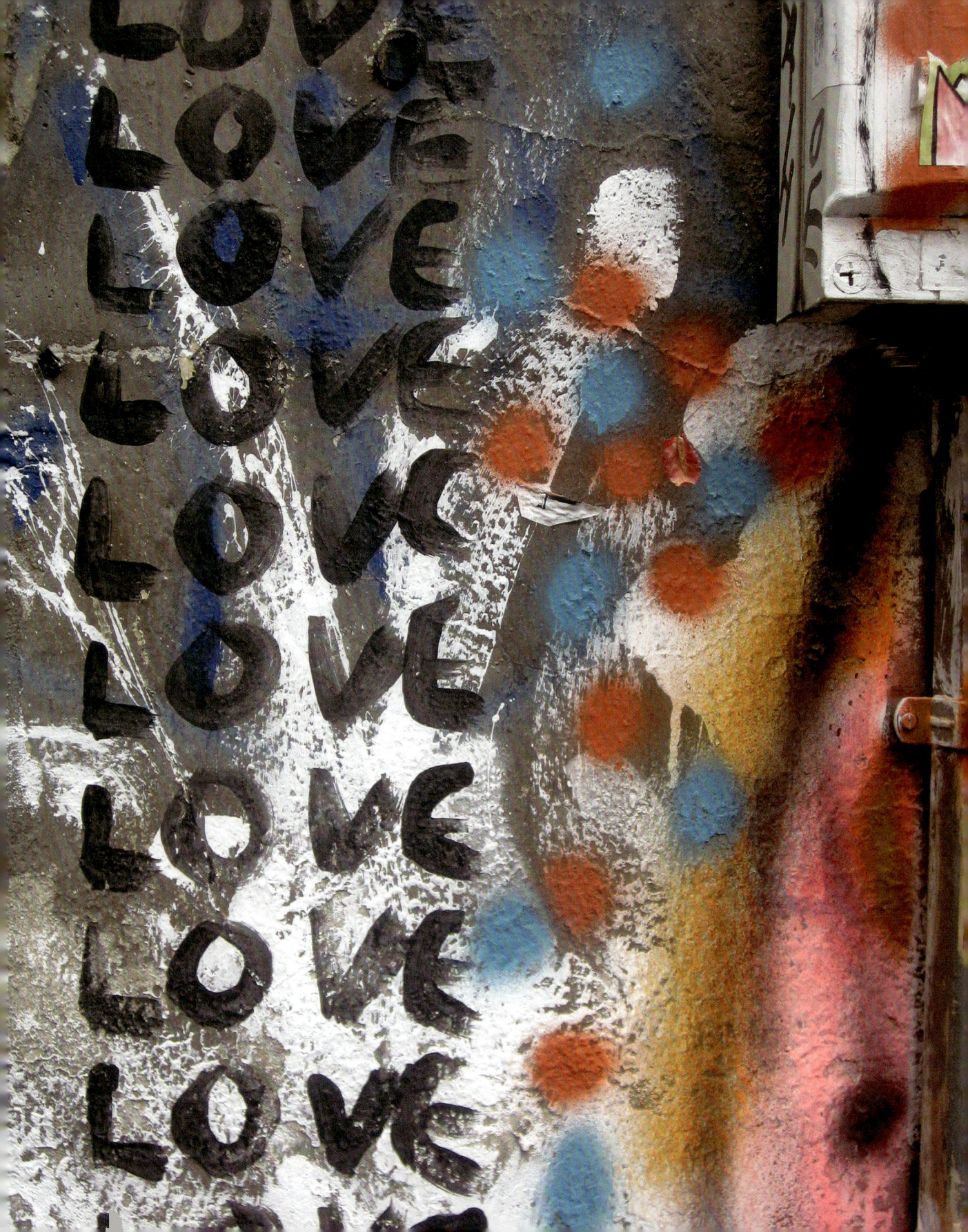

Tochter der Freude
TURN ME ON, PARVATI

Göttliches LIEBESSPIEL

Mit der Hochzeit und **Parvatis Energie** wandelt sich **Shiva**. Vom wilden Eremiten zum sorgenden Ehemann. Parvati hat ihn vom Jenseits ins Diesseits geholt, hat ihn gezähmt und, mehr noch, mit einer anderen Form der Ekstase, als die er bisher kannte, zur Teilnahme an der Welt verführt: Sie umfängt ihn mit der überwältigenden Schönheit der Weiblichkeit.

PRINZESSIN DER BERGE

Als beide nach der Hochzeit auf den *Berg Kailash* ziehen, ist ihr Liebesspiel dort oben so heftig, dass es den Kosmos erbeben lässt. Die ganze Leidenschaft, die beide bis dahin der Askese gewidmet hatten, entlädt sich in einer hitzigen Umarmung. Beide ergänzen sich und katapultieren sich mit dem Zusammenspiel aus willensstarkem Mann und willensstarker Frau ins **Hier und Jetzt**. Diese Teilnahme an der Welt erlöst Shiva aus dem rein transzendenten Yogaleben und erweitert sein Bewusstsein, so wie vorher schon Parvati in der Askese über sich hinausgewachsen ist. Als beide zusammenkommen, löst sich die Spannung und neue,

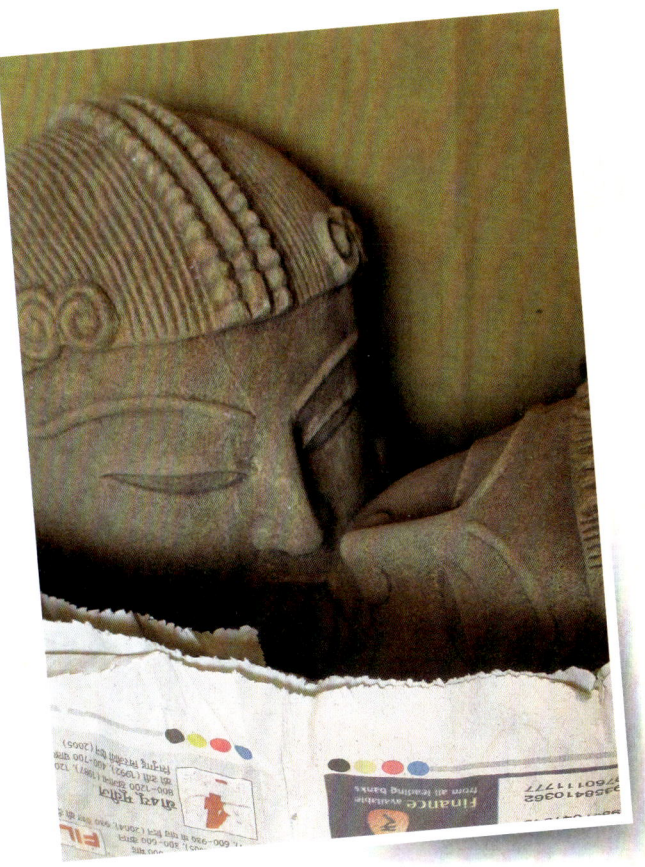

gebündelte Kräfte können fließen. Dies ist das *Urprinzip des Yoga*, Spannung und Auflösung – entsprungen dem indischen Pantheon, jenem großen Kraftfeld aus Hitze und Erlösung, Verzicht und Vereinigung.

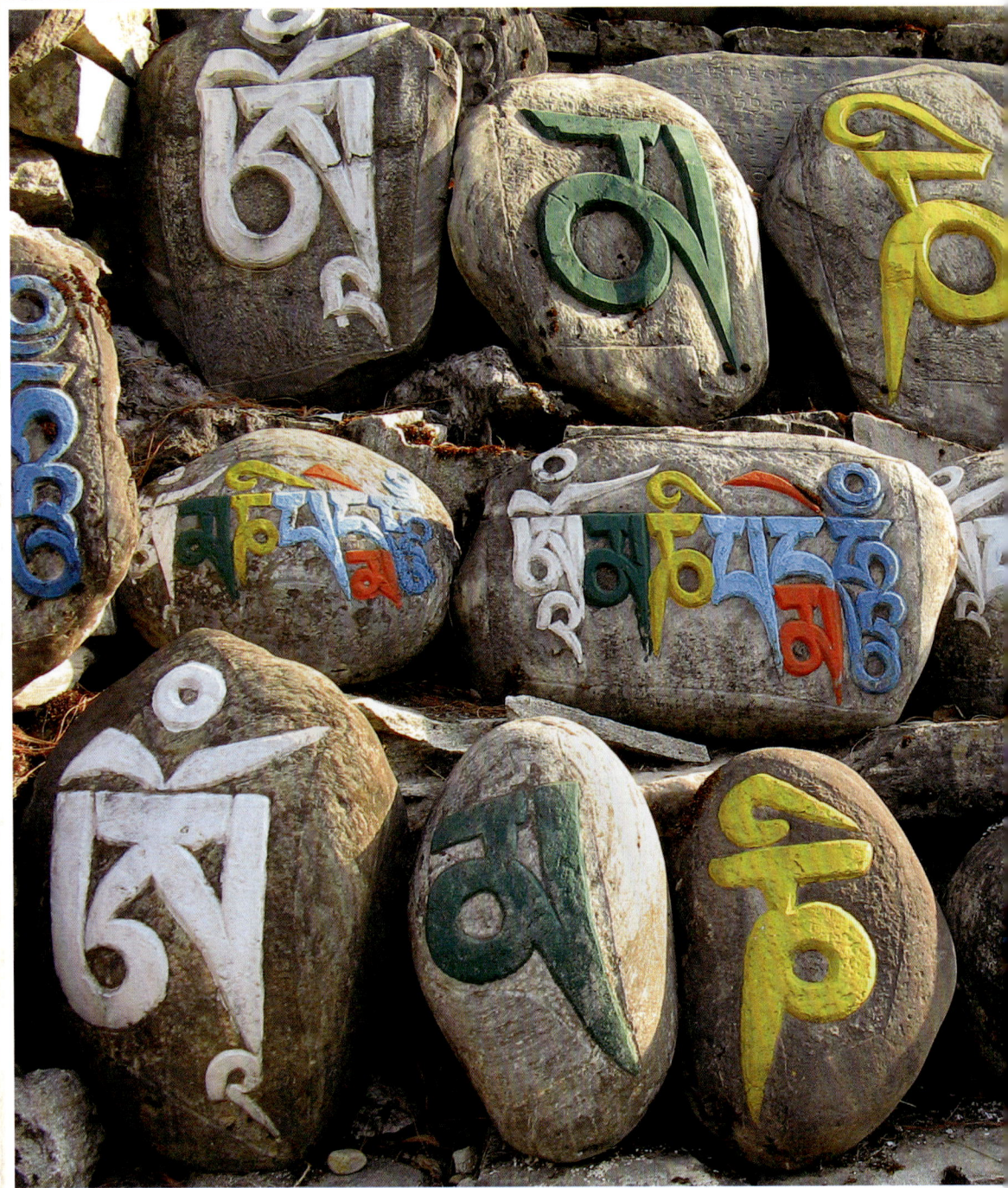

OM MANI
Padme Hum

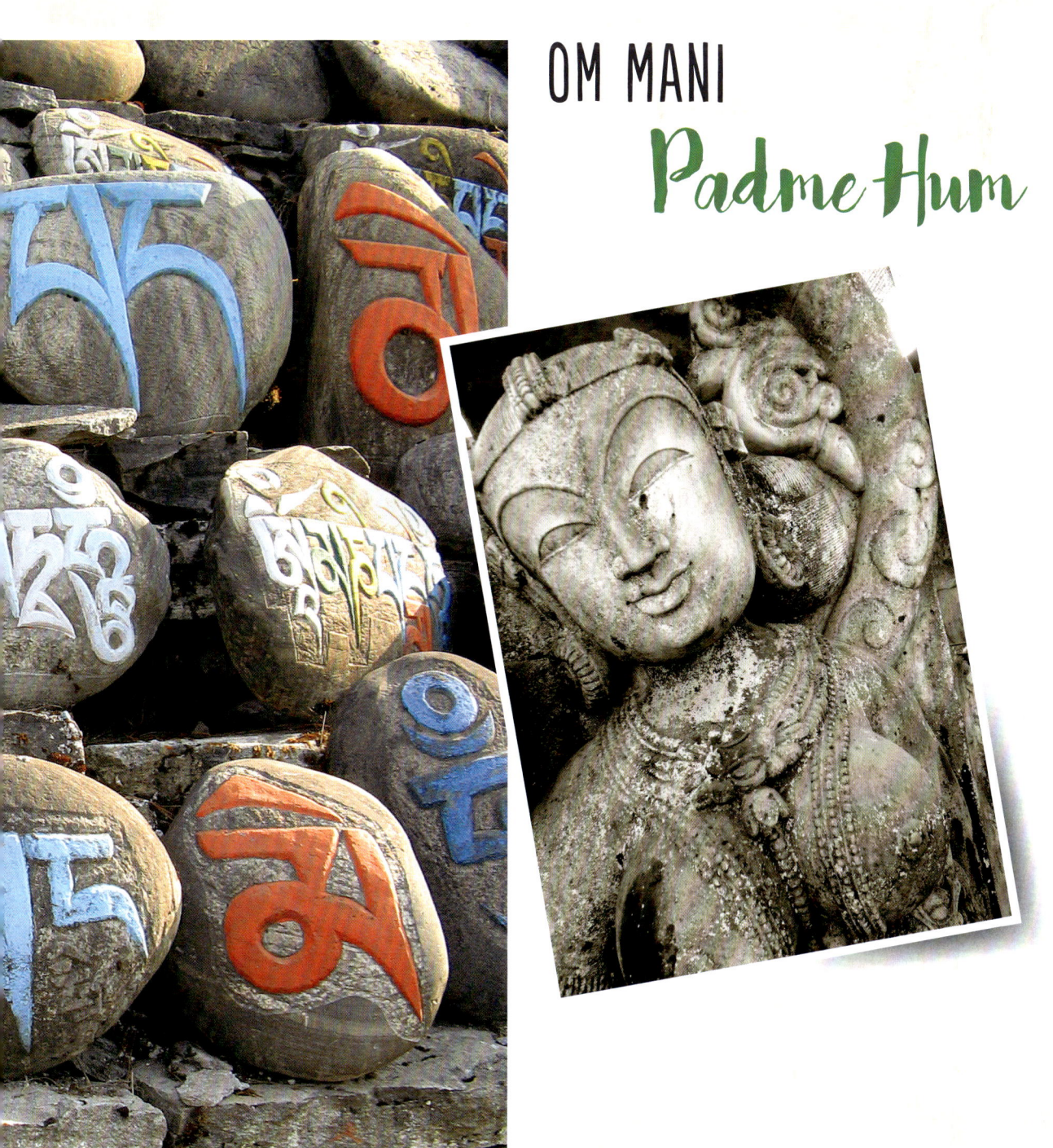

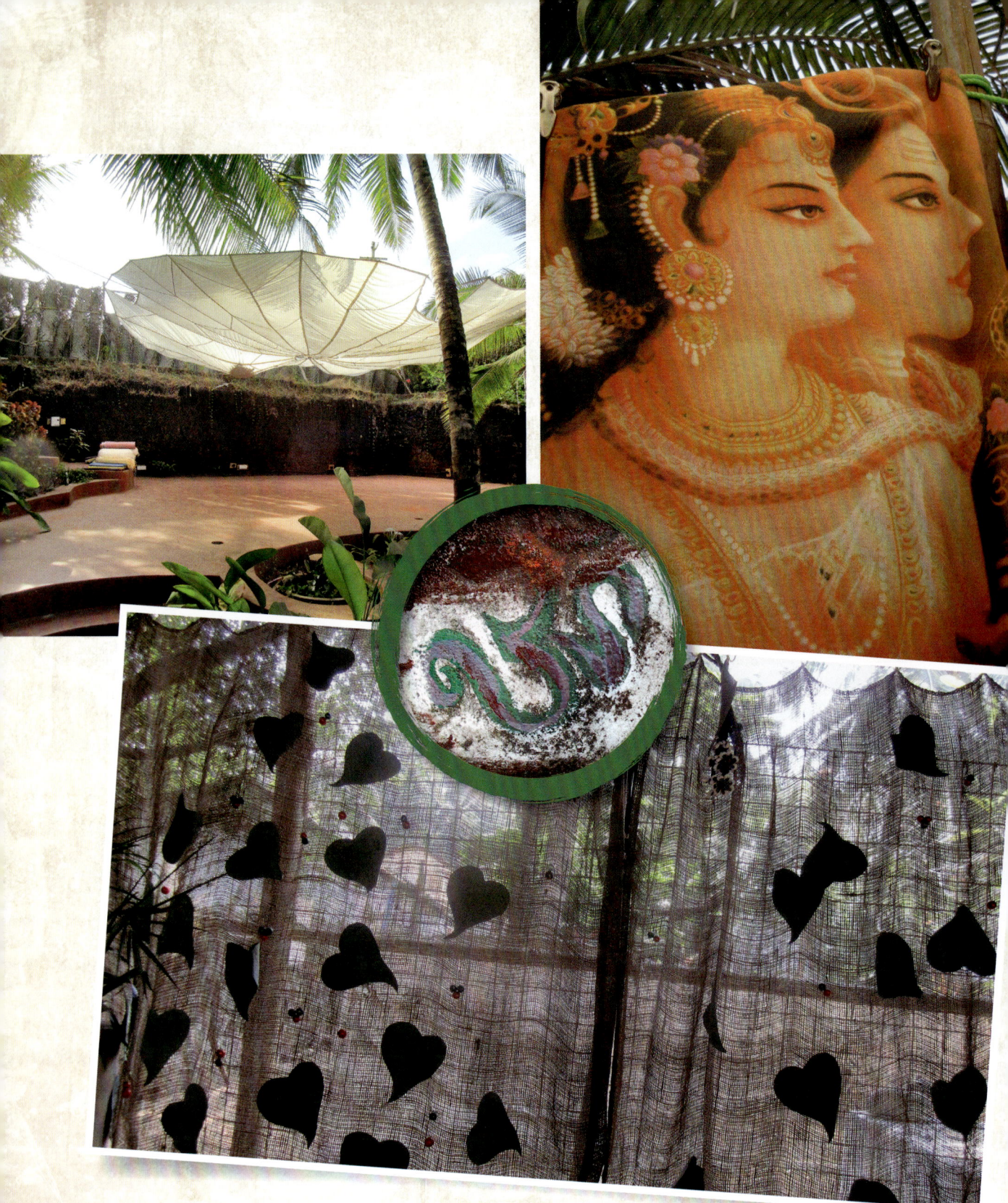

DIE YOGABOTSCHAFTERIN

Parvati ist Shiva nicht nur ergeben, sie ist mehr als seine Muse, mehr als seine Ergänzung, mehr als die andere Hälfte des **kosmischen Ganzen**. Sie ist seine Anregerin und Bewahrerin. Erst hat sie ihm die Welt eröffnet, dann wird sie zu seiner Inspiration, denn sie nimmt seismografisch die Veränderungen der Welt auf.

zu bringen. Während Shiva der Schöpfer, der Wissensgeber ist, ist die kluge, schöne Parvati **die Botschafterin** des Hatha Yoga. *She's the message, you're the runner …* Weder Parvati noch dein Guru kann dir die Entscheidung abnehmen, welchen Yoga-Weg du wählst – ob körperbetontes *Hatha-Yoga* dich selig macht oder du über den achtgliedrigen Pfad des Patanjali hin zum göttlichen Licht *Samadhi* aufsteigst.

WIE DER Yoga IN DIE WELT KAM

Als das Paar eines Tages auf einer Insel im Ozean meditiert, spürt **Parvati** das dunkle Zeitalter voraus. Sie ahnt, dass die Menschen von allem Materiellen so angezogen werden, dass sie die Verbindung zum Spirituellen verlieren. Da erinnert sie Shiva wieder an seine asketische Zeit, an die Asanas, daran, dass er *Natarajasana*, der Yogatänzer, ist, und bittet ihn, den Menschen die Spiritualität zurückzugeben. Denn bislang kennt nur er die Tausenden von Asanas und ihre unerschöpfliche Vielfalt. Wie wenn Parvati seine **alten Kräfte** entfesselt hätte, die nun endlich auch der Menschheit dienen könnten, offenbart Shiva ihr all sein Wissen. Doch Parvati schläft darüber ein. Gleichzeitig hat ein Fisch in der Nähe geduldig zugehört. Dieser Fisch ist *Matsyendranatha*, König der Fische und erster Yogalehrer der Menschen. Sie gibt ihm menschliche Gestalt und den Auftrag, das Hatha Yoga zu den Menschen

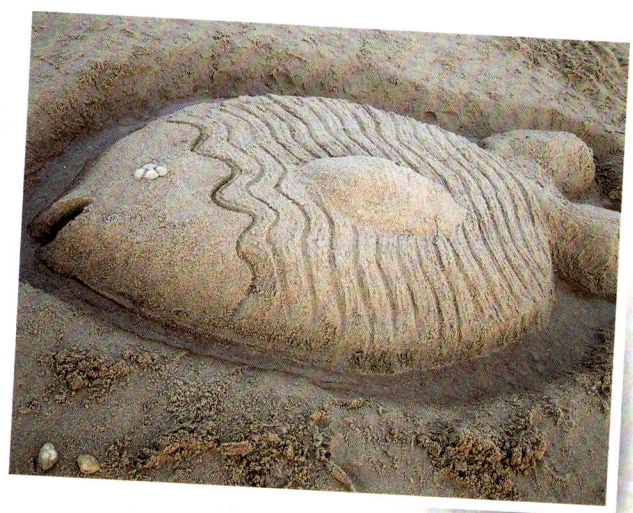

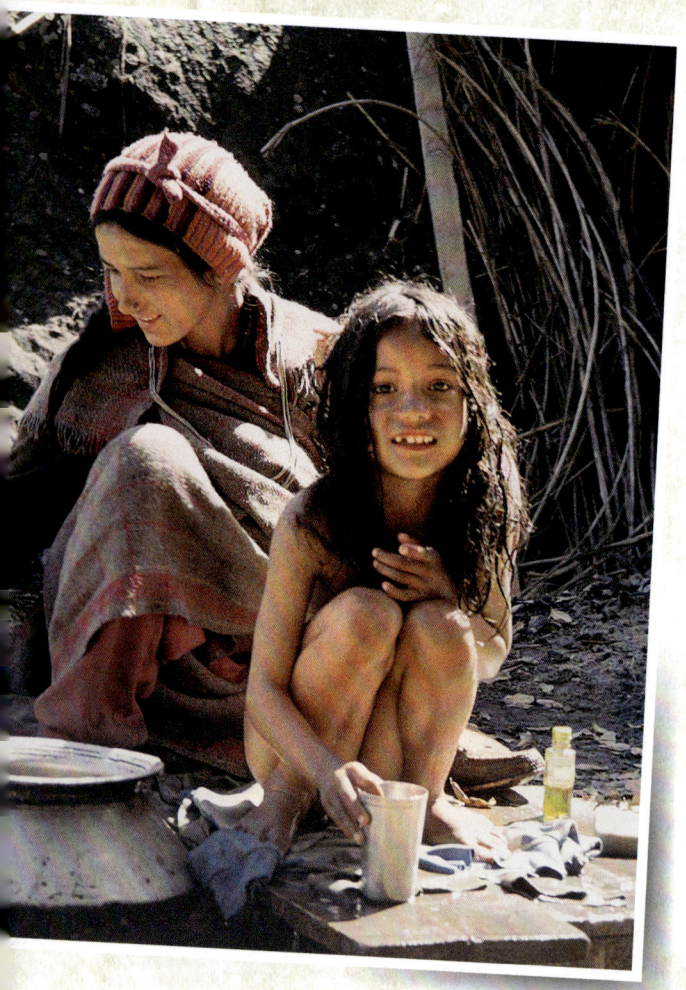

SOULMAID PARVATI

Parvati erinnert uns immer wieder an unsere verborgenen Kräfte, Kräfte, die uns guttun. Sie, als Hüterin des Mütterlichen, als Botschafterin für alles Schöne, Sinnliche und Genussvolle, ist unser *Vademecum*, wenn wir unsere Mitte suchen. Sie erinnert uns daran, wo wir **Geborgenheit** finden. Dort, wo der Ort der guten Erinnerungen ist, wo wir die Schönheit der Natur sehen, in der Malerei, der Musik und der Poesie, im liebevollen Miteinander, in der Freundlichkeit und der Zuwendung, also allen Aspekten Parvatis, die damit die Beschützerin unserer Seelenfamilie ist.

Ihr Soulfood, *eat – cook – love* können wir ganz irdisch in *Anam*, der *nährenden, der cleanen Nahrung*, weiterführen und so den Weg zur Meditation ebnen.

Parvatis Lieblings-Food sind gepuffte Lotossamen. Diese indische Popcornvariante ist **pure energy**. Dazu ein *Sugarcane-Limetten-Juice*, grün, light und hell schmeckend wie Gras.

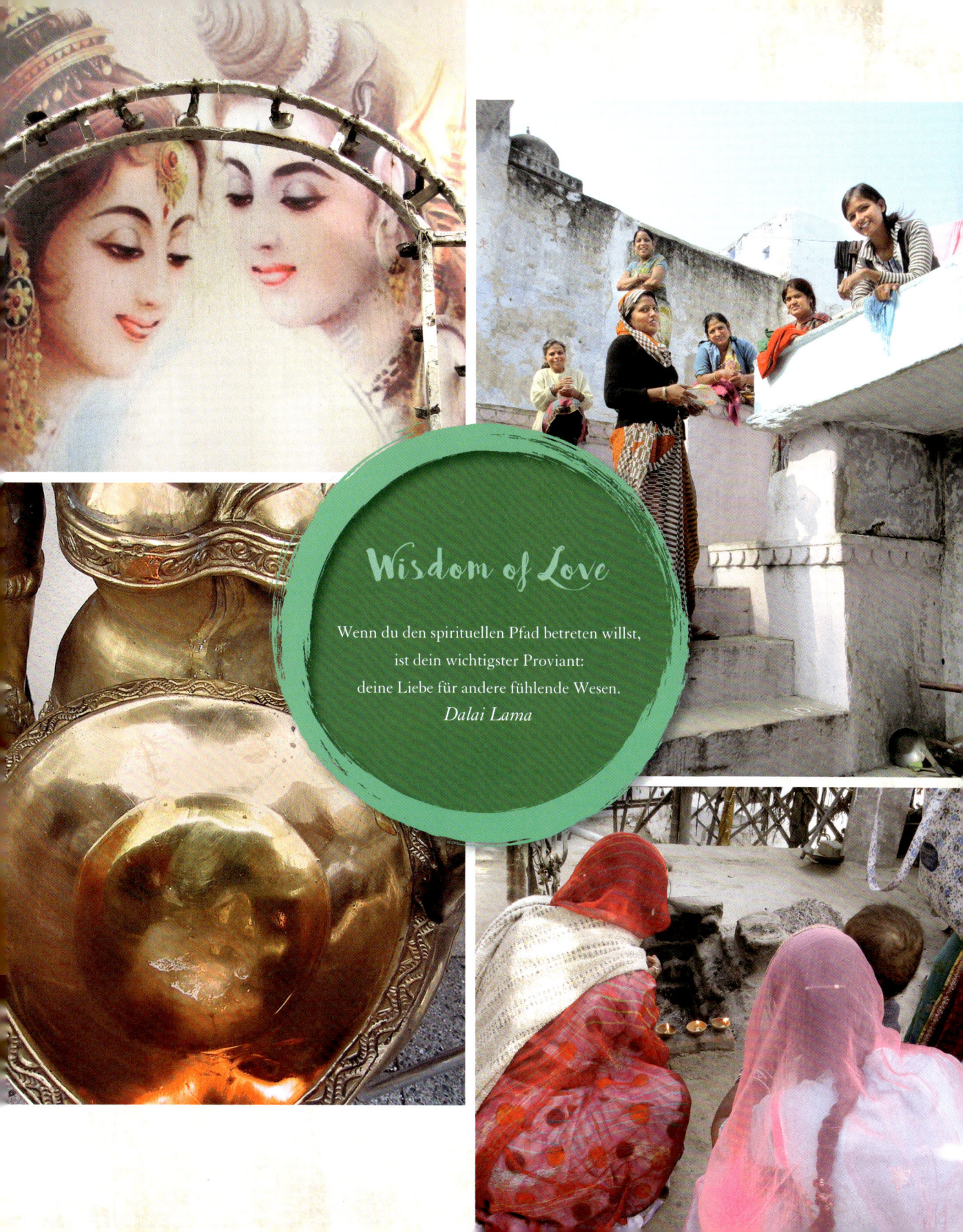

Wisdom of Love

Wenn du den spirituellen Pfad betreten willst,
ist dein wichtigster Proviant:
deine Liebe für andere fühlende Wesen.
Dalai Lama

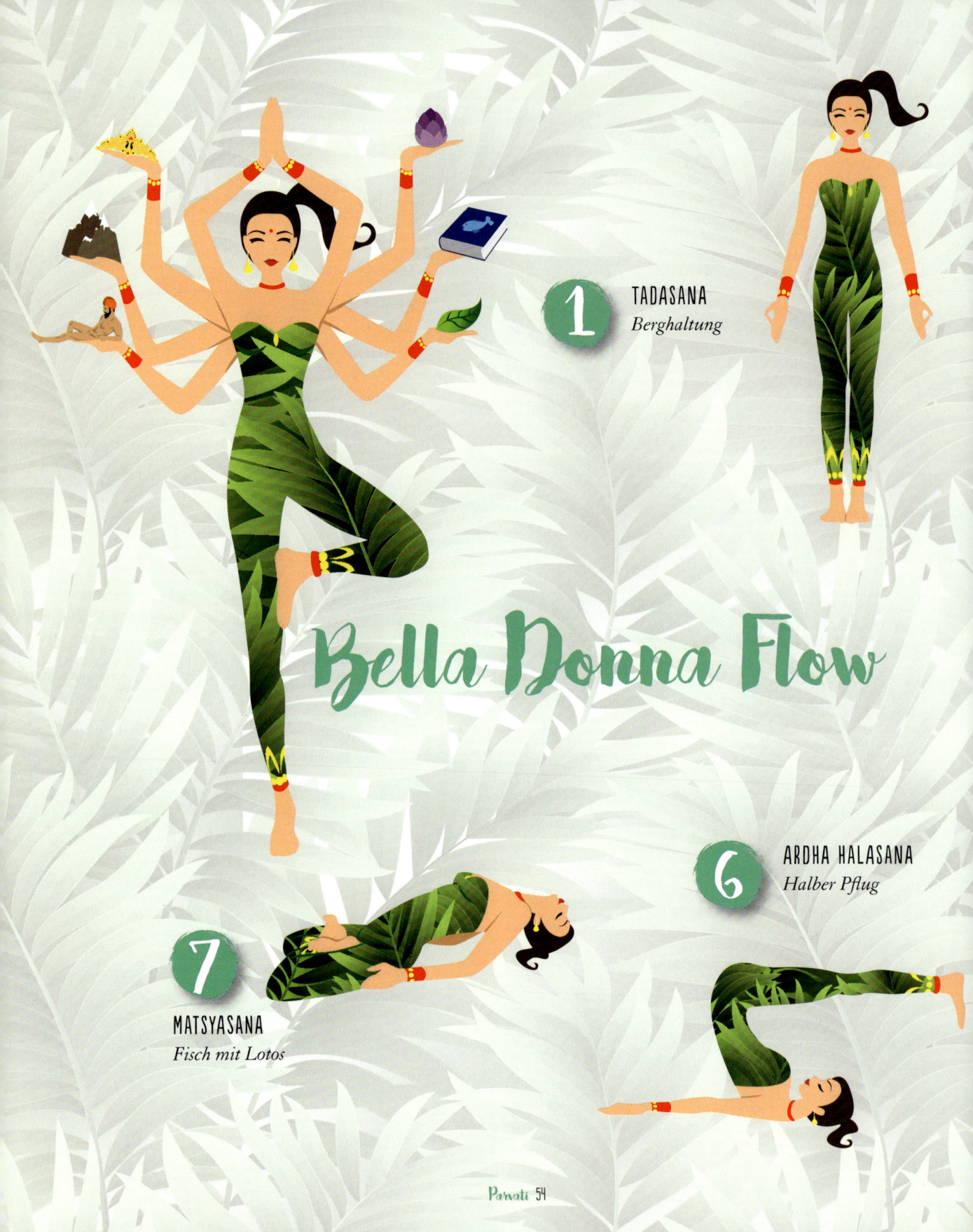

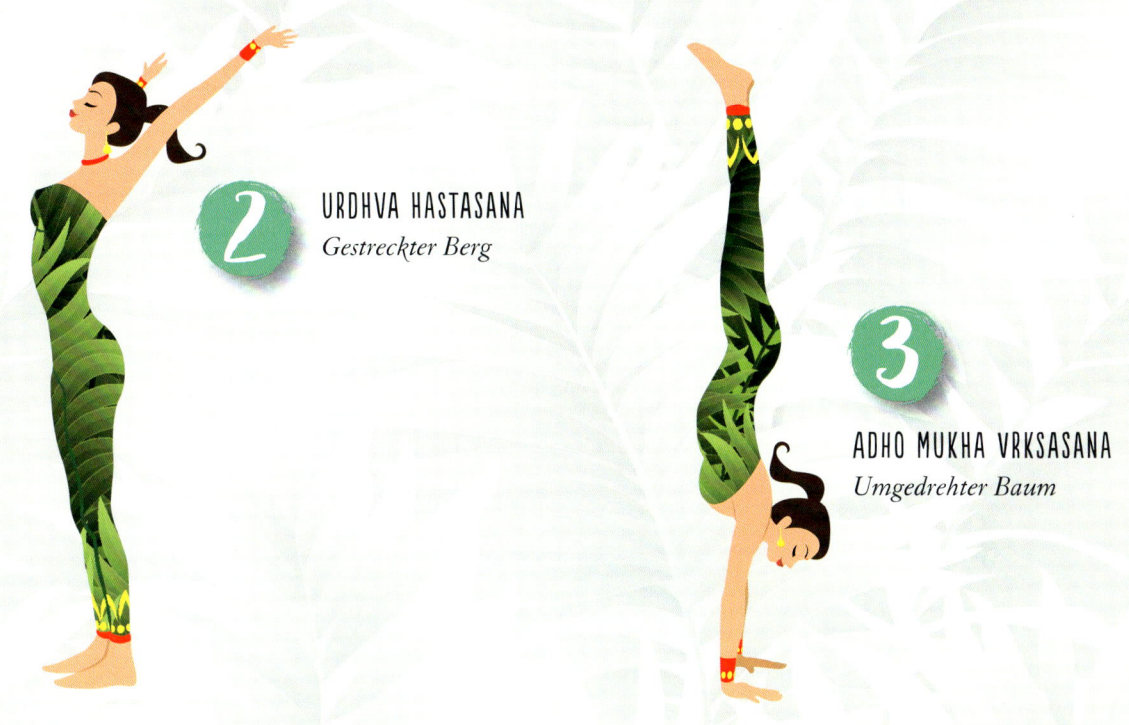

PARVATI LEHRT DICH, WIE EIN FELS IN DER BRANDUNG ZU STEHEN UND DEINE EIGENE WEISHEIT UND SCHÖNHEIT ZU REALISIEREN: LIVE, LOVE AND ALWAYS DREAM!

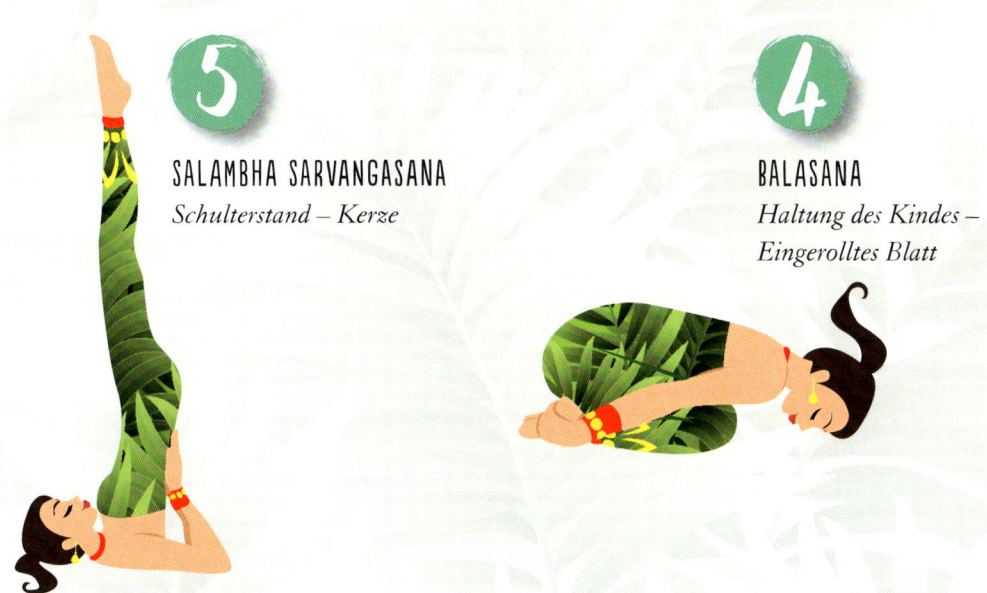

Bella Donna Flow

PARVATIS LIEBLINGSFLOW. EINE HERZÖFFNENDE REISE ZU DEINER INNEREN MITTE: DIE SCHÖNHEIT LIEGT IM HERZEN!

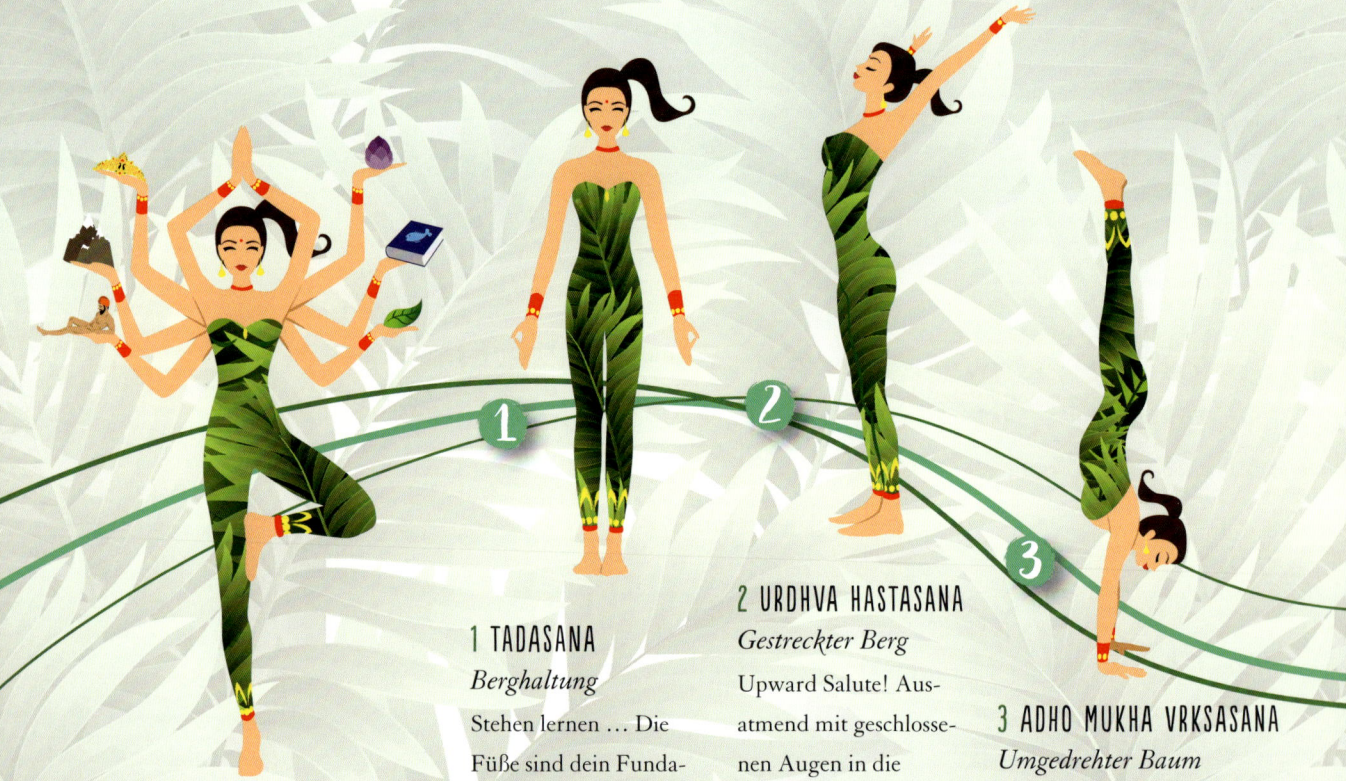

1 TADASANA
Berghaltung
Stehen lernen … Die Füße sind dein Fundament. Lass dabei die Schulterblätter nach unten und innen fließen. In der Ruhe liegt die Kraft!

2 URDHVA HASTASANA
Gestreckter Berg
Upward Salute! Ausatmend mit geschlossenen Augen in die Rückwärtsbeuge, deine Füße sind fest mit dem Boden verwurzelt. Lass jede Anspannung mit der Atmung aus deinem Körper herausfließen.

3 ADHO MUKHA VRKSASANA
Umgedrehter Baum
JUMP in den Handstand! Wage es, deine Welt auf den Kopf zu stellen. Genieße die besondere Leichtigkeit dieser Asana und spüre, wie neue Vitalität in deinen Körper strömt.

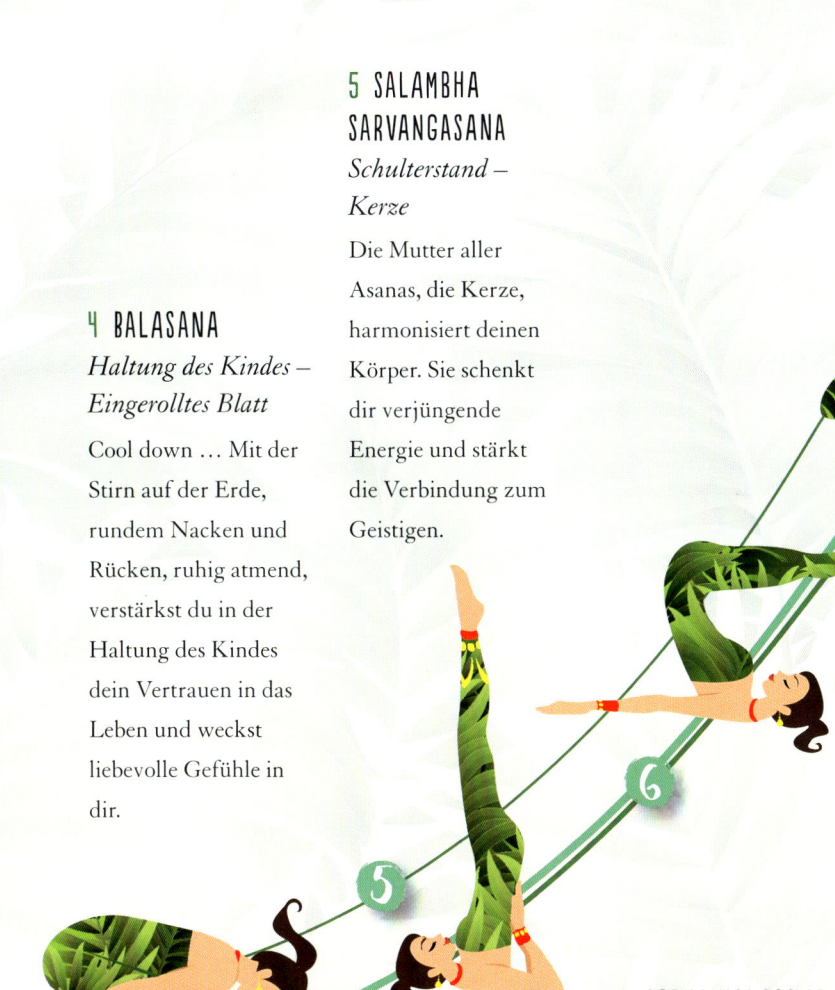

5 SALAMBHA SARVANGASANA
Schulterstand – Kerze

Die Mutter aller Asanas, die Kerze, harmonisiert deinen Körper. Sie schenkt dir verjüngende Energie und stärkt die Verbindung zum Geistigen.

4 BALASANA
Haltung des Kindes – Eingerolltes Blatt

Cool down … Mit der Stirn auf der Erde, rundem Nacken und Rücken, ruhig atmend, verstärkst du in der Haltung des Kindes dein Vertrauen in das Leben und weckst liebevolle Gefühle in dir.

7 MATSYASANA
Fisch mit Lotos

Zulassen … ein Gefühl von Weite und Offenheit. Hole tief Luft und atme dich frei. Tauche ein in diese Asana wie ein göttlicher Yogafisch ins Wasser.

6 ARDHA HALASANA
Halber Pflug

Der Vitalisierer. Der Pflug führt dich zur inneren Mitte und gibt dir neue Kraft, um dein Feld (deinen Alltag) zu bestellen. Spüre, wie deine Energie erwacht und wohltuende Frische deinen Geist belebt.

Parvati

Zur Ruhe kommen
SUPTA BADDHA KONASANA UND MAKARASANA

Parvatis Lieblingsübungen führen uns zur Quelle unserer Weiblichkeit: Höre auf deinen Körper, vertraue dir und deinen weiblichen Schwingungen.
Supta Baddha Konasana, der abwärts gerichtete Diamant, und *Makarasana*, das Krokodil, in Verbindung mit dem Diamant-Mudra **reinigen** den Geist, lösen Verspannungen im Körper und führen zu tiefer **Entspannung**. Zwei besonders schöne All-the-time-Asanas für eine heilige Pause, aber auch während der Menstruation. Genieße den Frieden! Wähle dein Sankalpa:
»Mein Selbst erstrahlt wie ein Diamant.«

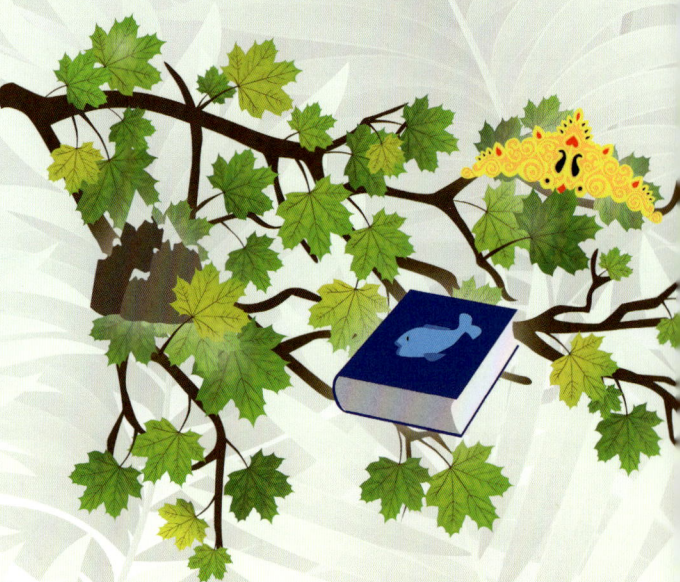

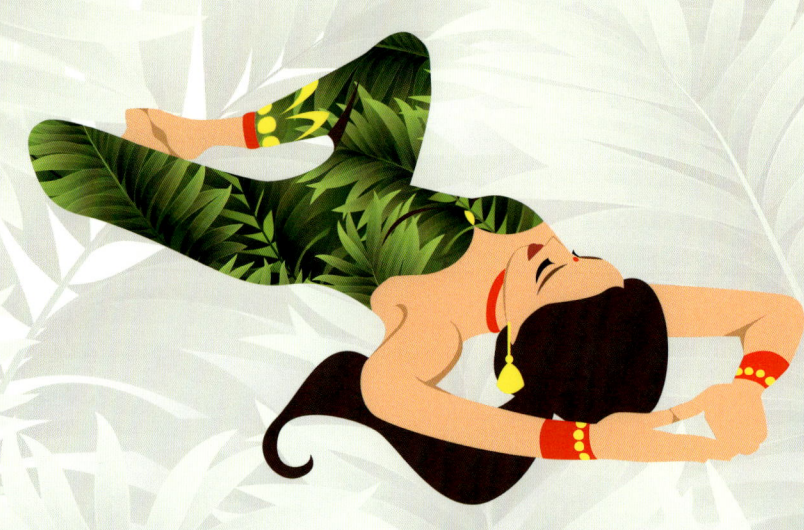

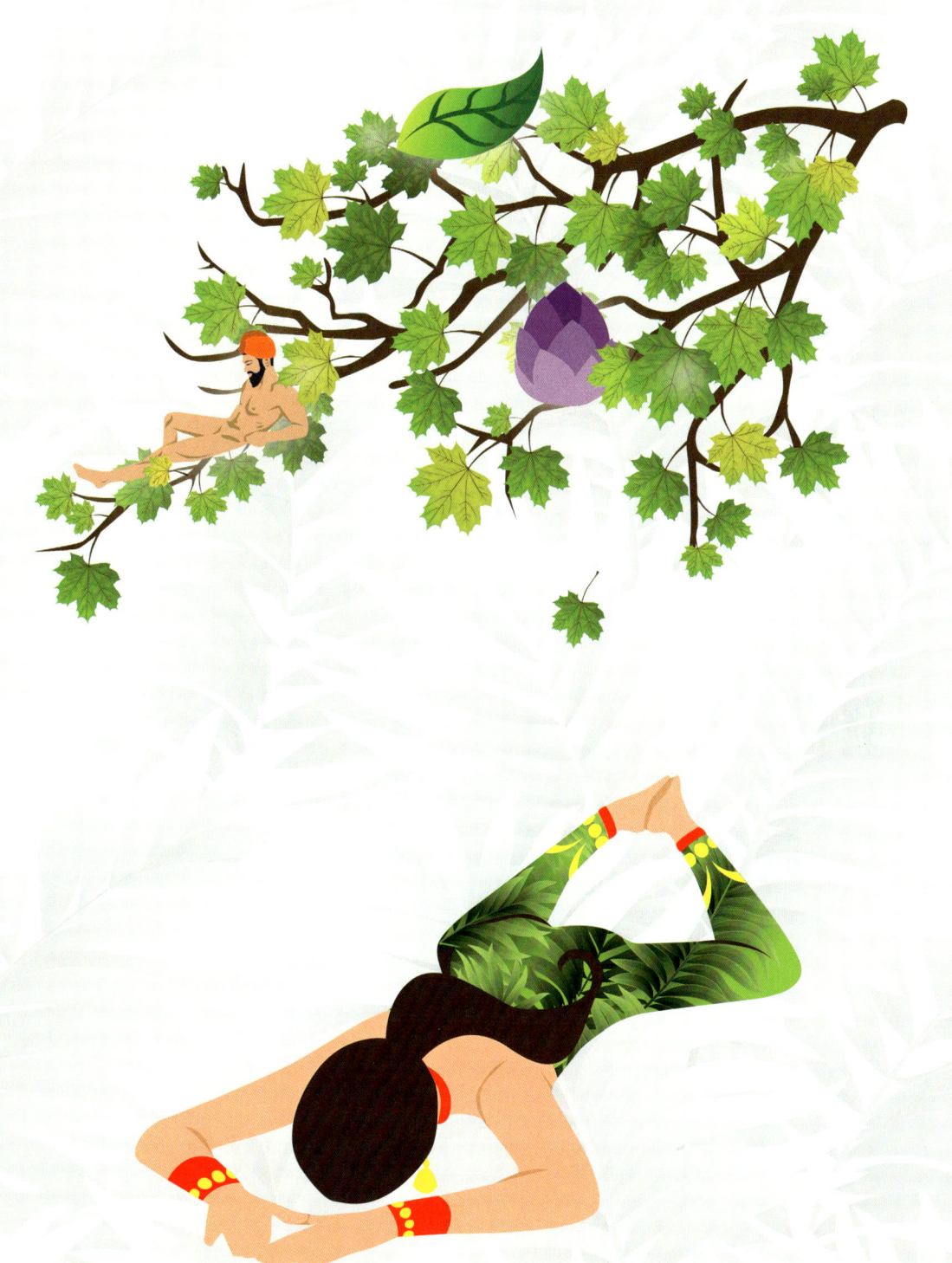

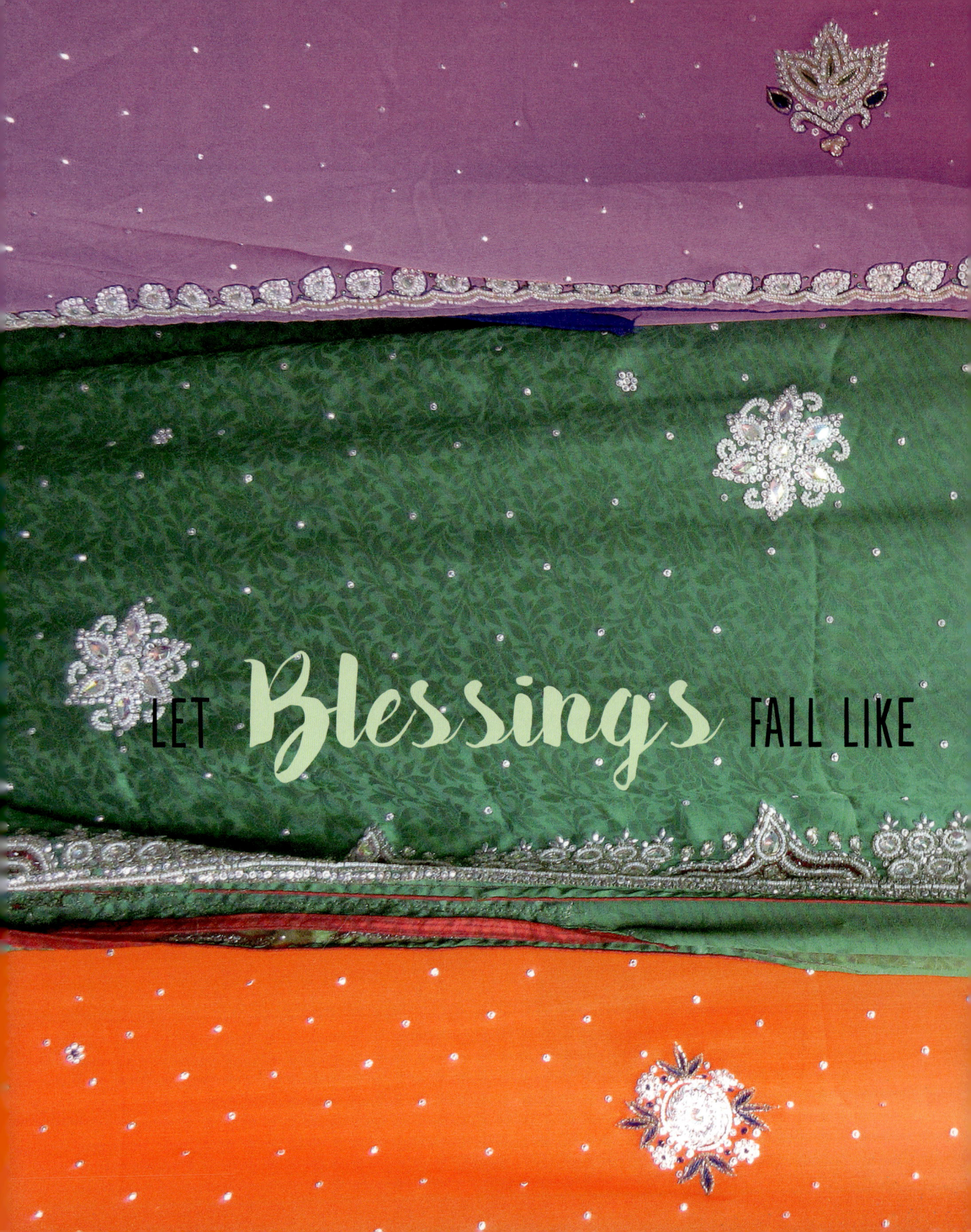

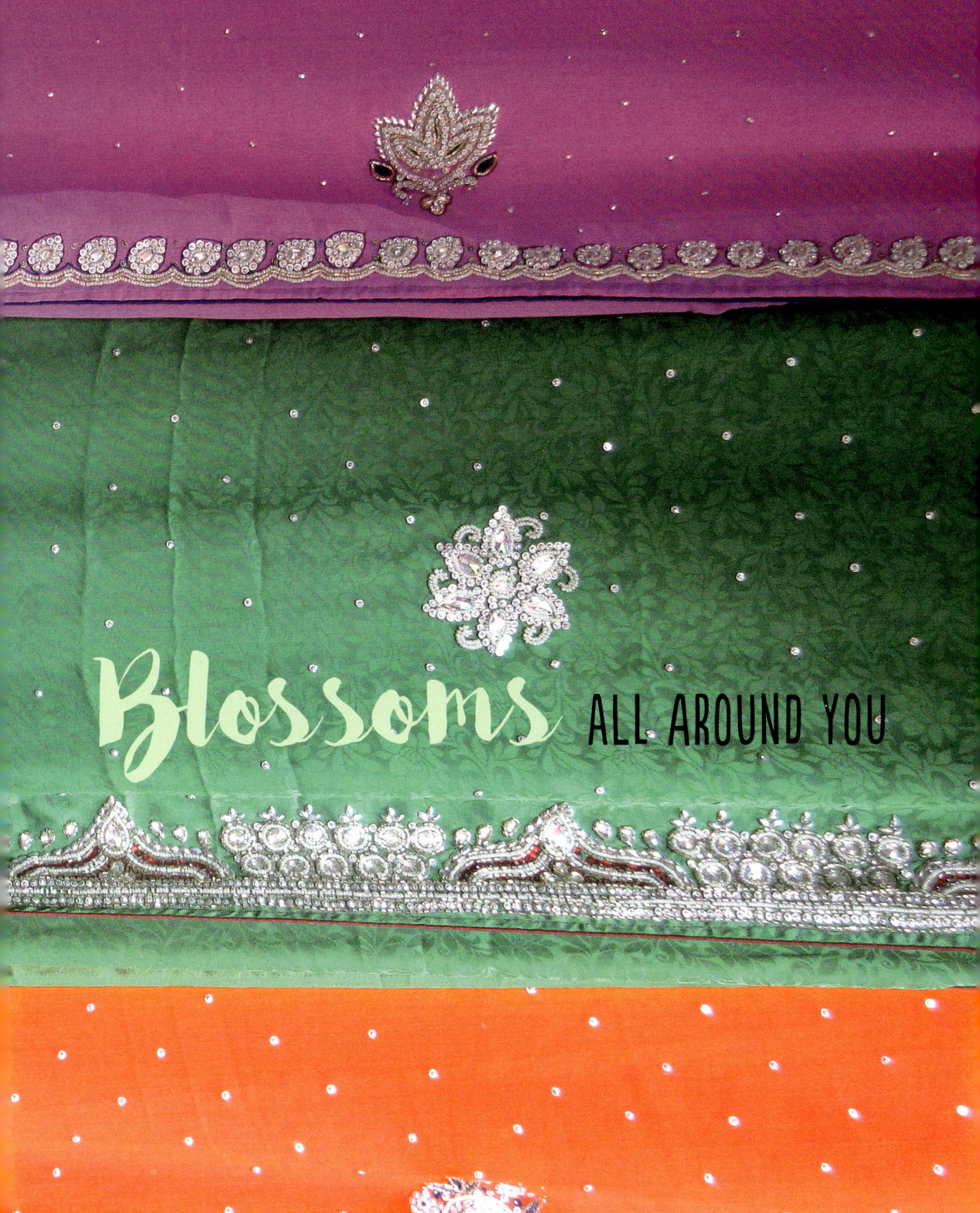

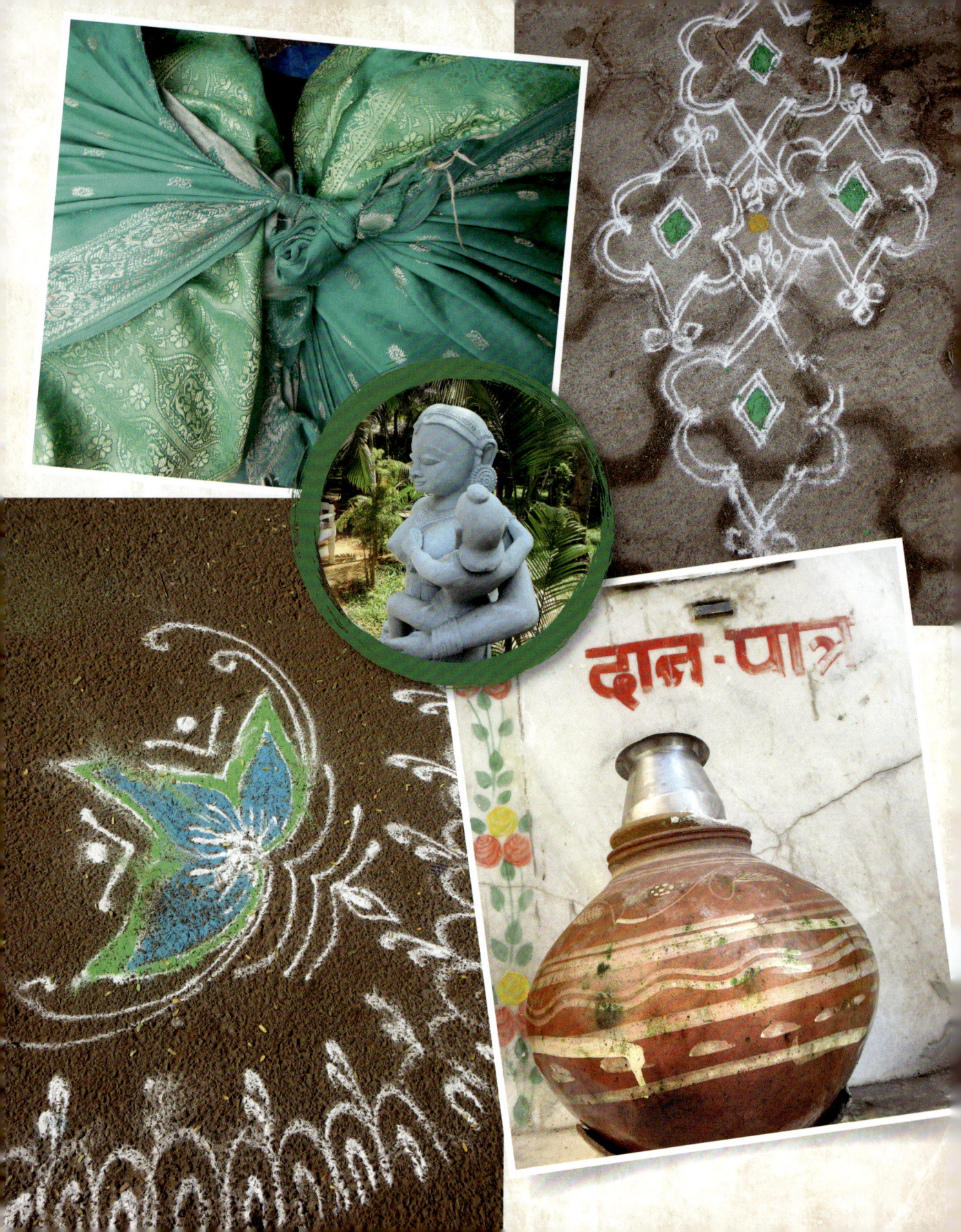

Soulfood
DIE QUELLE DES YOGA – DAS YOGA-SUTRA

Parvati schenkt uns die Yoga-Praxis, Patanjali liefert den *Soundtrack* dazu. Mit nur vier Wörtern beschreiben die Yoga-Sutras das Wesen des Yoga:

Yogash citta vrtti nirodhah
Yoga Sutra 1,2

Alle geistigen Vorgänge, Gedanken, Gefühle, Emotionen kommen zur Ruhe. Im Yoga sind wir ganz Stille. Wir betrachten, ohne zu urteilen. *Surf in silence*, konzentriert, ohne Ablenkung, unser Geist ist still und klar wie das Wasser.

PARVATI RITUALS

Parvati, deren Wesen für das Weibliche, Mütterliche, Hingebungsvolle steht, hat in ihrer Zeit der Askese alle geistigen Kräfte gesammelt und gebündelt, um ihrem Ziel näher zu kommen. Mit dieser Message, dem Aspekt des Sich-Sammelns und -Findens, kann sie auch unsere Yoga-Praxis vertiefen.

Writing Meditation: Lege ein Yoga-Diary an: Nimm ein schön eingebundenes Buch ohne Zeilen und schreibe, male auf, was die Asanas mit dir machen. Bringe den Geist *(citta)* zu Papier.

Sacred Space: Wie der Geist einen Raum der Stille braucht, braucht auch der Körper einen Ort der Ruhe, einen Sacred Space, einen heiligen Raum. Eine Ruheoase, wo du zurück zu dir selbst findest, einen Seelenraum.

Create a home for the soul.

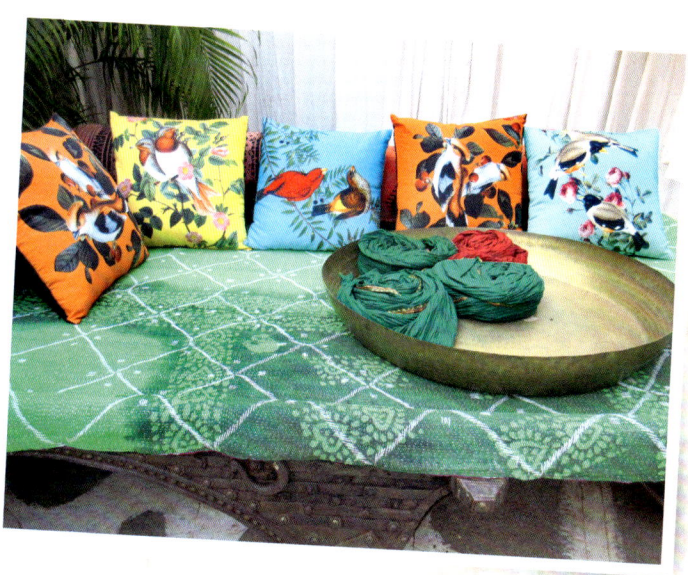

PEACE, PLEASE

Mit Parvati kommt grüne Energie in unser Leben. Grün, das farbharmonisch beruhigend und anregend zugleich ist, das Vitalität symbolisiert, bringt Frieden in unseren Alltag und erfrischendes Licht. Grün ist *Parvatis color,* es ist auch die heilsame Farbe des Herzchakras, *Anahata Chakra.*

TAKE A Moment FOR Green

FLOWERPOWER

Zwei Legenden betonen **Göttin Parvatis** andere große grüne Seite: Als Shiva vom Pfeil des Liebesgottes Kama getroffen wurde, legte Parvati gerade Blumen vor dem großen Yogi nieder. Während Parvatis Zeit der Askese stand sie so lange auf einem Bein, dass sie von Pflanzen umwuchert fast selbst zum Baum – *Vrksasana* – geworden wäre. Parvati ist also auch im anderen Sinne eine grüne Botschafterin. Sie wird nicht nur mit dem Lotos gezeigt, sondern auch mit Frangipani. Die betörenden Blüten werden heute in ganz Indien den Göttinnen geopfert. Symbolisch stehen sie für das Überwinden vieler Hindernisse und Aufgaben, aber auch für die Unsterblichkeit der Seele nach dem Tod. Parvatis Spirit lebt auch im Zauber der Göttinenkräuter: Frauenmantel, die Alchemistin unter den Frauenkräutern, Gänseblümchen, die kindliche Seele der Göttin, oder lichtbringender Estragon, der Himmelstor-Öffner.

Naturschätze der Göttin
CELEBRATE NATURE

Spitzwegerich, Zitronenmelisse, Rosmarin, Kapuzinerkresse, Holunder, Ringelblumen, Himbeerblätter, essbare Blüten, die manchmal wie Spargel schmecken ... Zaubere dir im Einklang mit der Natur deinen kreativen Kräutertrank – deinen »7-Chakra-Balsam« oder einen feinen »108-Kräuter-Essig«.

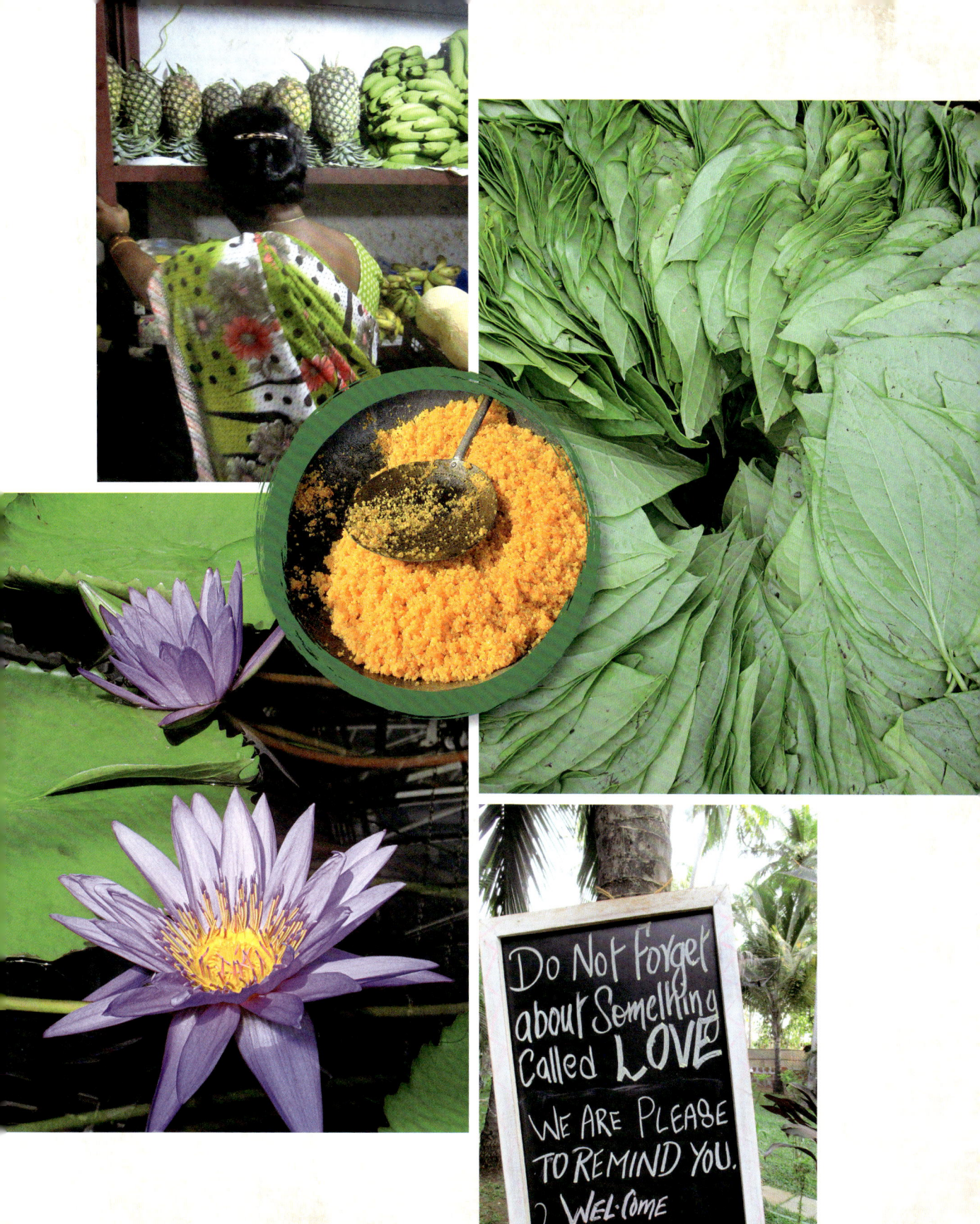

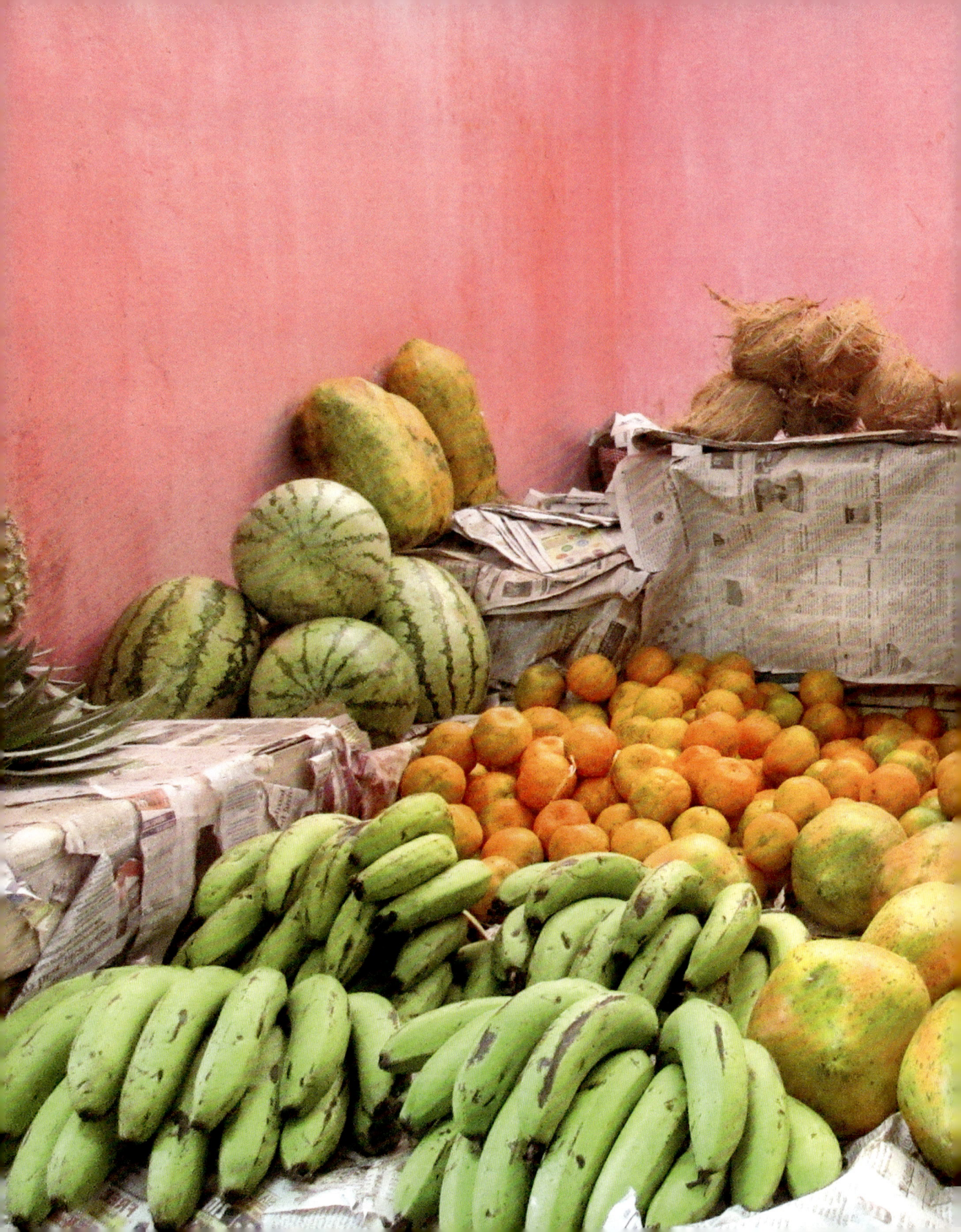

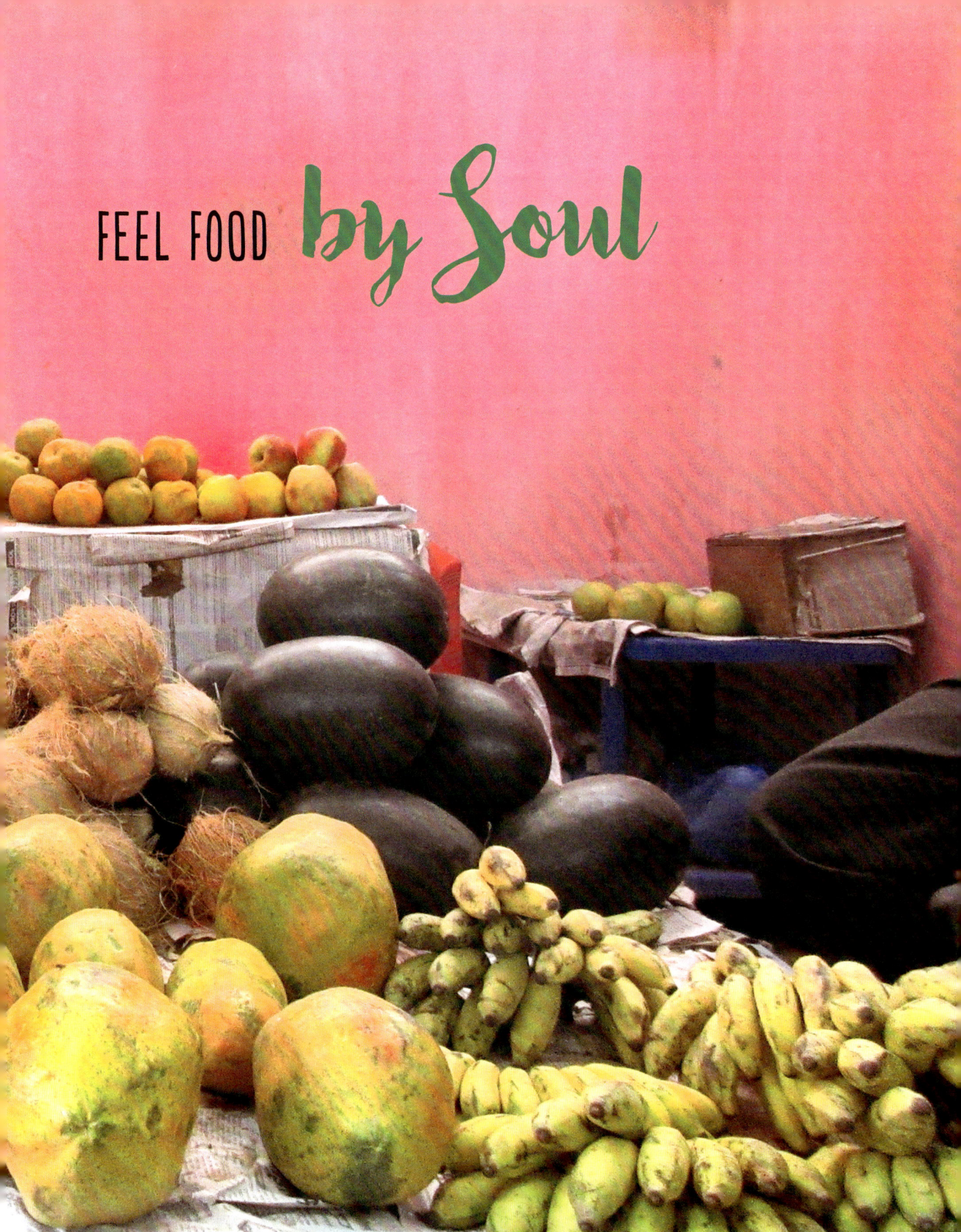

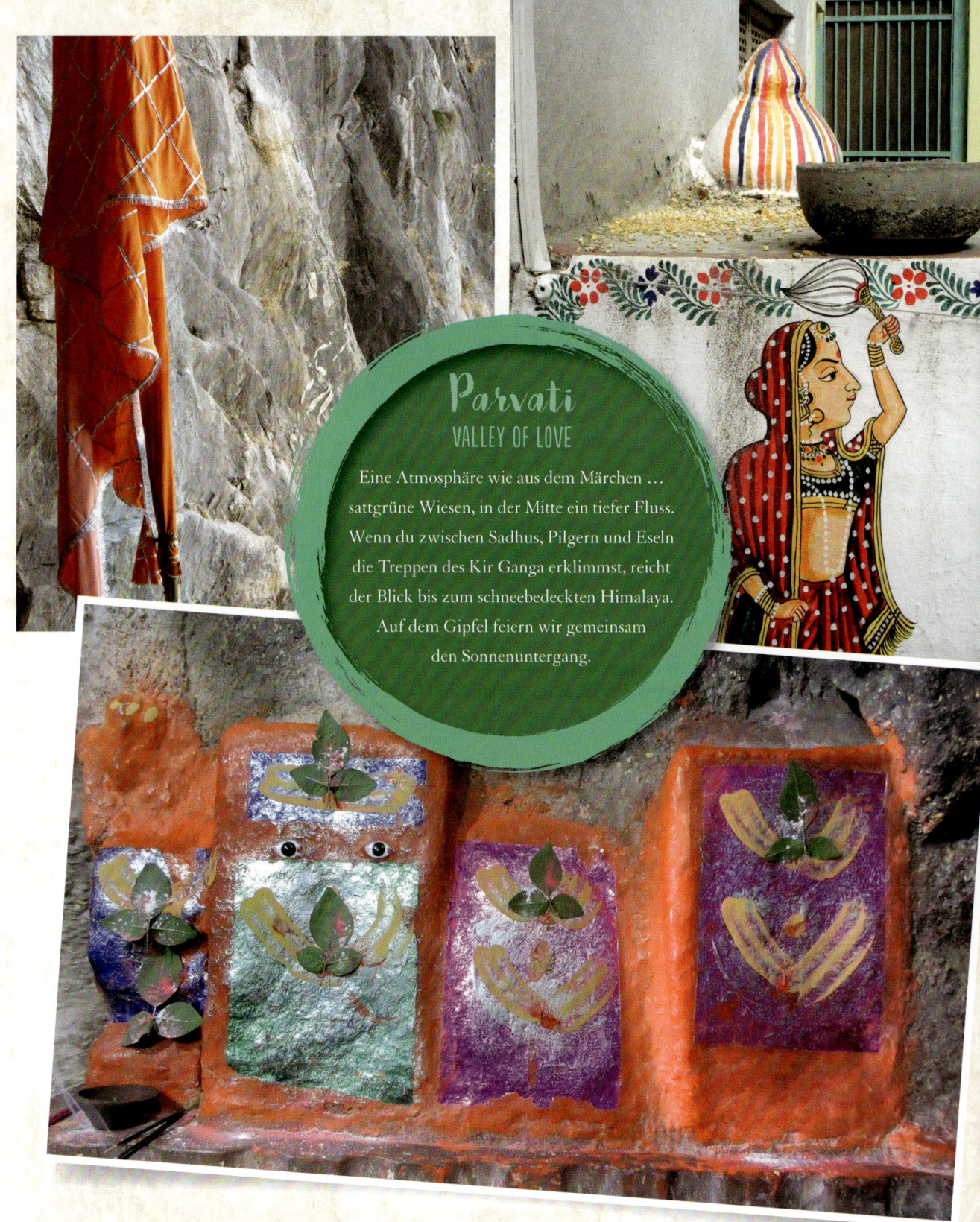

Parvati
VALLEY OF LOVE

Eine Atmosphäre wie aus dem Märchen … sattgrüne Wiesen, in der Mitte ein tiefer Fluss. Wenn du zwischen Sadhus, Pilgern und Eseln die Treppen des Kir Ganga erklimmst, reicht der Blick bis zum schneebedeckten Himalaya. Auf dem Gipfel feiern wir gemeinsam den Sonnenuntergang.

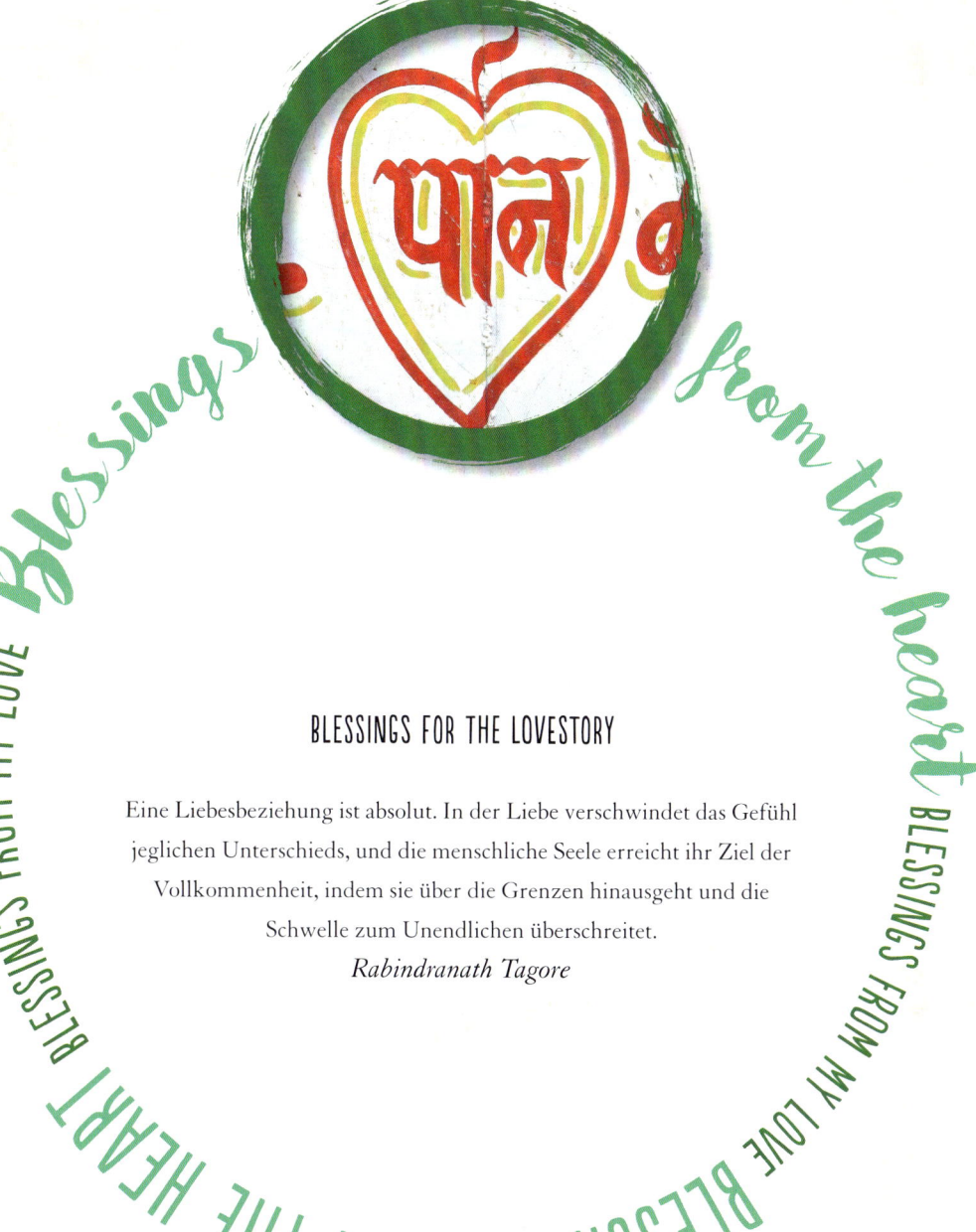

BLESSINGS FOR THE LOVESTORY

Eine Liebesbeziehung ist absolut. In der Liebe verschwindet das Gefühl jeglichen Unterschieds, und die menschliche Seele erreicht ihr Ziel der Vollkommenheit, indem sie über die Grenzen hinausgeht und die Schwelle zum Unendlichen überschreitet.
Rabindranath Tagore

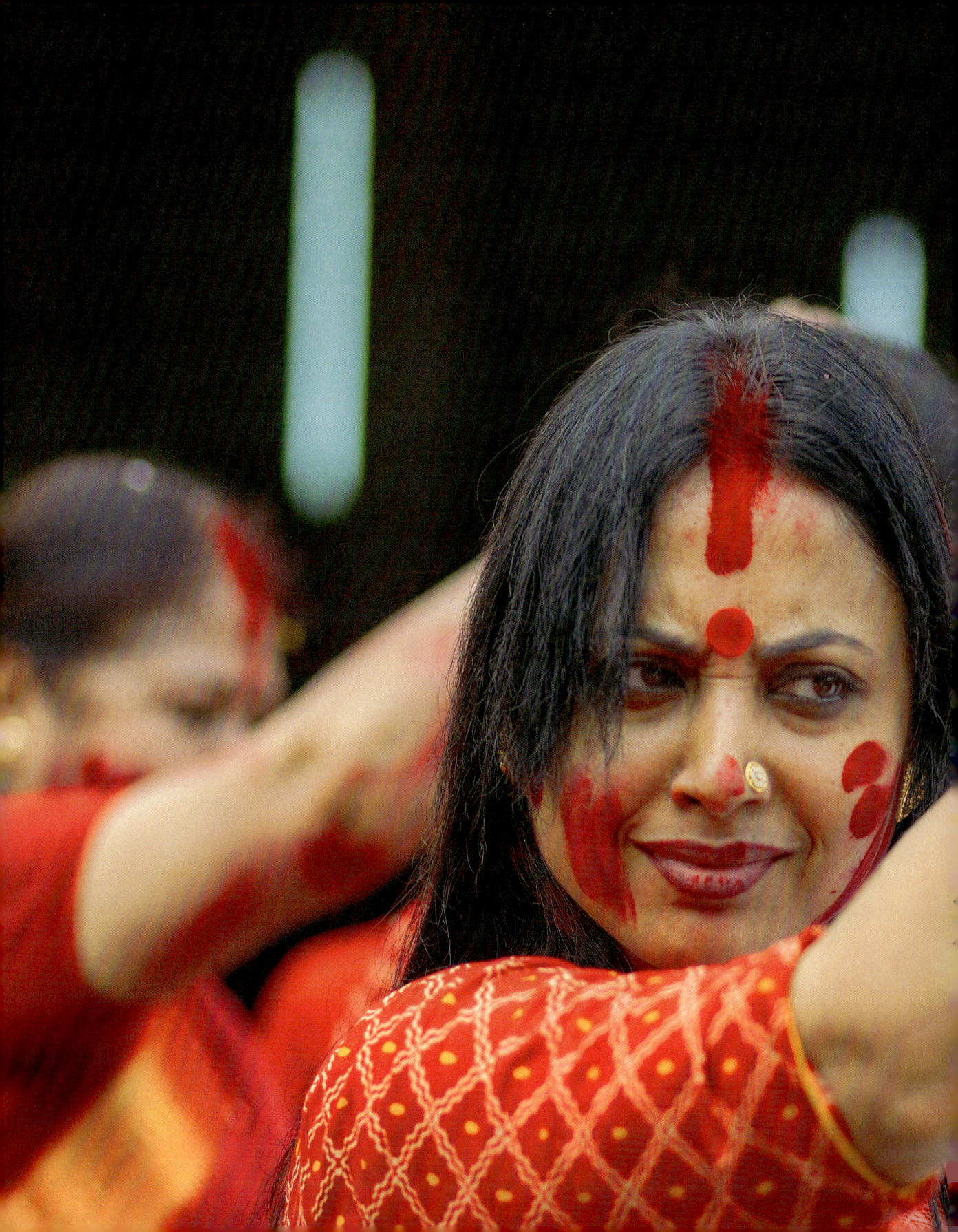

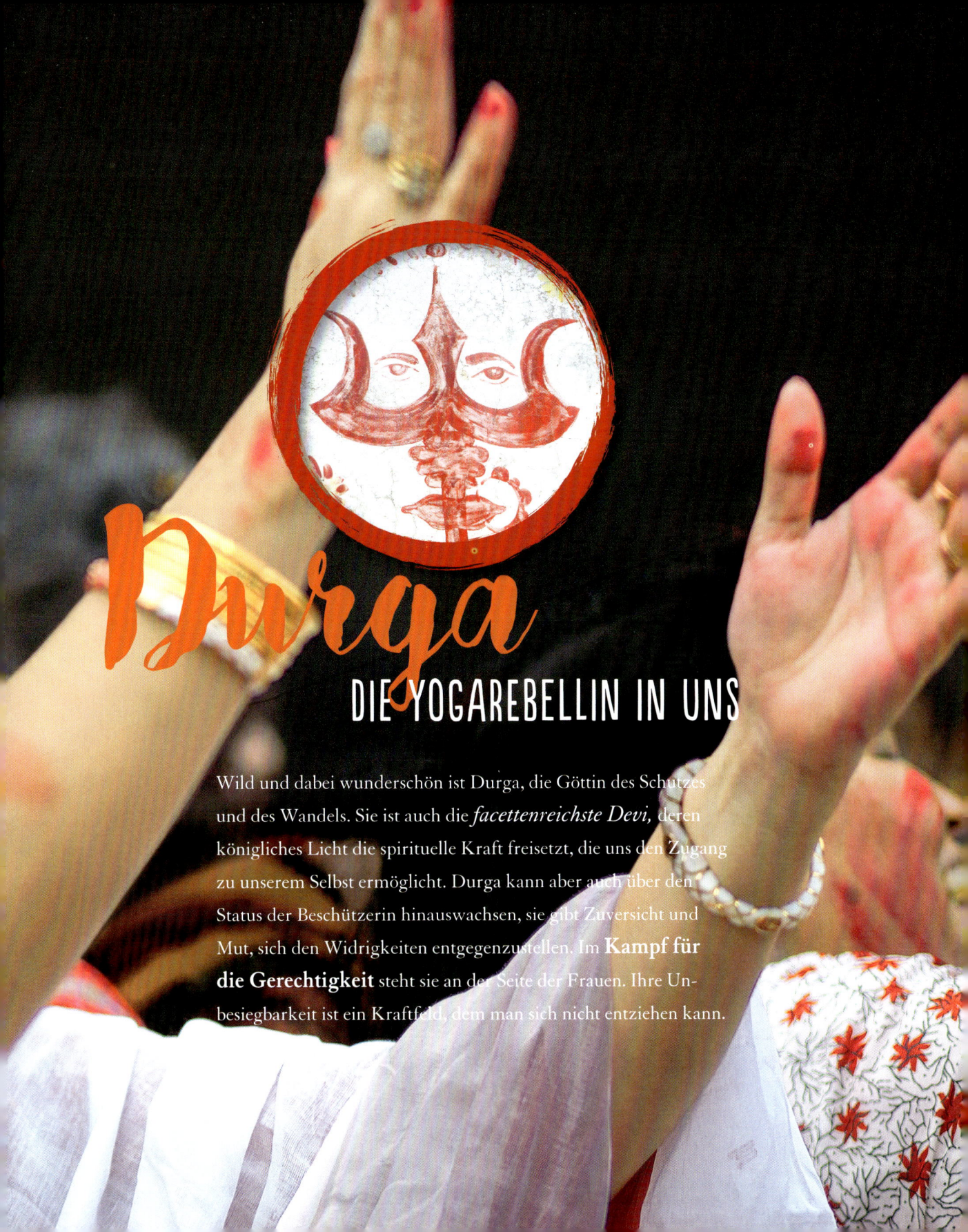

Durga
DIE YOGAREBELLIN IN UNS

Wild und dabei wunderschön ist Durga, die Göttin des Schutzes und des Wandels. Sie ist auch die *facettenreichste Devi,* deren königliches Licht die spirituelle Kraft freisetzt, die uns den Zugang zu unserem Selbst ermöglicht. Durga kann aber auch über den Status der Beschützerin hinauswachsen, sie gibt Zuversicht und Mut, sich den Widrigkeiten entgegenzustellen. Im **Kampf für die Gerechtigkeit** steht sie an der Seite der Frauen. Ihre Unbesiegbarkeit ist ein Kraftfeld, dem man sich nicht entziehen kann.

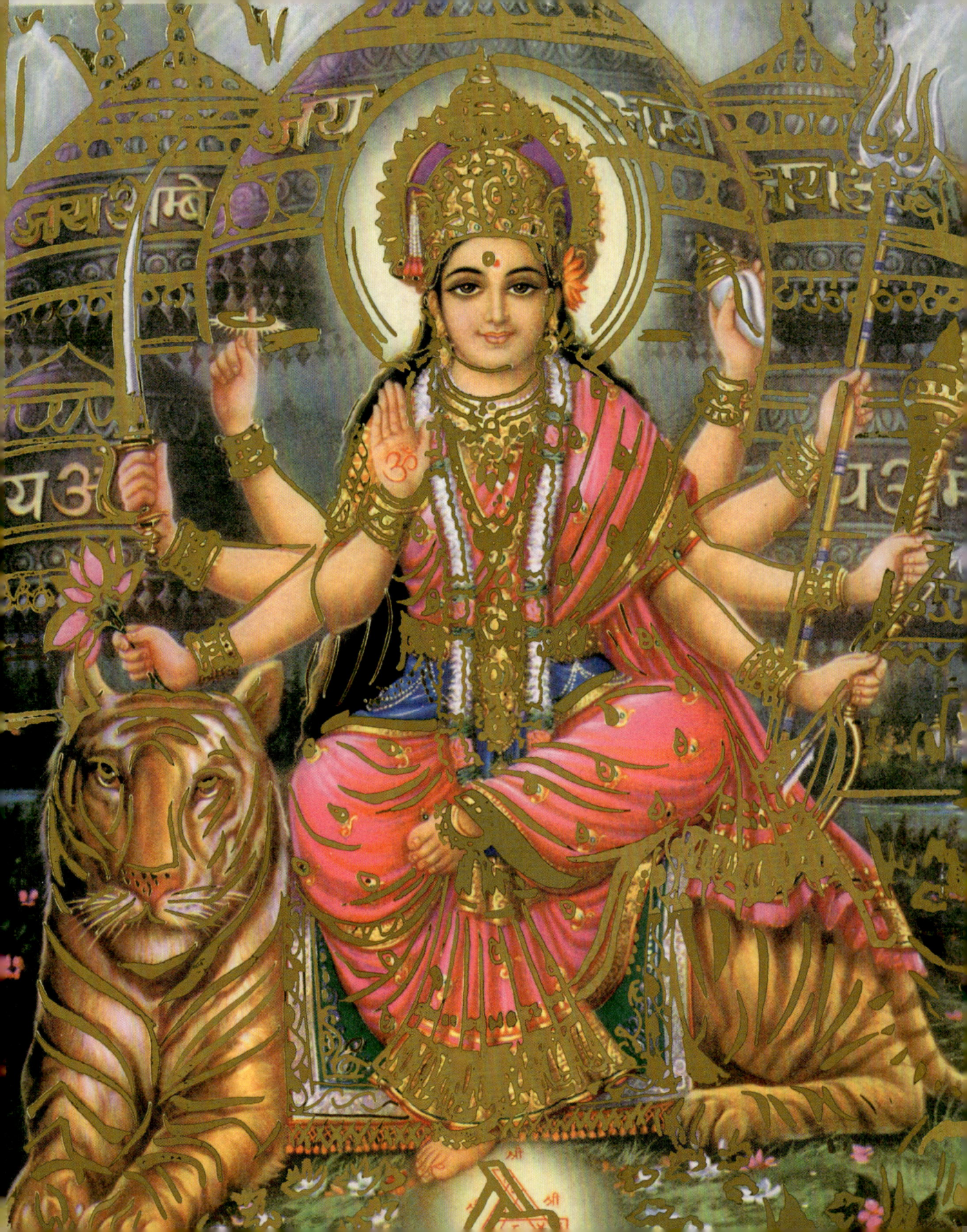

Durga
SUPERHELDIN UND WEIBLICHE URKRAFT

Durgas Auftritt ist beeindruckend. Sie zeigt sich als Kämpferin, entschlossen, die Welt zu retten. Für diese Mission verleihen die Göttermänner ihr *acht Attribute*: Schwert und Keule, Muschel und Lotosblume, den Dreizack Shivas, den Diskus Vishnus, sowie Pfeil und Bogen des Windgottes Vaju. Dämonischer Gegner dieser mächtigen Kämpferin ist nichts anderes als unser *machtvolles Ego*, das es zu überwinden gilt.

Mit diesem Aspekt repräsentiert Durga die **Macht- und Schutz-Devi**, die umsorgende, große kosmische Kraft, die zwar den Dämonenbüffel *Mahisasur* besiegt, doch vor allem mit einem Ziel, die Kraft und Stellung der Frauen zu stärken.

GIVE ME SHELTER

Mit der Macht, sich und andere zu schützen, erfüllt Durga gleichzeitig den Aspekt »Hüterin des fruchtbaren Erdreichs, die durch Blutopfer genährt wird«. Ihre Verbundenheit mit der Erde symbolisieren der Tiger oder der Löwe, ihr würdevolles Reit- und Begleittier, ein Geschenk Himalayas, des Gottes der Berge. In dieser Kombination zeigt sie ihre **Urkraft**, jenen Kreislauf aus Erblühen, Erstarken, Welken, Vergehen und wieder Erblühen. Durga spiegelt mit dem immer wiederkehrenden Kreislauf auch die Macht der Erotik, das große Prinzip der lustvollen Anziehung, Vereinigung und des Sich-Trennens wider. Sie ist das große dynamische Stirb und Werde, das kosmische Duo *Eros* und *Thanatos*.

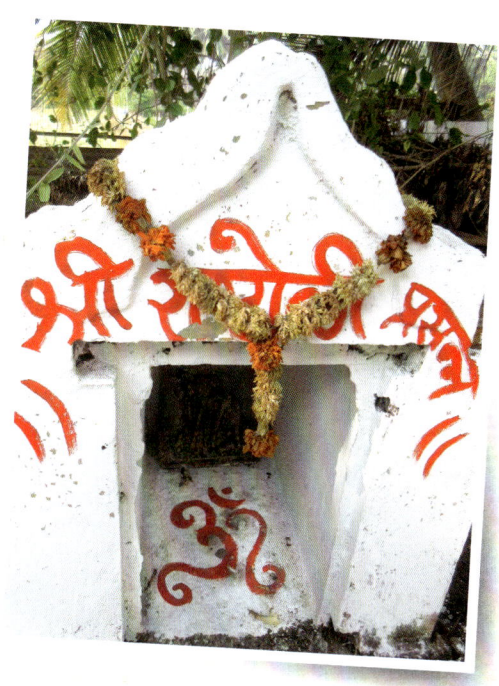

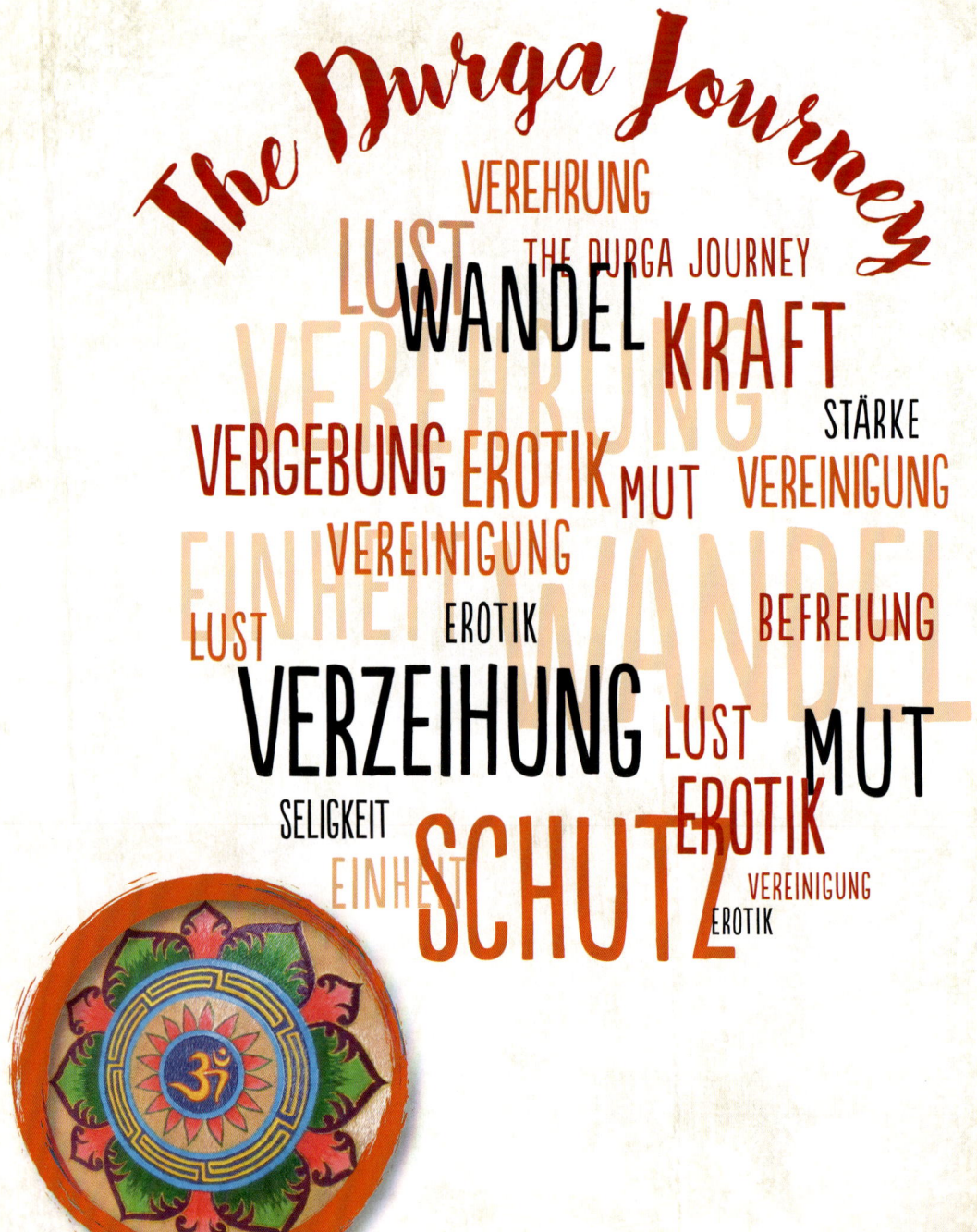

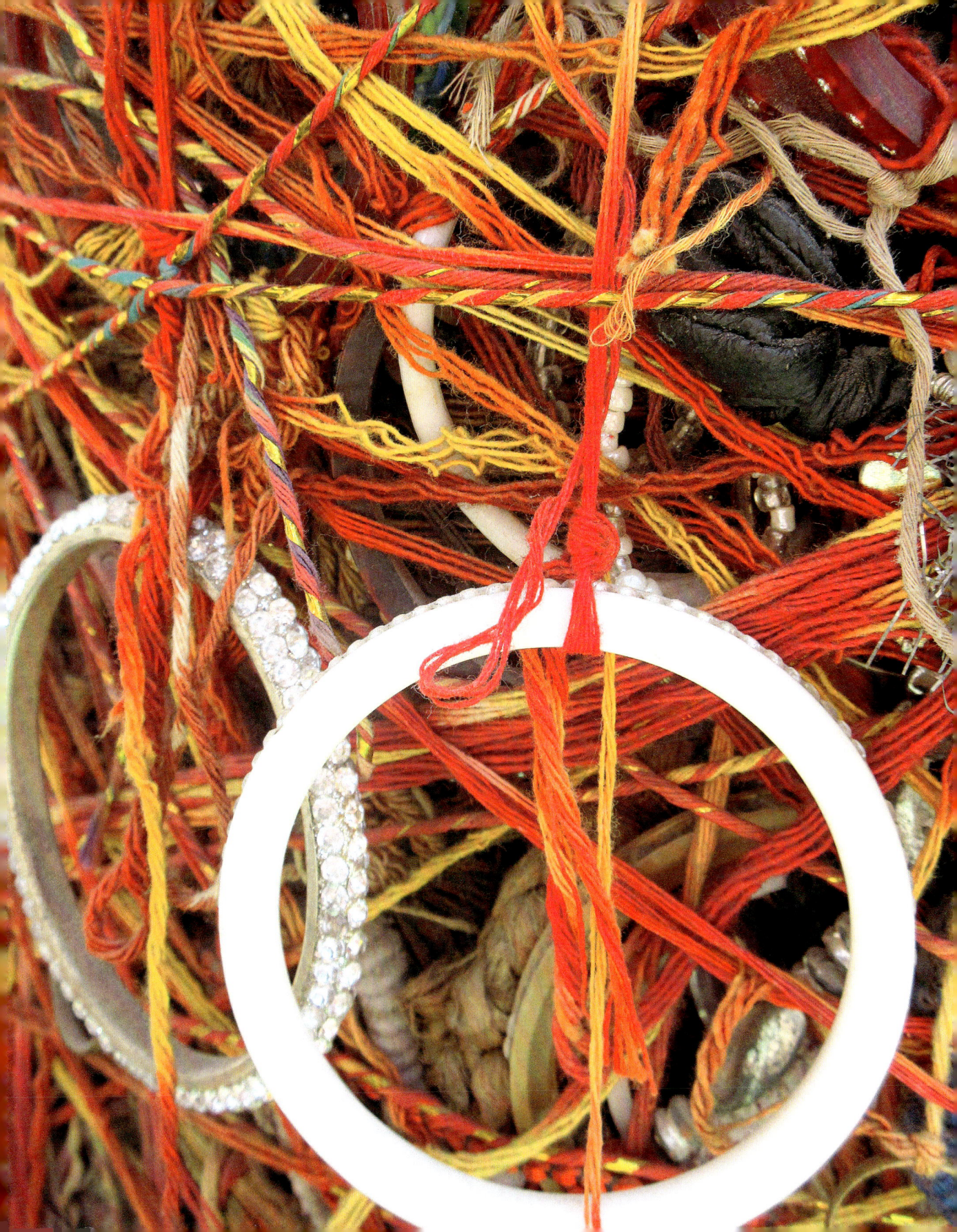

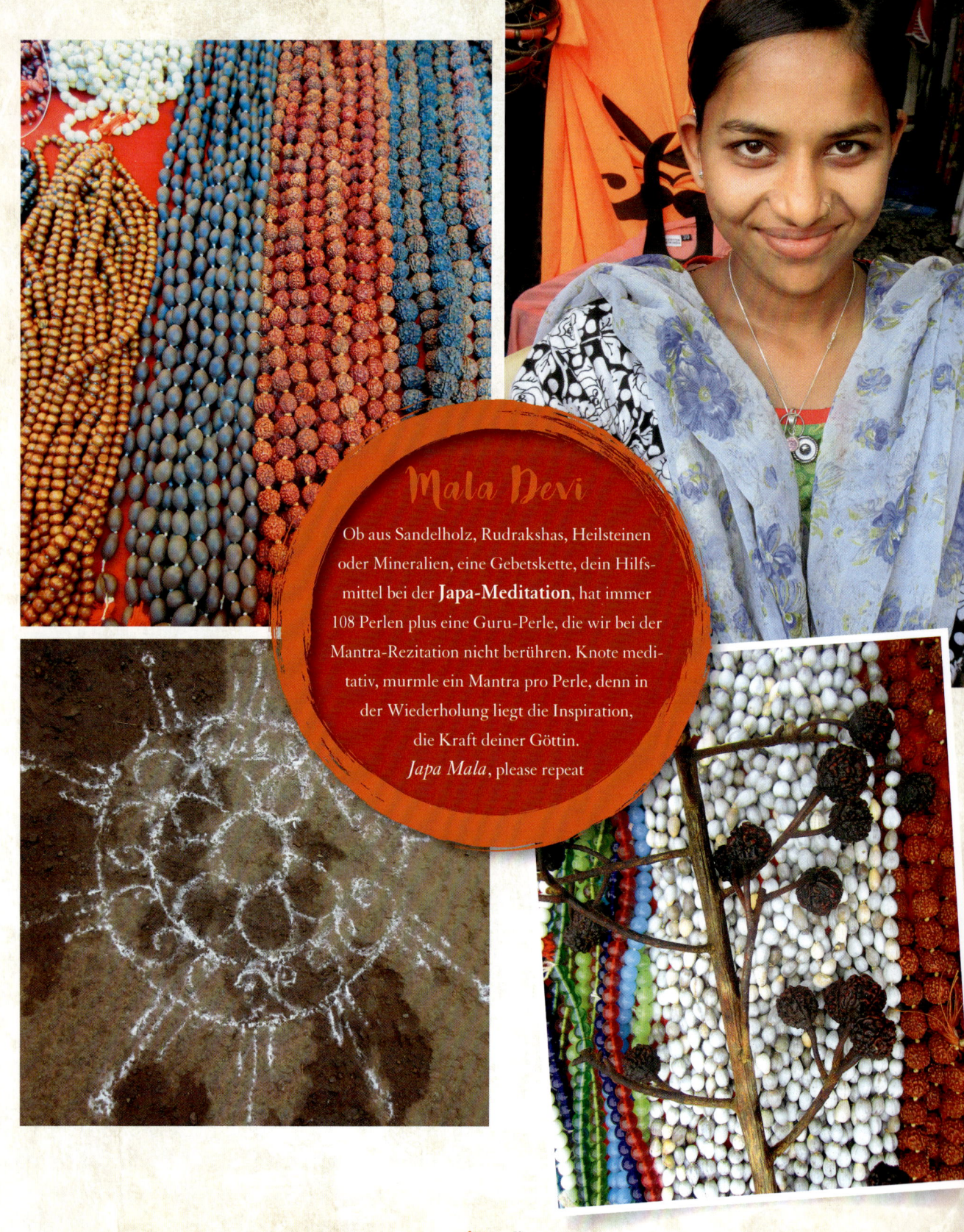

Mala Devi

Ob aus Sandelholz, Rudrakshas, Heilsteinen oder Mineralien, eine Gebetskette, dein Hilfsmittel bei der **Japa-Meditation**, hat immer 108 Perlen plus eine Guru-Perle, die wir bei der Mantra-Rezitation nicht berühren. Knote meditativ, murmle ein Mantra pro Perle, denn in der Wiederholung liegt die Inspiration, die Kraft deiner Göttin. *Japa Mala*, please repeat

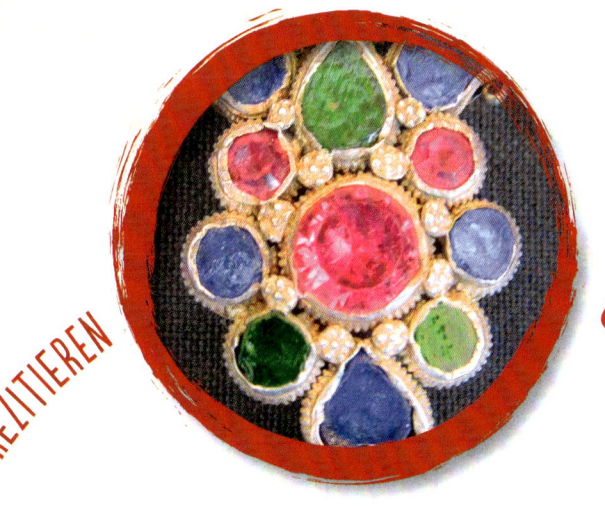

RUND UM DIE MALA

In dem schönen Wort **Japa**, das so viel wie »murmeln, ein Gebet sprechen« bedeutet, liegt der Schlüssel zu deiner *inneren Göttin:* Bei der Meditation verbindet dich Japa mit dem Göttlichen, gleichzeitig ist sie das Sinnbild des fließenden Rezitierens und der untrennbar miteinander verbundenen Silben. Yoga und Japa finden einander. Japa beruhigt den Geist und reinigt das Herz, sie ist dein spirituelles und rituelles Bad.

ZAUBER DER Zeremonie

DEN SPIRIT EINLADEN

Die Kraft Durgas, ihre **Unbesiegbarkeit**, besteht darin, immer und immer wieder die *kosmische Ordnung* herzustellen. Auch wir können mit einfachen Zeremonien unsere Kräfte bündeln und uns auf das konzentrieren, was uns stark werden lässt. Ziel aller Zeremonie ist es, *innezuhalten*, nachzudenken und sich zeitlich und räumlich so zu öffnen, dass wir den Spirit zu uns einladen.

Feel the spirit und sprich aus, was in deinem Herzen ist.

Öffne den **Herzensraum** des Verzeihens, der Demut und der Unbeirrbarkeit, der in dir schlummert. Tritt ein und verbinde dich mit den **Kräften Durgas**: sieh dir an, was du hast und sieh dir an, was du dir wünschst. *Halte inne.* Fühle die Dankbarkeit für alles, was du hast. Durga gibt den Mut für alles, was du dir wünschst. Spüre *Durga-Inspiration* für deine Ziele. Es ist die befreiende Zeremonie, dankbar zu sein für den Zauber, der in unserem Leben wirkt.

Heilige Pause

Durga-power ist die Fähigkeit, Kraft auf einen Punkt, auf ein spezielles Vorhaben zu bündeln und den Zauber, der uns umgibt, dankbar anzuerkennen.

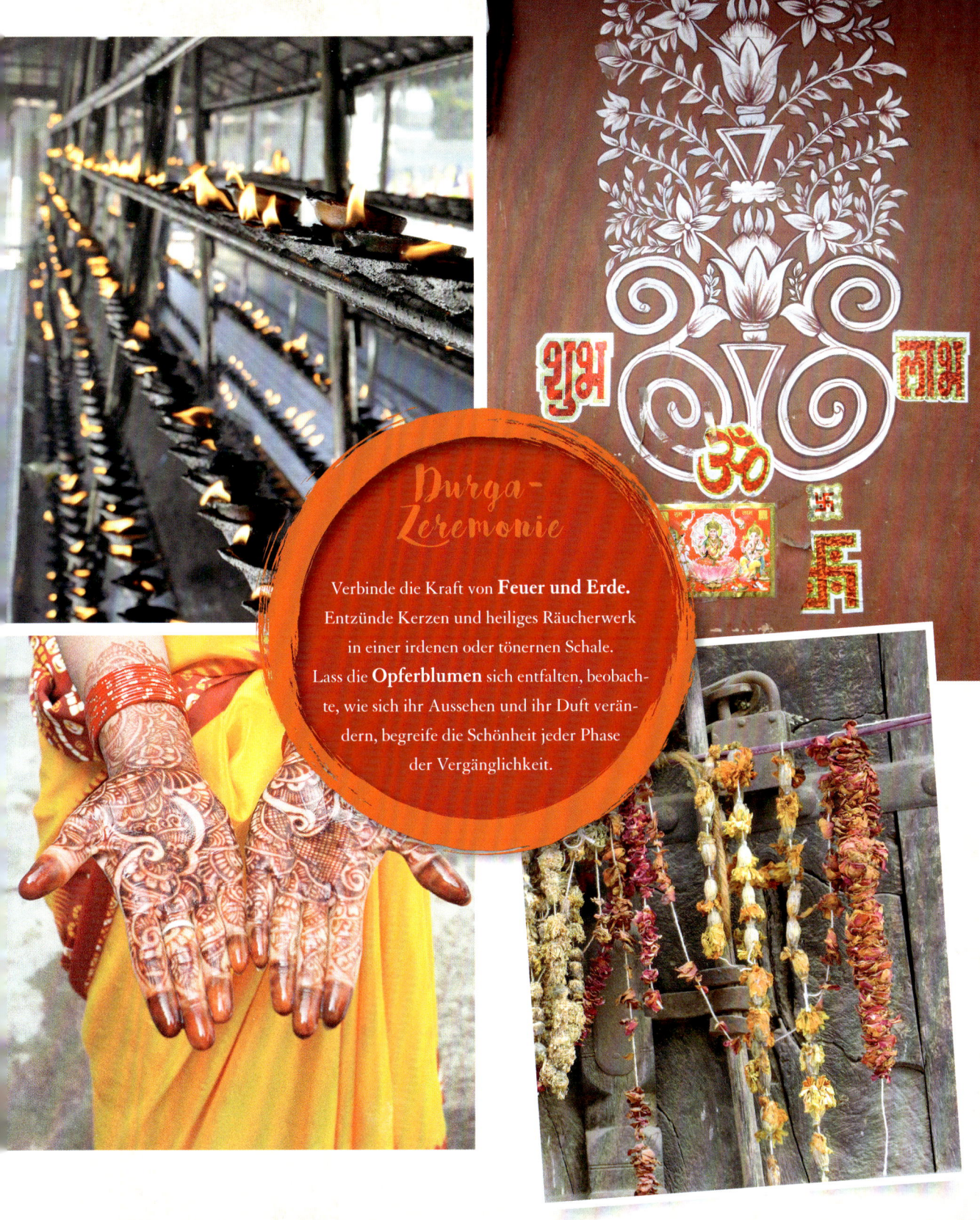

Durga-Zeremonie

Verbinde die Kraft von **Feuer und Erde**. Entzünde Kerzen und heiliges Räucherwerk in einer irdenen oder tönernen Schale. Lass die **Opferblumen** sich entfalten, beobachte, wie sich ihr Aussehen und ihr Duft verändern, begreife die Schönheit jeder Phase der Vergänglichkeit.

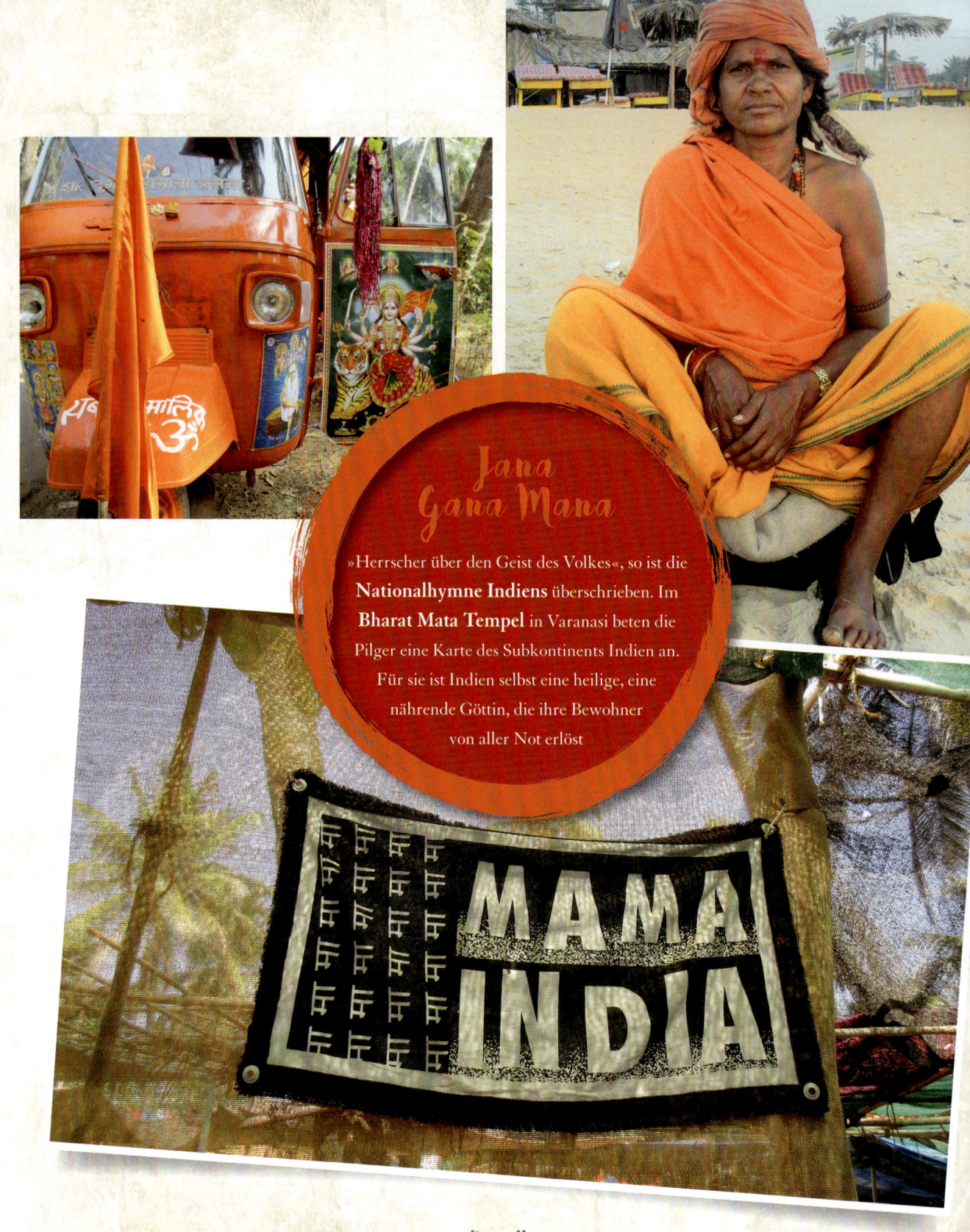

Jana Gana Mana

»Herrscher über den Geist des Volkes«, so ist die **Nationalhymne Indiens** überschrieben. Im **Bharat Mata Tempel** in Varanasi beten die Pilger eine Karte des Subkontinents Indien an. Für sie ist Indien selbst eine heilige, eine nährende Göttin, die ihre Bewohner von aller Not erlöst

Die Erde

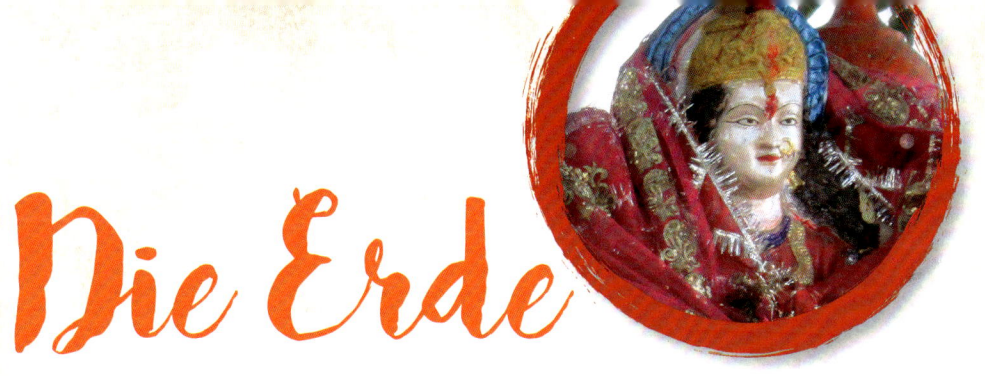

ALS EINE GÖTTIN BEGREIFEN

HÜTERIN DER WELT

Die wilde Göttin Durga zeigt sich temperamentvoll. Sie lenkt, sie erneuert, sie braucht das Prinzip der Herausforderung, ja auch der Maßlosigkeit für ihren Aspekt, die Welt ständig wieder zu ordnen. Sie wirkt oft unangepasst, will nicht gefallen, denn sie hat ein **höheres Ziel**. Aus Chaos soll Ordnung werden. Wenn Durga so gänzlich anders auftritt als andere Göttinnen und sich weder unterwürfig noch an männlichem Schutz interessiert zeigt, dann ist das auch ein Zeichen dafür, dass sie der Erde mit allen Aspekten, also Dürre, Fülle, Naturerscheinungen und unendlicher Schönheit, gleichgestellt ist. Im Glauben der Hindus ist der gesamte Subkontinent Indien eine weibliche Gottheit, *Durga*.

In der Verehrung der Erdmutter liegt der Wunsch der Frauen, immer wieder zu verlorenem Wissen zurückzukehren, die Erde mit all ihren Möglichkeiten begreifen zu können. *Durga Shakti* ist die Göttin, der man huldigt, um das große Wissen der Natur zu feiern.

BHARAT MATA

Bharat Mata, was auf Sanskrit *Mutter Indiens* bedeutet, wird mit der großen Göttin Durga gleichgesetzt. Eingehüllt in einen seidenen Sari, in der Hand die Flagge Indiens, oft begleitet von einem Löwen, ist sie als Statue in ganz Indien zu finden. Die vielarmige, **unbestechliche Kämpferin** ist für die Gläubigen eine Versicherung, dass alles in Ordnung kommt, alles in Harmonie gebracht werden kann.

Dieses *ordnende Prinzip* können wir auch im Yoga finden. Es hilft uns immer wieder, durch Konzentration und Körperbeherrschung die Ordnung in unsrem inneren und äußeren Spannungsfeld herzustellen, den Weg für unsere weiblichen Bedürfnisse frei zu machen.

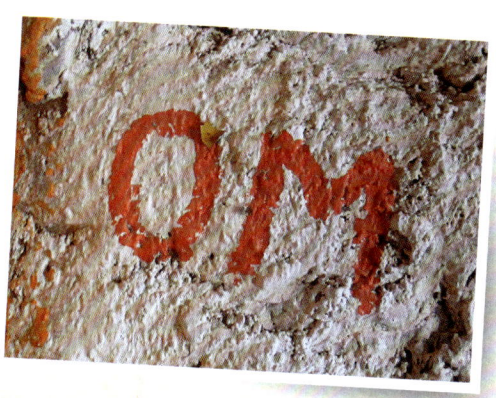

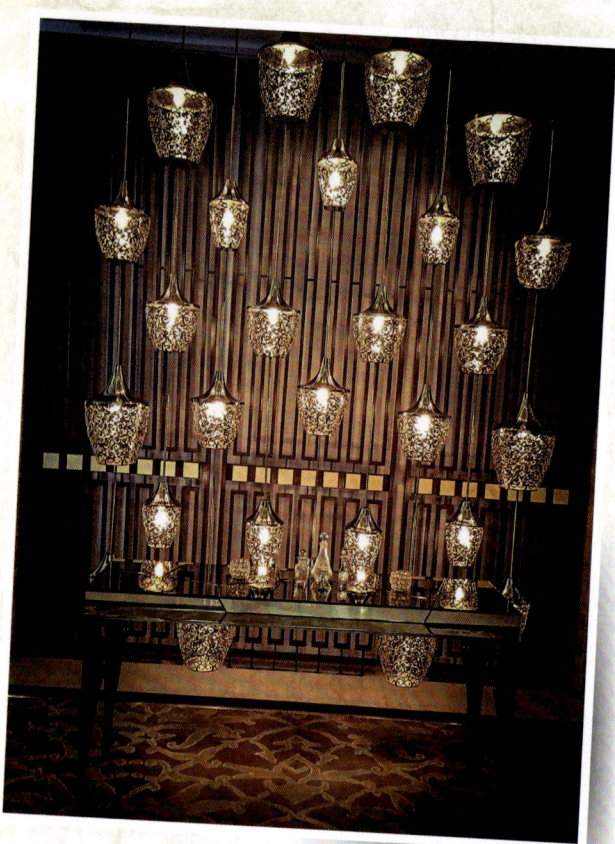

the Peaceful Reverse Warrior, die für das Gute und Gerechte kämpft. Und zwar mit den »Waffen« einer souveränen Frau: Durch die Yoga-Kriegerin werden wir zur **Yoga-Heldin.** Eine gute Asana-Qualität bedeutet immer Anspannung und Entspannung. Mit diesem Prinzip nähern wir uns der heiteren Gelassenheit – *Chitta Prasadanam* – der Geisteshaltung aller erleuchteten Yogini.

Wenn du festen Boden unter den Füßen spürst, kannst du die Richtung bestimmen, in die du gehen willst. Spüre die **ewige Energie** der Mutter Erde in dir, fühle die nie versiegende heiße Quelle, die in deinem Wurzelchakra, *Muladahara Chakra,* die Kraft verankert, Herausforderungen anzunehmen. Sie gibt dir körperliche Vitalität, um die inneren und äußeren Widerstände aus- und umzuleiten. Fokussiere dein Ziel wie eine Kriegerin, erreiche es wie eine Yogini ... mit heiterer Gelassenheit.

GO YOUR OWN YOGA WAY

Je mehr wir uns mit Durgas Energie aufladen, desto mehr werden wir die Kriegerin in uns entdecken. Doch es ist eine friedliches Kriegerin,

»Um gehobener Stimmung zu bleiben, freue dich mit den Fröhlichen, leide mit den Traurigen, sei glücklich mit denen, die rechtschaffen sind, und gleichgültig gegenüber denen, die als böse gelten.«

Yoga Sutra 1.33

Maitri *karuna muditopekshanam*
sukha dukha punya apunya visayanam
bhavanatash chitta prasadanam.

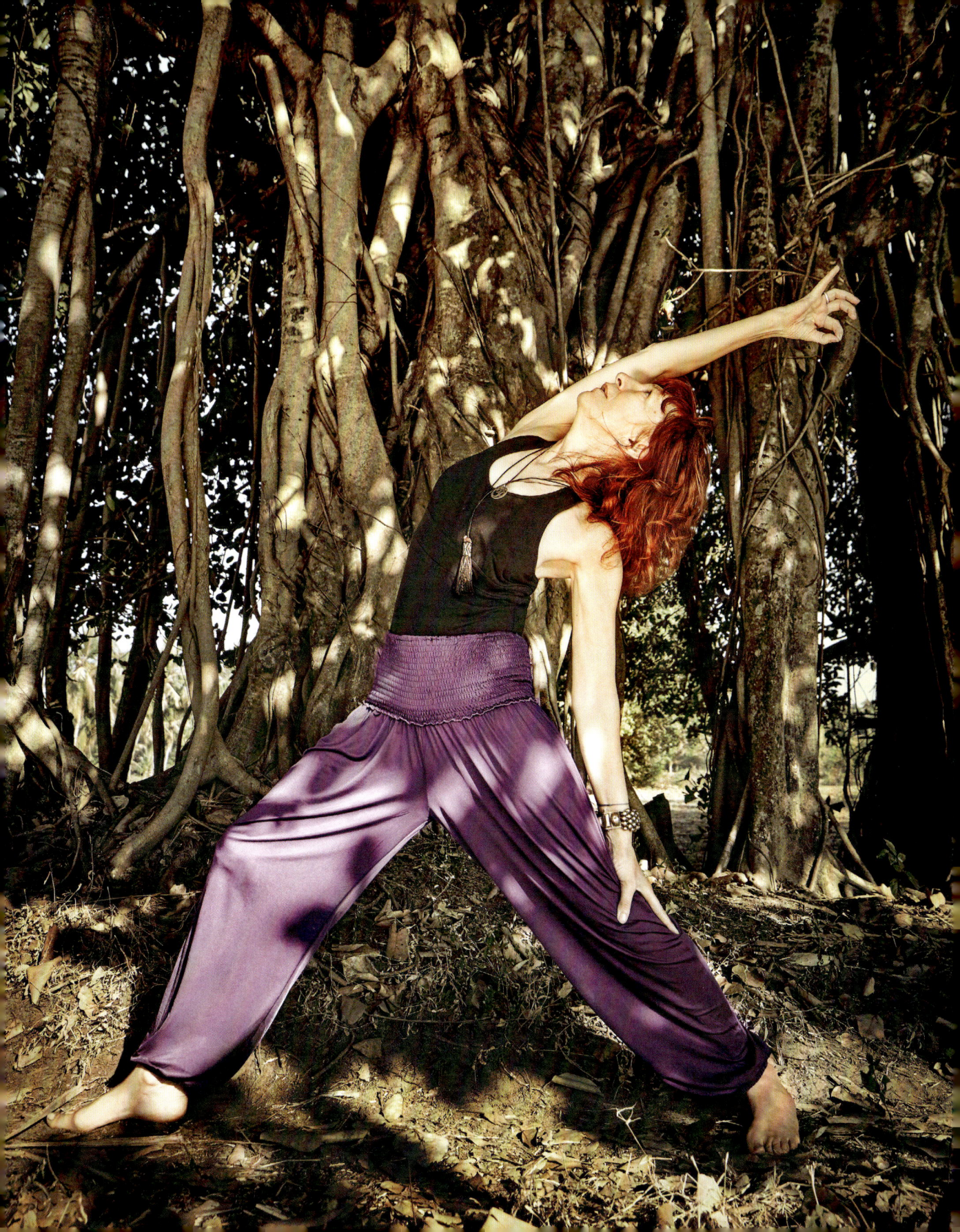

DAILY DURGA LIFE

Frauen bekommen Kinder, schützen ihre Familien, machen ihren Job, um die tägliche Ordnung zu erhalten, sie wollen begehrenswert sein und vereinen so viele Aufgaben in sich. Sich den täglichen Anforderungen zu widmen, kann ein meditativer Akt sein, wenn er mit *Bewusstsein und Hingabe* geschieht, wird es zu Daily Yoga Life.

In der täglichen Yogapraxis liegt der Schlüssel zur Ausgeglichenheit. Sie wird uns zwischen Tempo, Terminen und Taten dazu bringen, innezuhalten und uns den Zugang zu unserem Inneren gewähren. Die *Durga-Womenpower* bringt uns nicht nur dazu, kraftvoll auf ein Ziel zuzusteuern, sondern auch, den Blick auf unsere Mitte zu richten, um uns mit dem Tag und seinen Anforderungen zu verbinden. Nur wenn wir in unserem inneren Zentrum ruhig verwurzelt sind, können wir die Aufmerksamkeit wieder auf die Aktivitäten lenken. Die *daily* Yoga-Praxis bringt uns dazu, die begrenzte Zeit auf Erden als etwas Kostbares wahrzunehmen.

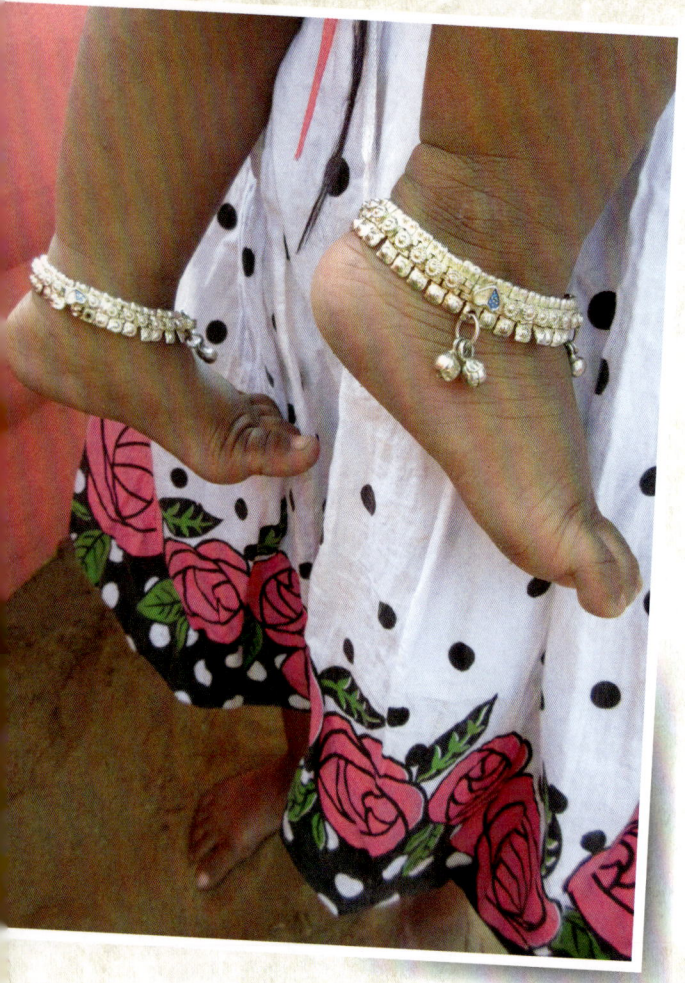

Your *daily life is* your **temple** and your **religion.**

Khalil Gibran

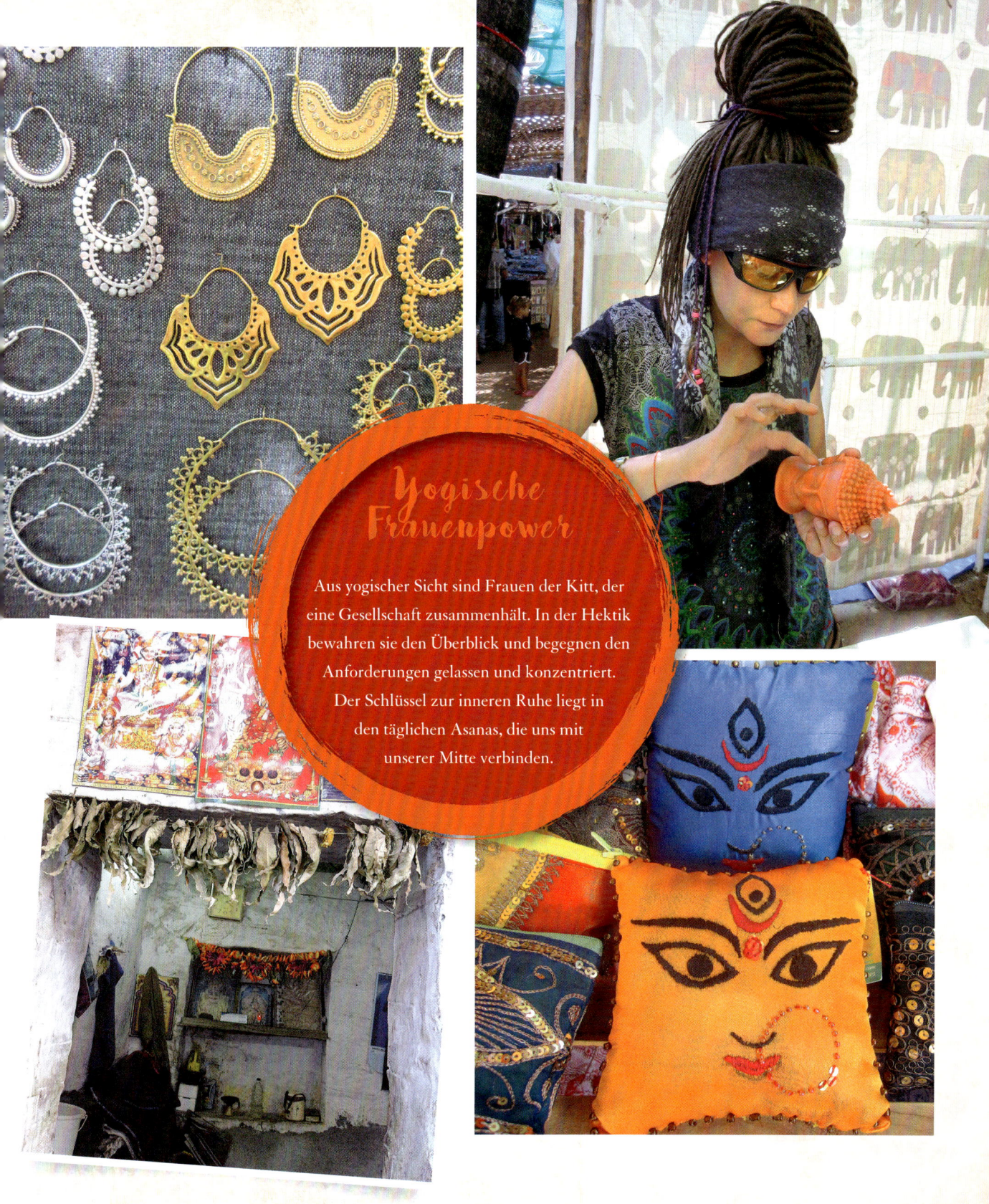

Yogische Frauenpower

Aus yogischer Sicht sind Frauen der Kitt, der eine Gesellschaft zusammenhält. In der Hektik bewahren sie den Überblick und begegnen den Anforderungen gelassen und konzentriert. Der Schlüssel zur inneren Ruhe liegt in den täglichen Asanas, die uns mit unserer Mitte verbinden.

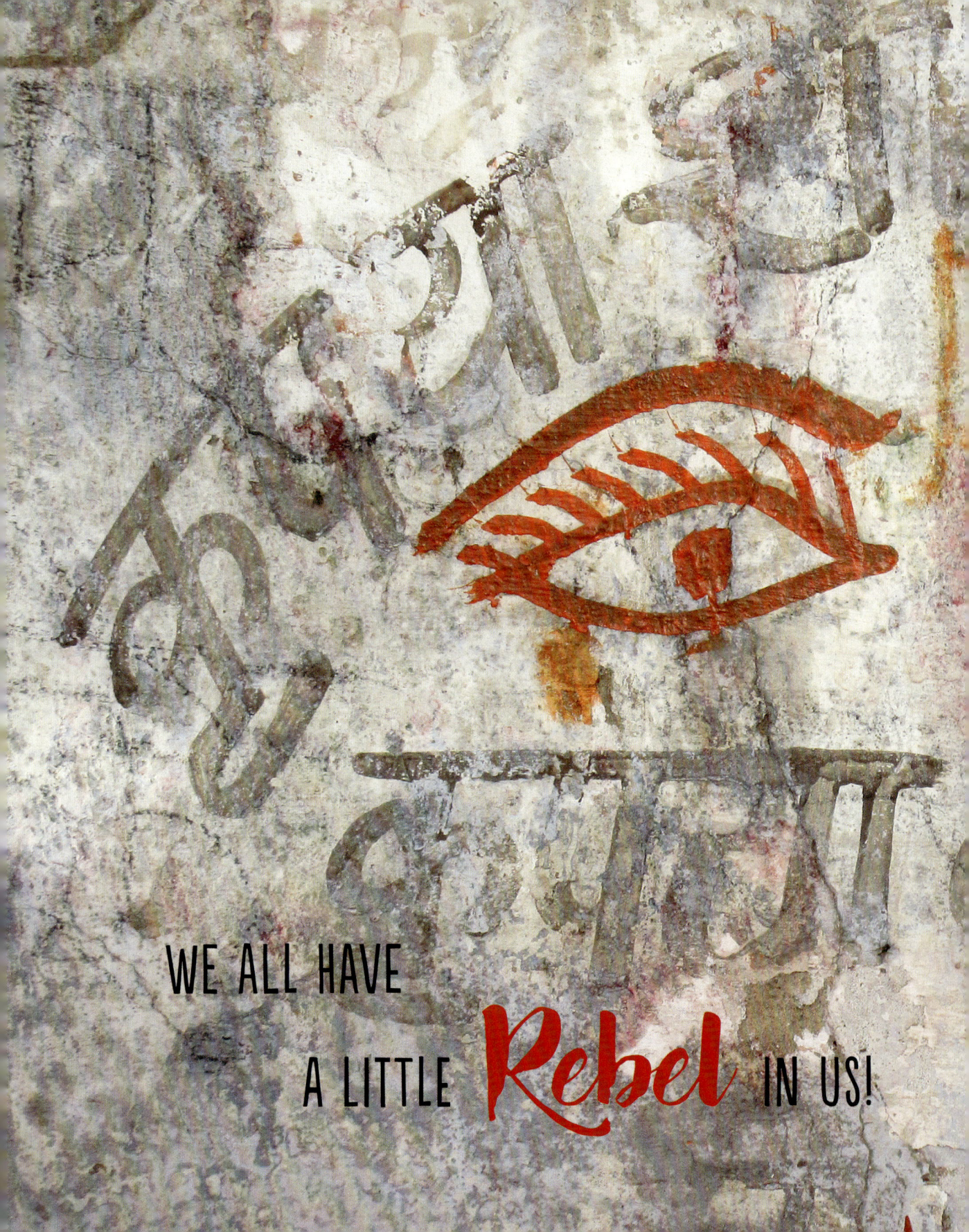

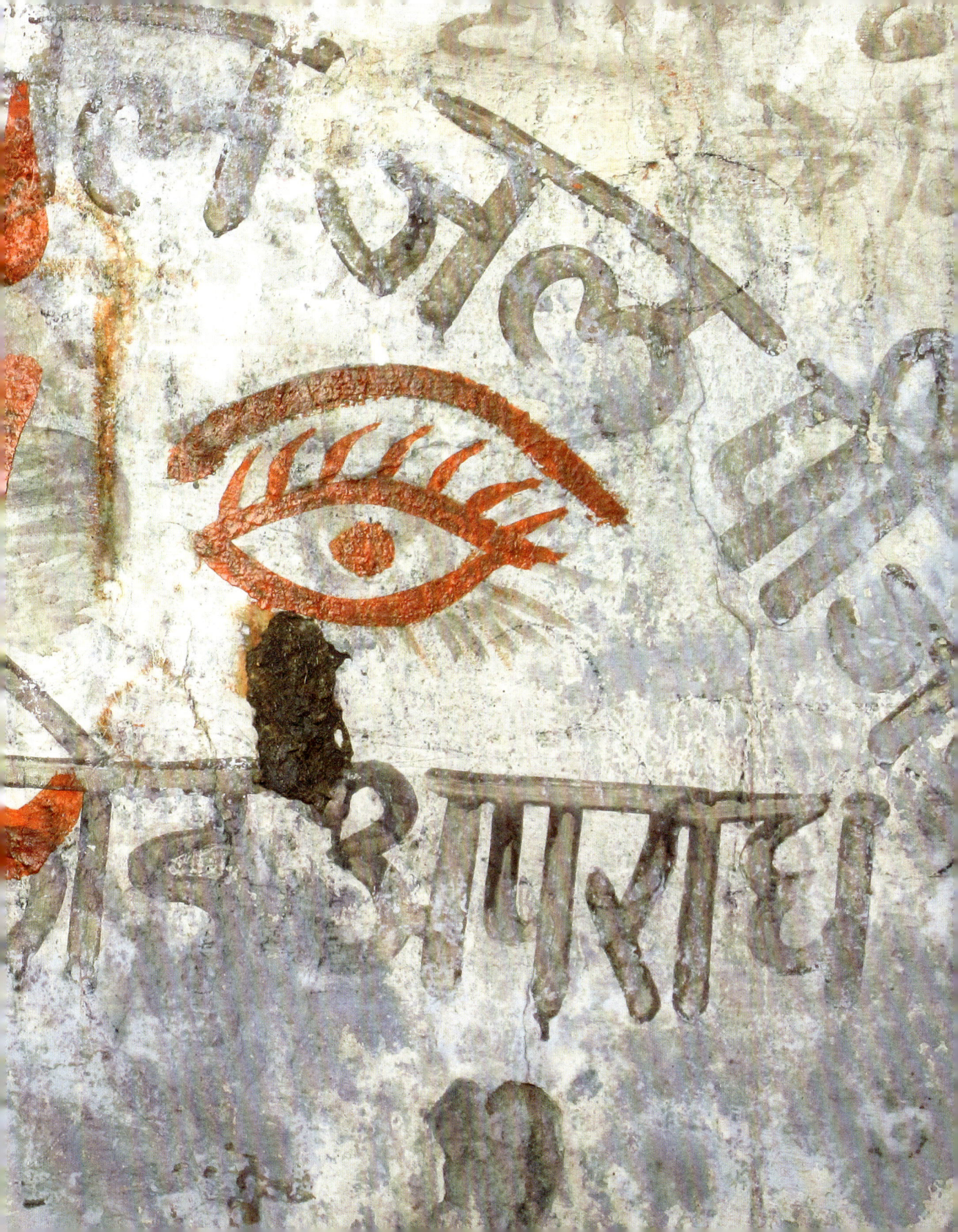

DIE HEILIGE KUNST DER YOGINI

Yogini-Shakti steht im Hinduismus für die weibliche Urkraft des Universums. Diese Energieform wird vielen indischen Göttinnen zugeschrieben, im Dialog mit den männlichen Göttern. Durga hingegen hat keinen männlichen Begleiter, sie ist die große *unabhängige Bündlerin* der Kräfte, auch die der männlichen Gottheiten. Sie kann liebevoll, aber auch exzentrisch obszön sein, sie ist alles verschlingend und freigiebig. Ihr werden große magische Kräfte zugeschrieben, sie ist eine erleuchtete Yogini, die höchste Stufe einer spirituellen Frau. Durga ist die große *Shakti*, die Spirituelles mit dem Körperlichen vereinigt.

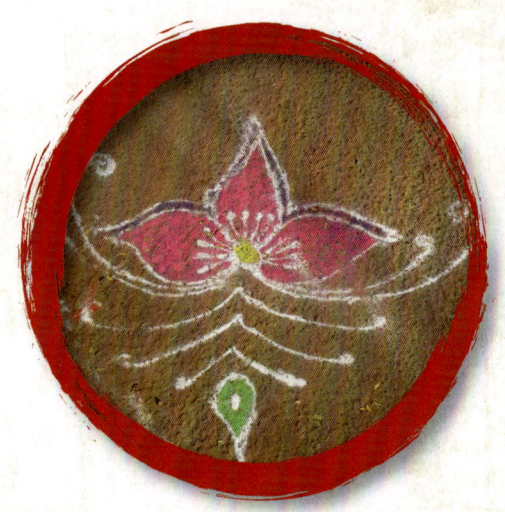

Entdecke deinen yogischen Weg zur **Erleuchtung**. Stärke dein *Sankalpa*, deine Entschlusskraft, deine Intention, dein inneres Begehren, die heilige Kunst, das Leben zu leben.

An die **Göttin**, die in Form der

Shakti in allen Wesen wohnt:

Ihr sei **Ehre**, Ehre sei ihr, Ehre

und immer wieder Ehre!

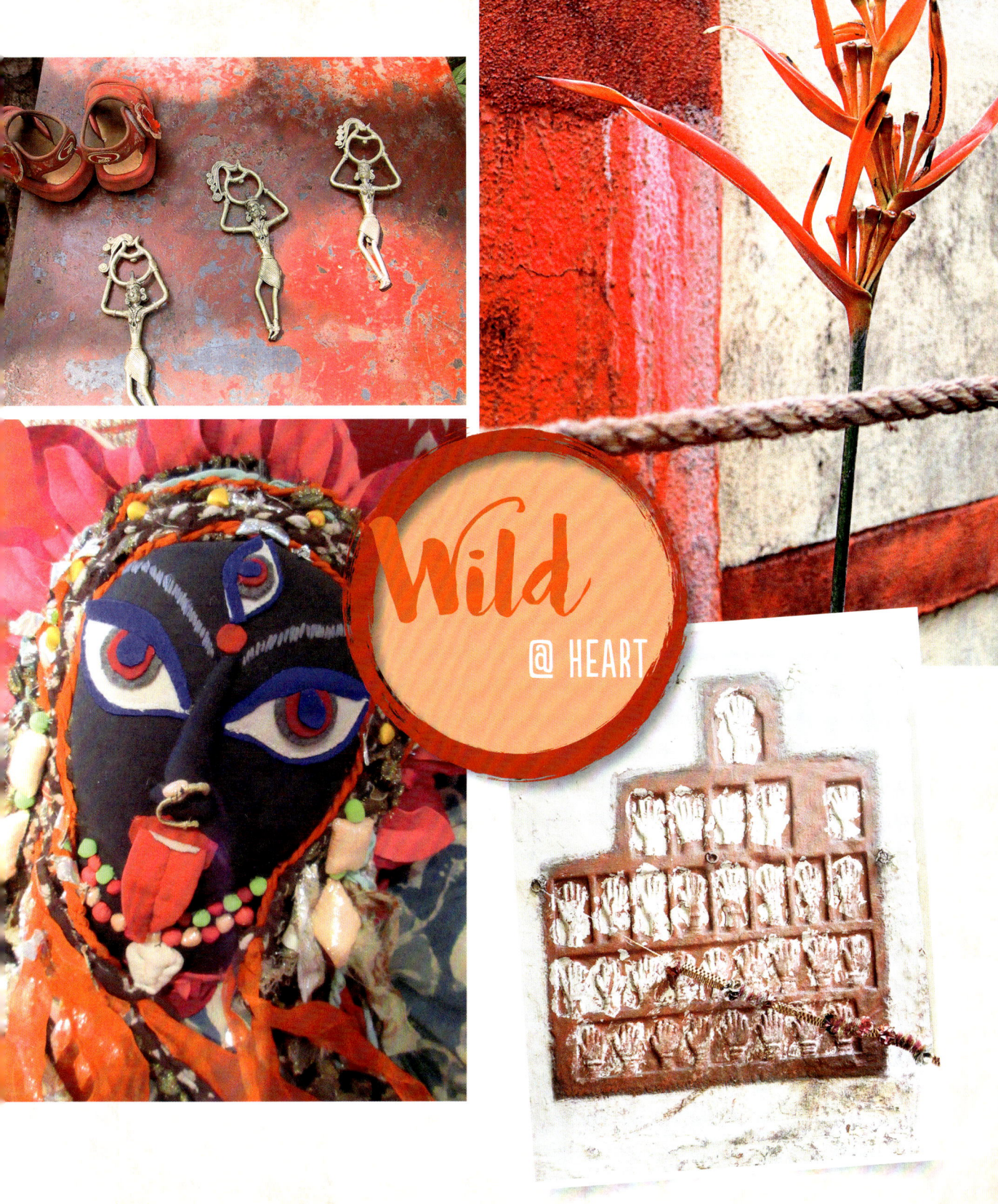

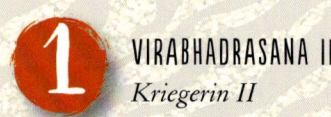

1 VIRABHADRASANA II
Kriegerin II

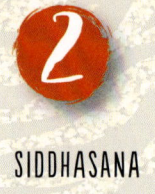

2 SIDDHASANA
Stellung der Vollendung

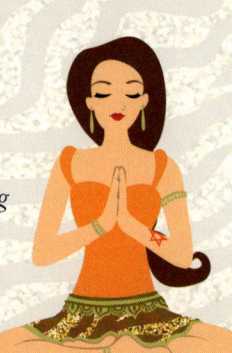

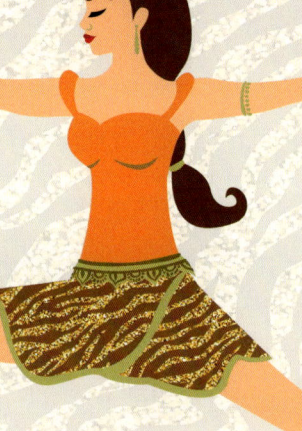

Wild at Heart

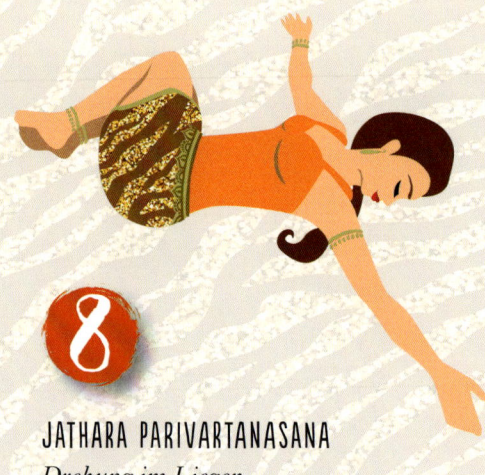

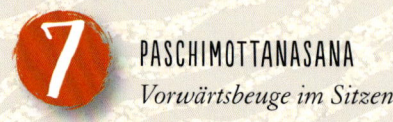

7 PASCHIMOTTANASANA
Vorwärtsbeuge im Sitzen

8 JATHARA PARIVARTANASANA
Drehung im Liegen

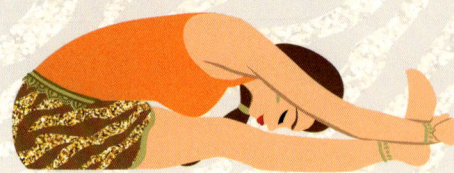

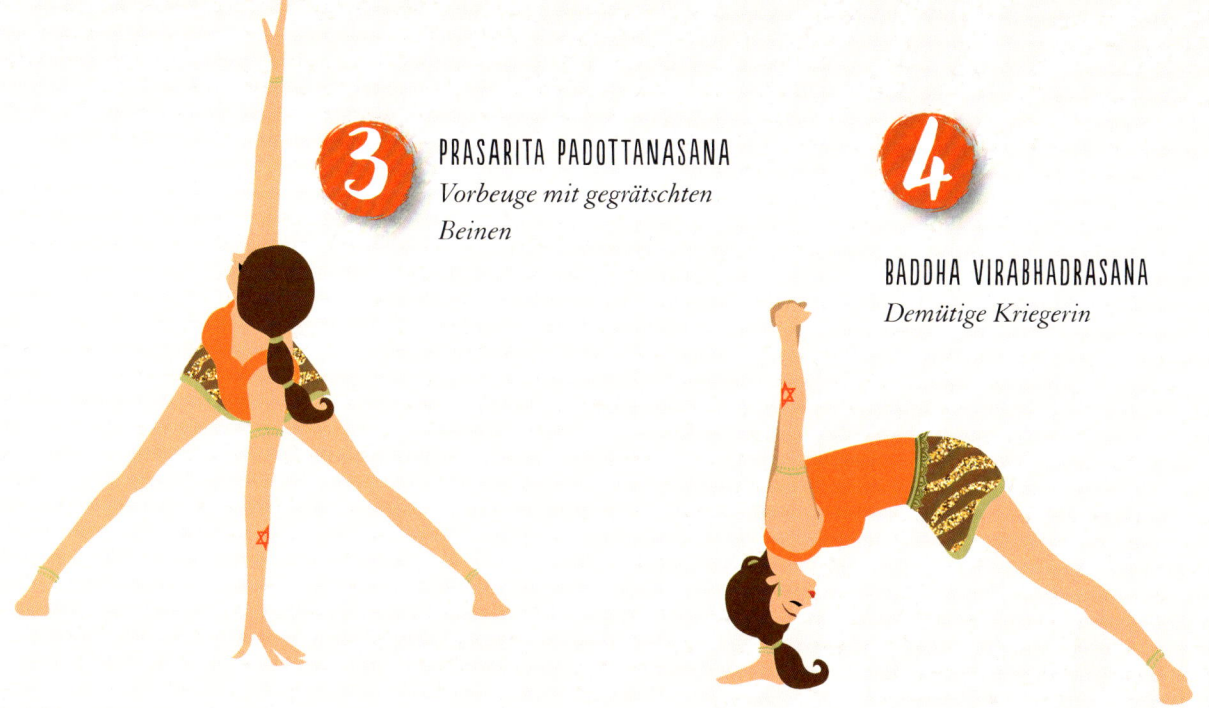

3. PRASARITA PADOTTANASANA
Vorbeuge mit gegrätschten Beinen

4. BADDHA VIRABHADRASANA
Demütige Kriegerin

MIT DIESEM SUPERHELDINNEN-FLOW HILFT DIR KRIEGERGÖTTIN DURGA, DEM LEBEN STANDFEST UND GELASSEN ZU BEGEGNEN UND MIT MUT UND TATKRAFT FÜR DEINE THEMEN EINZUSTEHEN.

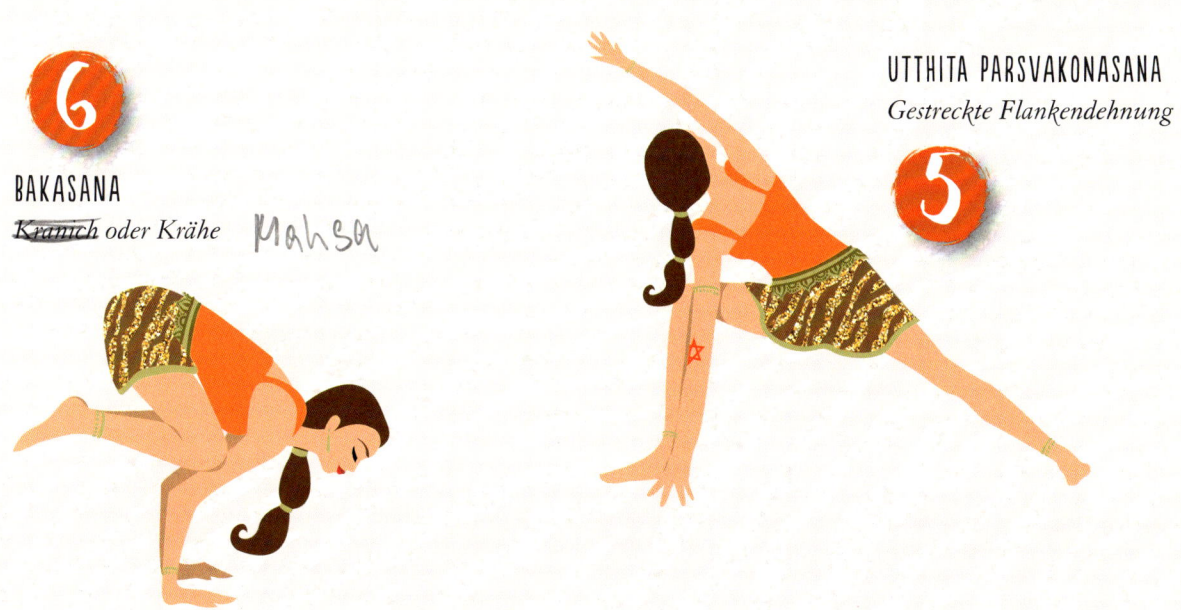

6. BAKASANA
~~Kranich~~ oder Krähe Mahsa

5. UTTHITA PARSVAKONASANA
Gestreckte Flankendehnung

Wild at Heart

STANDFESTIGKEIT, SICHERHEIT, STÄRKE – DURGAS LIEBLINGS-FLOW WECKT DIE YOGAREBELLIN IN DIR!

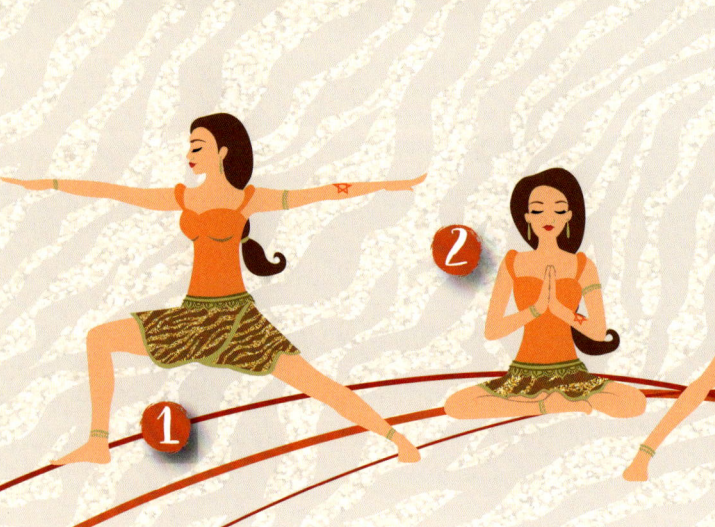

1 VIRABHADRASANA II
Kriegerin II
Spüre die Kraft in deinen Beinen, fühle, wie deine Füße dich mit der Erde verbinden. In dieser Asana gewinnst du Zuversicht, Gelassenheit und innere Ruhe.

2 SIDDHASANA
Stellung der Vollendung
In Siddhasana findest du deine Mitte. Eine hervorragende Position für *Pranayama*, Atemübungen, oder *Dhyana*, Meditation.

3 PRASARITA PADOTTANASANA
Vorbeuge mit gegrätschten Beinen
Mit deinem Atem strömt Länge in deinen Körper, dein Geist wird weit und klar. Atme ein – verlängere die Wirbelsäule. Atme aus – in die Bauchdrehung.

4 BADDHA VIRABHADRASANA
Demütige Kriegerin
»Be your own Hero« – und verneige dich vor dir selbst!

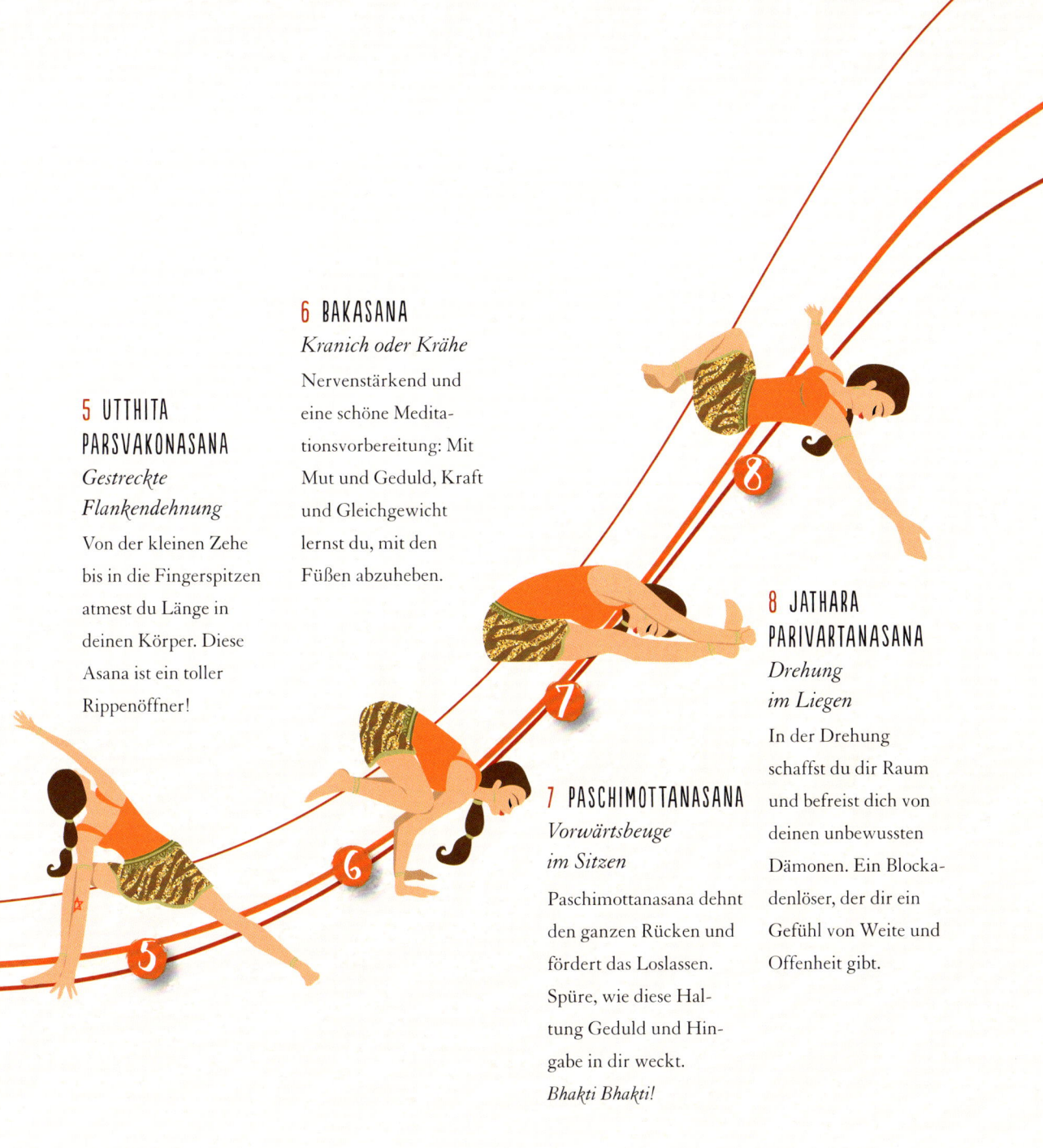

5 UTTHITA PARSVAKONASANA
Gestreckte Flankendehnung

Von der kleinen Zehe bis in die Fingerspitzen atmest du Länge in deinen Körper. Diese Asana ist ein toller Rippenöffner!

6 BAKASANA
Kranich oder Krähe

Nervenstärkend und eine schöne Meditationsvorbereitung: Mit Mut und Geduld, Kraft und Gleichgewicht lernst du, mit den Füßen abzuheben.

7 PASCHIMOTTANASANA
Vorwärtsbeuge im Sitzen

Paschimottanasana dehnt den ganzen Rücken und fördert das Loslassen. Spüre, wie diese Haltung Geduld und Hingabe in dir weckt. *Bhakti Bhakti!*

8 JATHARA PARIVARTANASANA
Drehung im Liegen

In der Drehung schaffst du dir Raum und befreist dich von deinen unbewussten Dämonen. Ein Blockadenlöser, der dir ein Gefühl von Weite und Offenheit gibt.

Skull Shine
SCHÄDELLEUCHTEN – KAPALABHATI

Ein reinigendes »FRESH UP« für **inneres und äußeres Strahlen!**

Bei diesem *Pranayama* bringt dein Atem dich in Schwung: langsam, aber voller Kraft atmest du durch die Nasenlöcher ein und stoßweise wieder aus. Beginne mit 10 Ausatmungen und steigere dich auf 50. Lass diese Übung im Schneidersitz ruhig ausklingen und lausche in dich.

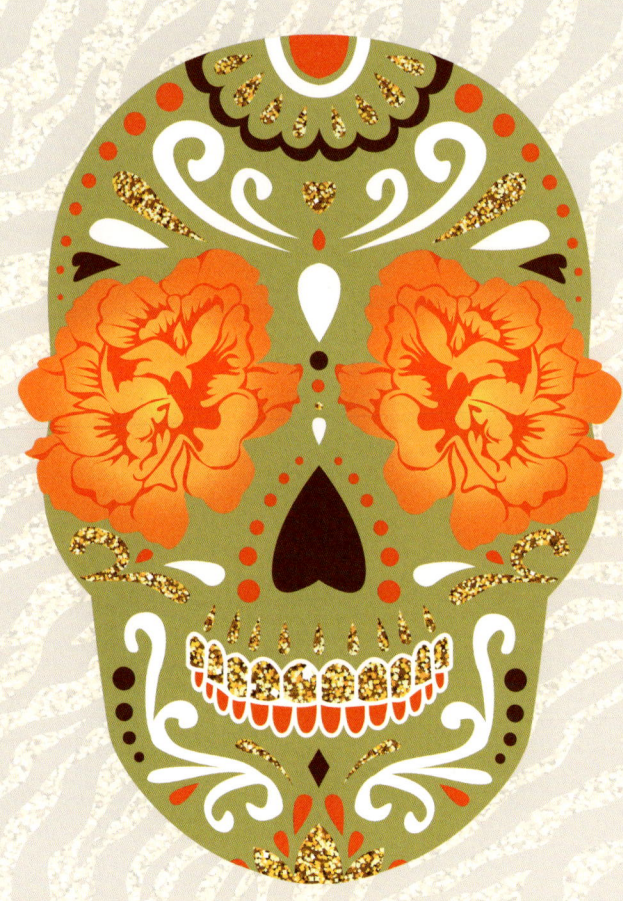

Simhasana
RELEASE YOUR INNER LION

In *Simhasana*, dem Löwen, der Lieblingsübung von Göttin Durga, kannst du dich mit deinem inneren Löwen verbinden, hemmungslos und wild Wut und Ängste aus dir herausbrüllen. Die Asana bringt dich wieder in deine eigene Quelle der Kraft. **Der Blick geht zur Nasenwurzel,** strecke die Zunge so weit du kannst zum Kinn: »**Roaaarrrrr«!** Ein schönes »Extra«: Wenn du dich von allen Dämonen befreit hast, erzeuge beim Ausatmen den Klang »OM« und blicke dabei zu deinem »Dritten Auge«, Ajna Chakra.

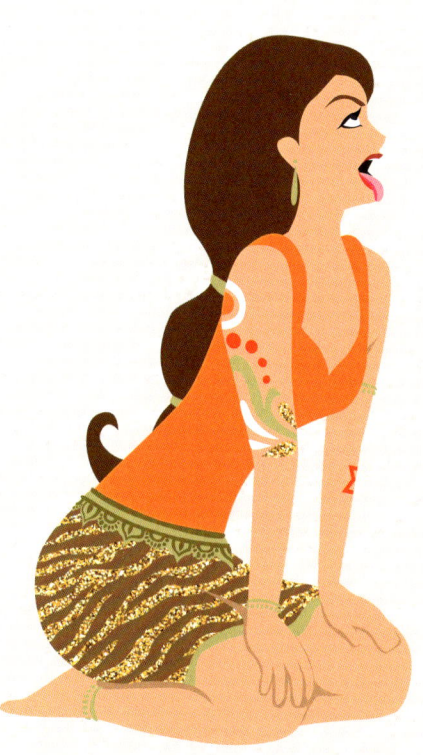
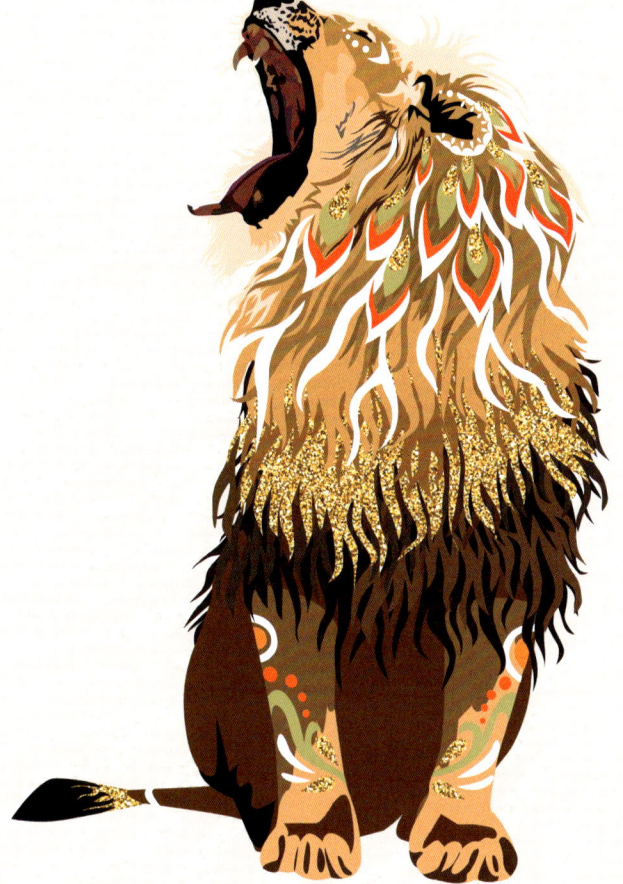

DAS RAD DES LEBENS

Verbinde dich mit der Erde, werde mit ihr ein Kreis, der über **alle Chakren**, über deine Füße, über die Erde, durch deine Arme wieder zu seinem Ursprung findet. Lass das *Durga-Feuer* ohne Unterbrechung fließen.

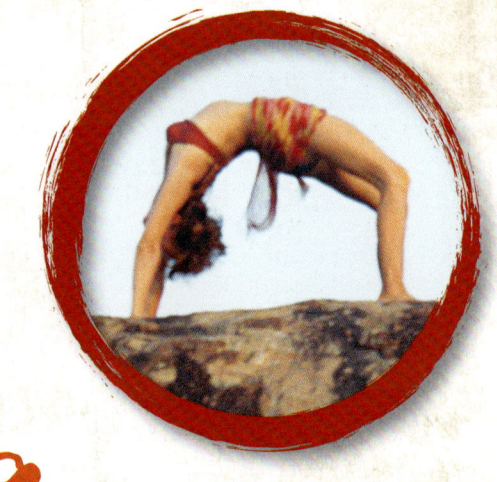

Om kama pujitayei namaha

DAS GESCHENK DER GÖTTIN

Durga, die Mother-of-Earth-Göttin schenkt uns ihre spirituelle Unterweisung, die uns den Weg zu Gedankenklarheit und *tiefer Wahrnehmung* öffnet, in einer der Lehren von Tantra. Die große Devi zaubert damit unsere **Yogini-Shakti**, die tief in uns schlummert, hervor. Mit Tantra, der göttlichen Urenergie, können wir zur Ekstase finden. **Tantra** ist die mystische Lebensquelle Durgas, die sie uns überreicht. *Kama*, der Liebesgott, unser *Amor*, kommt zu uns in Form von Wollust, Verlangen und Begierde. Im Tantra nutzen wir diese Energie im sinnlichen Liebesspiel mit dem Partner und wandeln sie durch die Hingabe, die Verehrung des anderen zu göttlicher Ekstase.

Durga –
FEEL THE GODDESS

Sei Ziel und Ursprung zugleich.
Finde deine Mitte,
indem du die Mitte bist.
Nimm die Energien,
die dir dein Körper schenkt.
Sexualität, Fruchtbarkeit,
Mondfluss, Geburt, Fürsorge,
Achtsamkeit, Erdverbundenheit.
Lasse Durga zu!
Balanciere mit Durga!

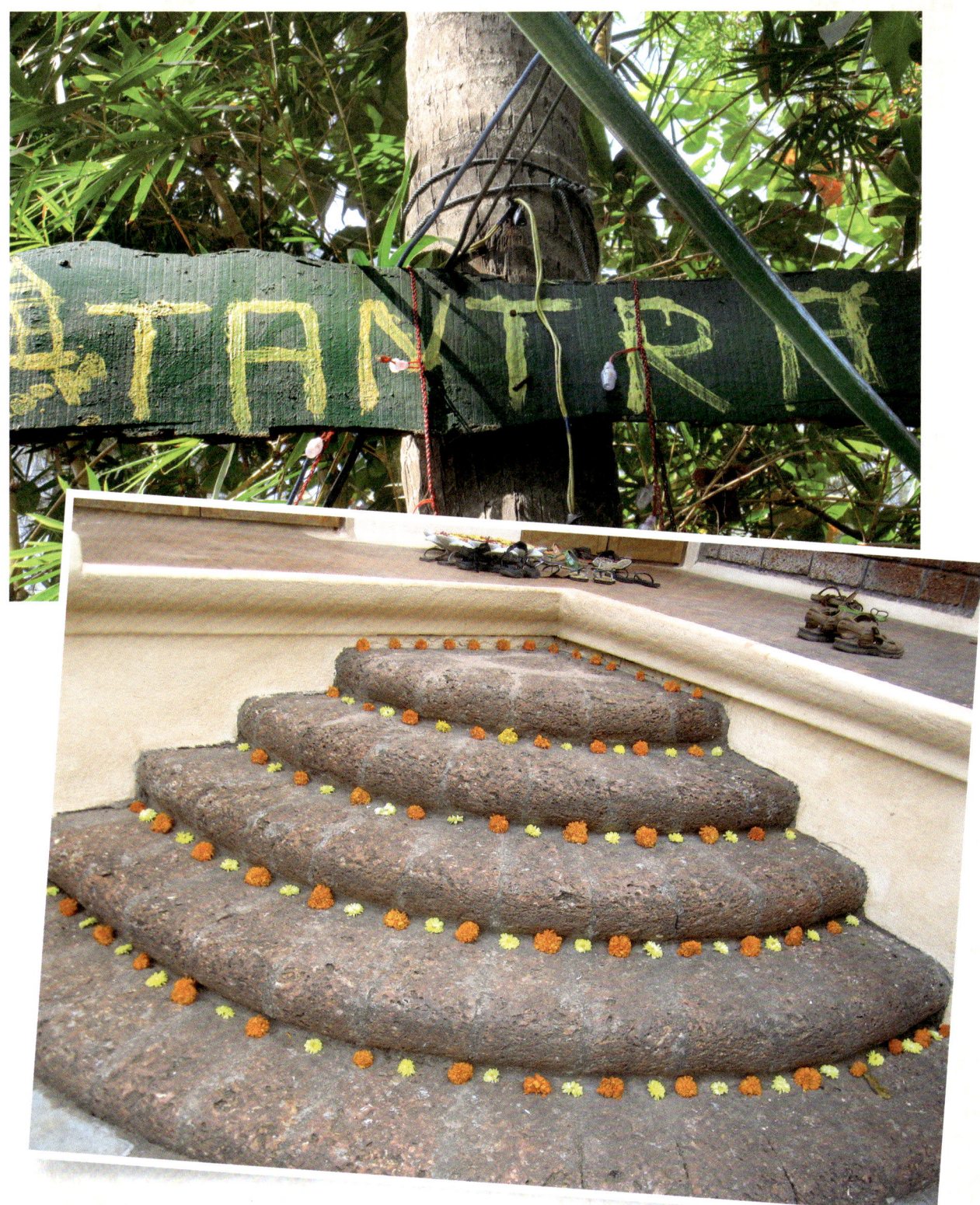

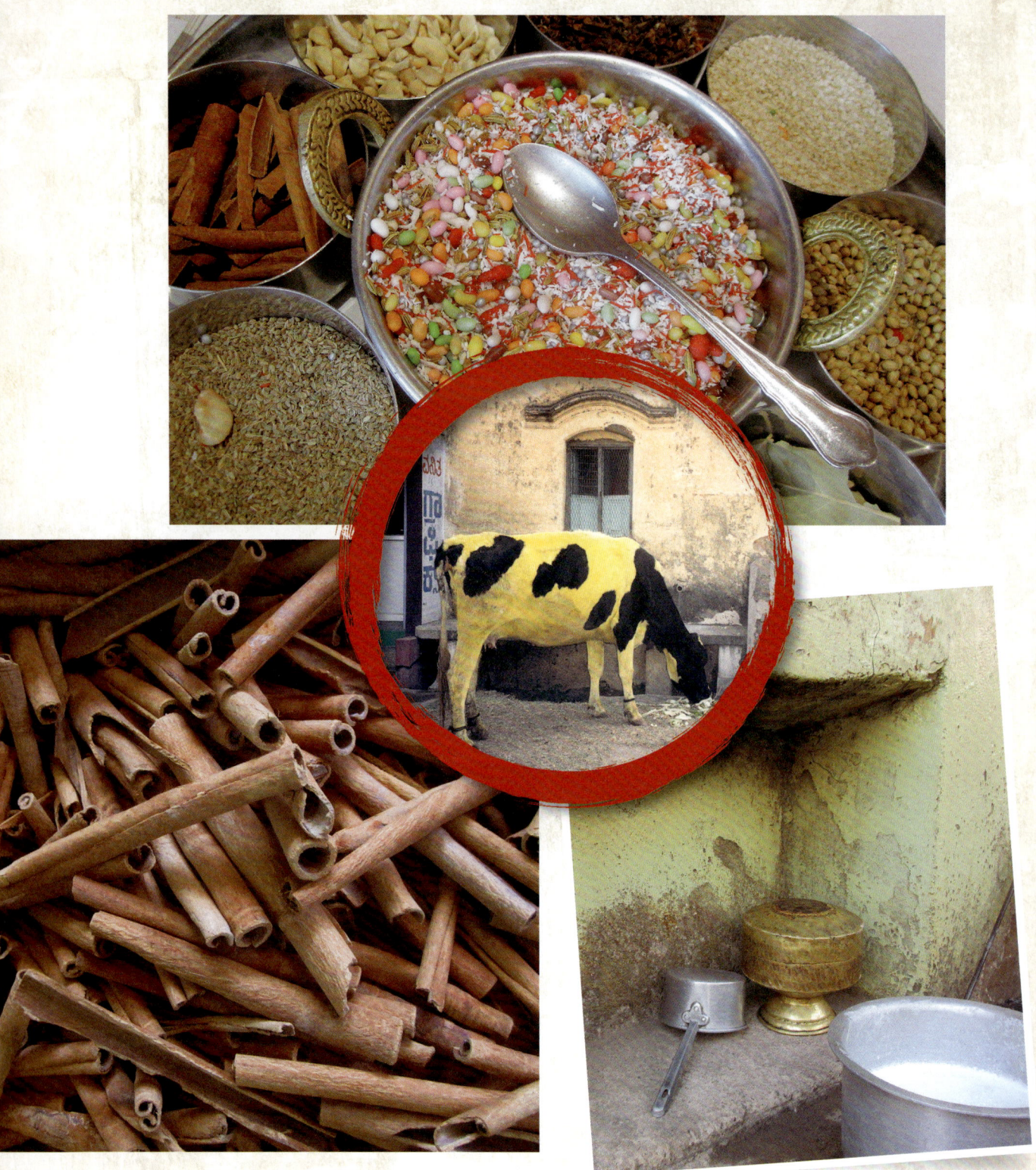

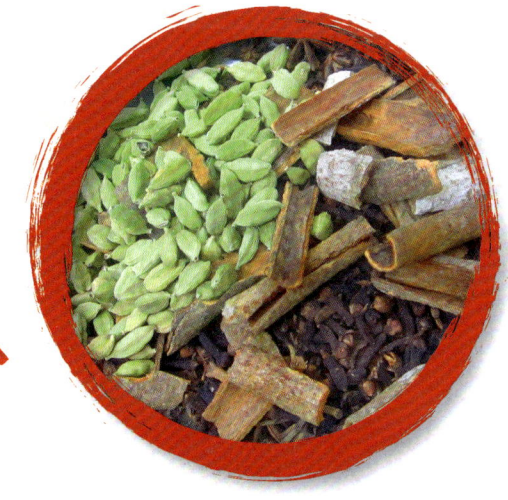

AYURVEDA – DIE WÜRZE DES LANGEN LEBENS

Prajapati, der Schöpfungsgott, musste seine eigene Schöpfung, *Agni*,
den Allesverschlinger, mit einer Opfergabe besänftigen. Prajapati rieb
Milch, die vollkommene Substanz, zwischen seinen haarigen Handflächen
und erzeugte so die Heilkräuter, die Agnis Feuer löschten.

Long life spicy Devi, Exotic-Chai für ein gemäßigtes inneres Feuer:
Lasse Zimt, Kardamom, Mandelblättchen in Reis- oder
Mandelmilch ziehen. Gieße es mit Jasmintee auf.
Erlebe sinnlich deinen *Chai Chai Chai …*

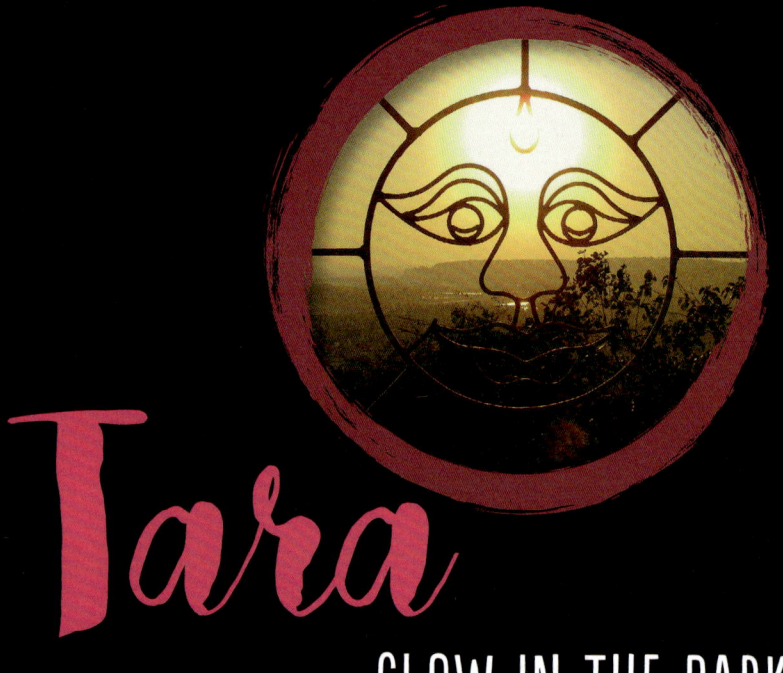

Tara
GLOW IN THE DARK

Wie ein **Stern im Dunklen**, wie die Sonne am noch nächtlichen Firmament erscheint Tara all jenen, die sie verehren, anbeten, und ihr grenzenloses Mitgefühl erbitten. Golden schimmernd und dabei so anmutig in rote Gewänder gekleidet wie eine buddhistische Nonne, schreitet die Devi Tara ein, wenn wir sie als Retterin anbeten. Bekränzt mit einem Diadem ist ihr Auftritt wie ein Rausch aus Sonnenstrahlen, Goldfluss und Sternenstaub, *eine unendlich gütige Seele,* die alle guten Eigenschaften in uns wachsen lässt.

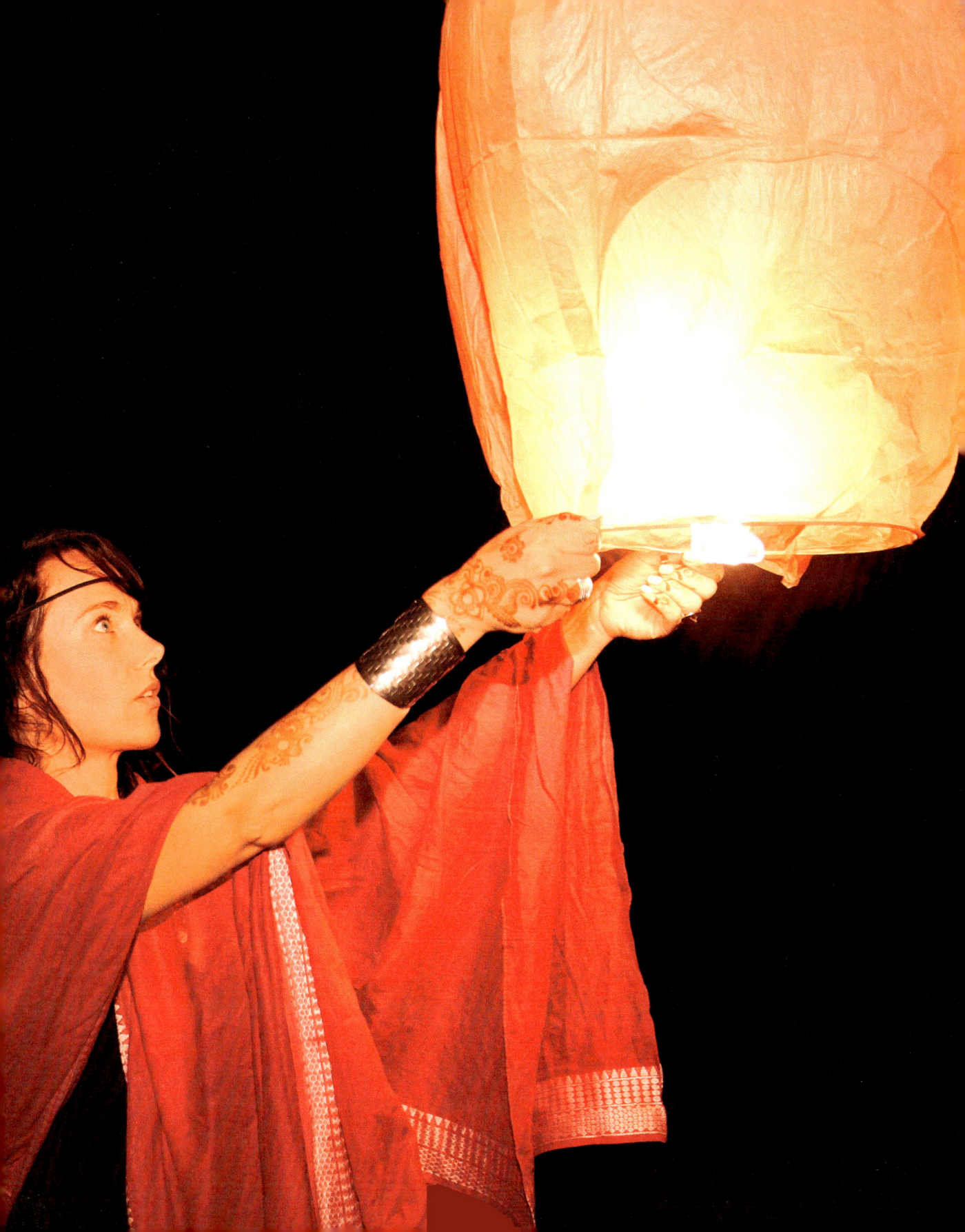

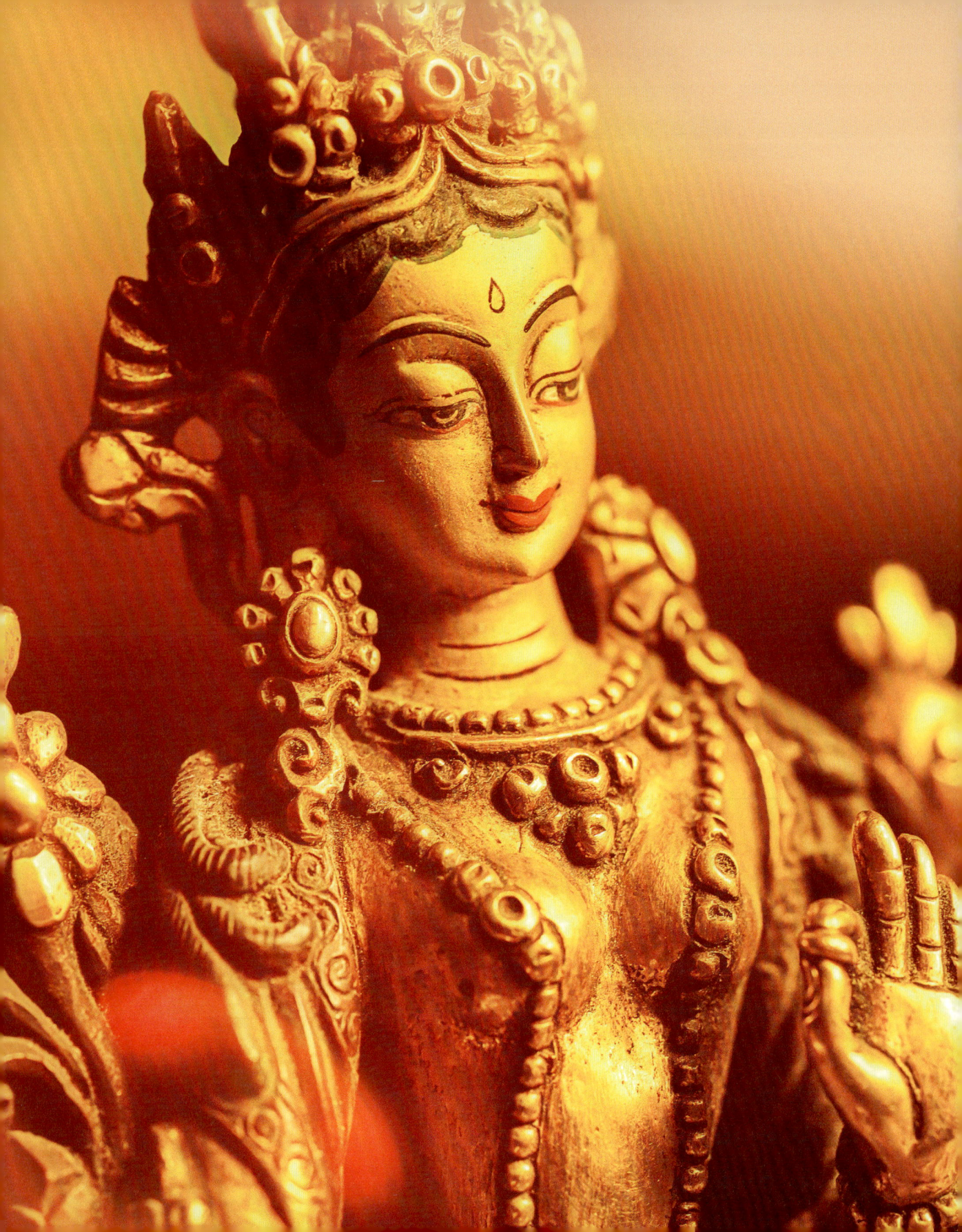

Tara

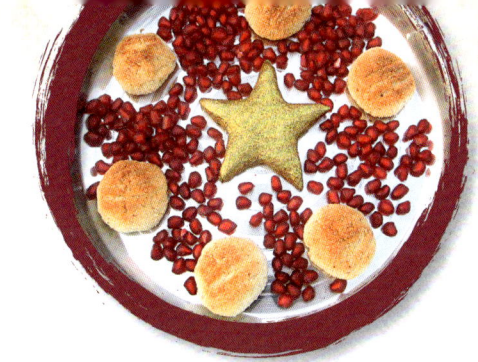

DIE VIELGESICHTIGE GODDESS

DIE EINUNDZWANZIG TARAS

Wer beunruhigt ist, wendet sich an Tara. Wer Rettung sucht, wendet sich an Tara. Wer Schutz sucht, wendet sich an Tara. Wer in Lebensgefahr ist, betet zu Tara. Wer Erkenntnis zur Überwindung von Hindernissen erbittet, unternimmt *Sadhanas*, spirituelle Übungen. Eine der berühmtesten Sadhanas ist die Hymne an die 21 Taras, unsere Sternengöttinnen des puren Lichts, jener Energie, mit der jede einzelne Tara durch unsere Seele spricht. So elementar die Wünsche an die Göttin sind, so facettenreich ist Tara auch. Ihr Vielgesicht lässt uns die Wahl, diejenige Tara anzurufen, die unsere Seele am meisten besänftigt oder uns den Weg aus der Dunkelheit des Zweifelns beleuchtet.

DIE STERNGLÄNZENDE TARA

Wie die Farben des Regenbogens, in deren Farben Tara sich gerne hüllt, so verschieden sind die 21 Taras. Drei von ihnen werden ganz besonders angerufen. Die *Goldene Tara* ist die All-Liebe, die uns Selbstvertrauen und Reichtum schenkt. Die *Weiße Tara*, die Sehende, absolut Reine, erfüllt uns mit Erleuchtung und Frieden. Und dann *Shyama Tara*, die grüne, die Herzens-Tara, die uns vor den acht Arten der Angst, den acht Dämonen, schützt.

Om Tare Tuttare Ture Soha

Tara, der leuchtende Stern des Mitgefühls, befreit die Seelen der Wesen von Hindernissen, insbesondere die der 8 Dämonen:

Den Angriffen der Löwen Stolz und Arroganz

Den Angriffen der Elefanten der fehlenden Bewusstheit

Dem Feuer des Zorns

Den giftigen Schlangen des Neids und der Eifersucht

Den Angriffen von Räubern der falschen Sichtweisen

Dem Gefängnis von Geiz und Gier

Den Fluten der Begierde

Den Dämonen der Zweifel.

The Tara Journey

MITGEFÜHL
LIEBE THE TARA JOURNEY
FRIEDEN SHANTI
MITGEFÜHL
ZARTHEIT HINGABE TROST HINGABE
FRIEDEN
WOHLSTAND
HINGABE SHANTI BEFREIUNG
SHANTI MITGEFÜHL
TROST RETTUNG
FRIEDEN OM WOHLSTAND
SINNLICHKEIT ZARTHEIT
MITGEFÜHL LIEBE

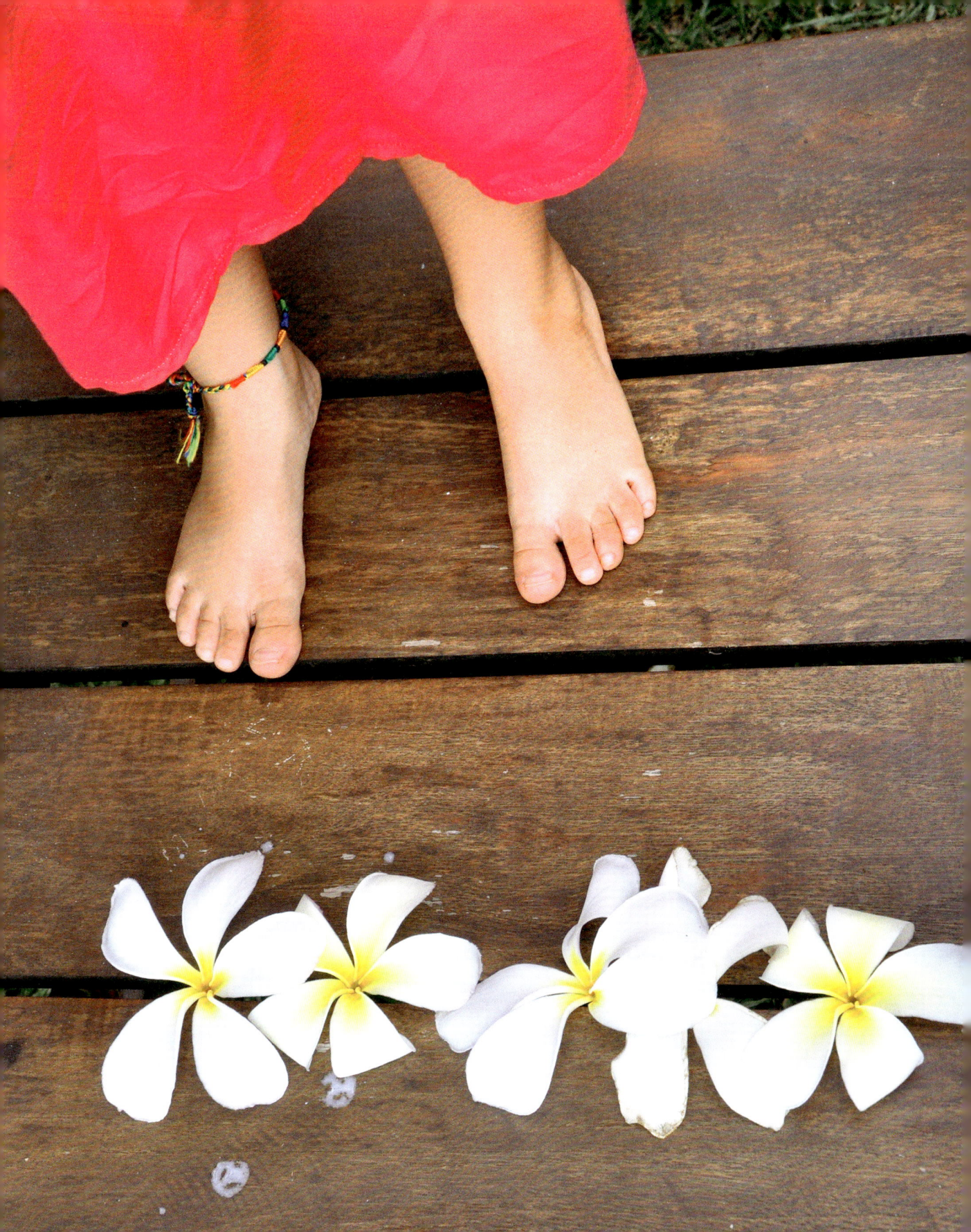

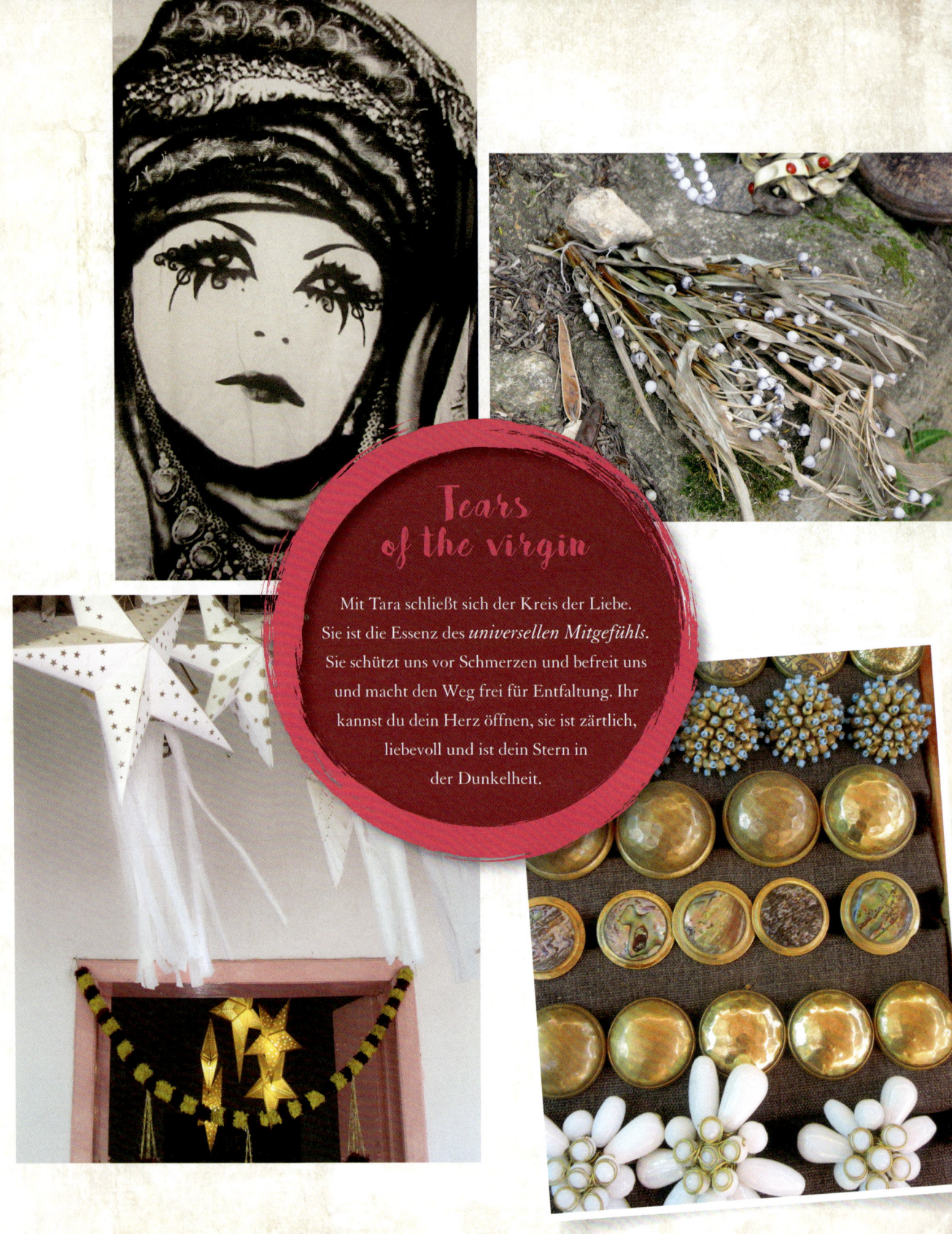

Tears of the virgin

Mit Tara schließt sich der Kreis der Liebe. Sie ist die Essenz des *universellen Mitgefühls*. Sie schützt uns vor Schmerzen und befreit uns und macht den Weg frei für Entfaltung. Ihr kannst du dein Herz öffnen, sie ist zärtlich, liebevoll und ist dein Stern in der Dunkelheit.

Om Tare

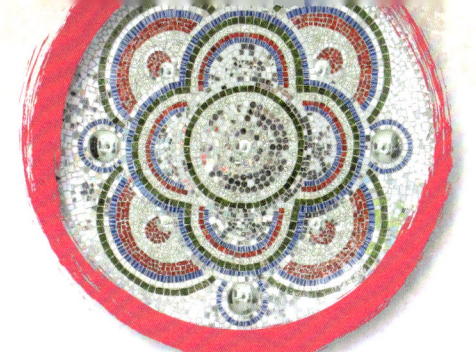

TEARS OF THE VIRGIN

THE RISING GOLD OF TARA

Der Legende nach ist Tara aus der Träne des *bodhisattva*, des Erleuchtungswesens *Avalokiteshvara,* entstanden. Als dieser kurz vor der höchsten Erleuchtung, dem Erreichen des Nirvana war, weinten alle Geschöpfe um ihn. Daraufhin vergoss Avalokiteshvara die Träne des **tiefen Mitleids** und brachte so Tara hervor, die kostbare Essenz des Mitfühlens.

JUNGLE SEEDS

Wenn wir auf einem Pilgerweg sind, fallen uns rechts und links der Straße die vielen Stände auf, an denen Einheimische, *Locals,* Schmuck und Gebetsketten aus den *Jungle Seeds* knoten und anbieten. Die verschiedenfarbigen Samen aus den Regenwäldern liegen dort in roten, grauen, schwarzen Malas oder Armbändern bereit, um uns zu begleiten. Besonders die grauen Jungle Seeds zaubern uns das ganze Wirken Taras auf die Haut. Diese *Tears of Tara*, die kleinen perlmuttgrauen, uneben geformten Perlen des Regenwalds, beschützen uns symbolisch vor allen Schmerzen. Sie sind ein manifestes Band zu *Tara Virgin,* der Tränengeborenen.

Shyama Tara
DIE GRÜNE HERZENS-TARA

Tara lädt uns ein in ihren Palast der universellen Liebe, mit den Räumen der Hingabe und Heilung, der Beziehung und des Mitgefühls, all den Aspekten des grünen Herzchakras, *Anahata* – was *unbeschädigt* bedeutet und Taras Sternenaura widerspiegelt.

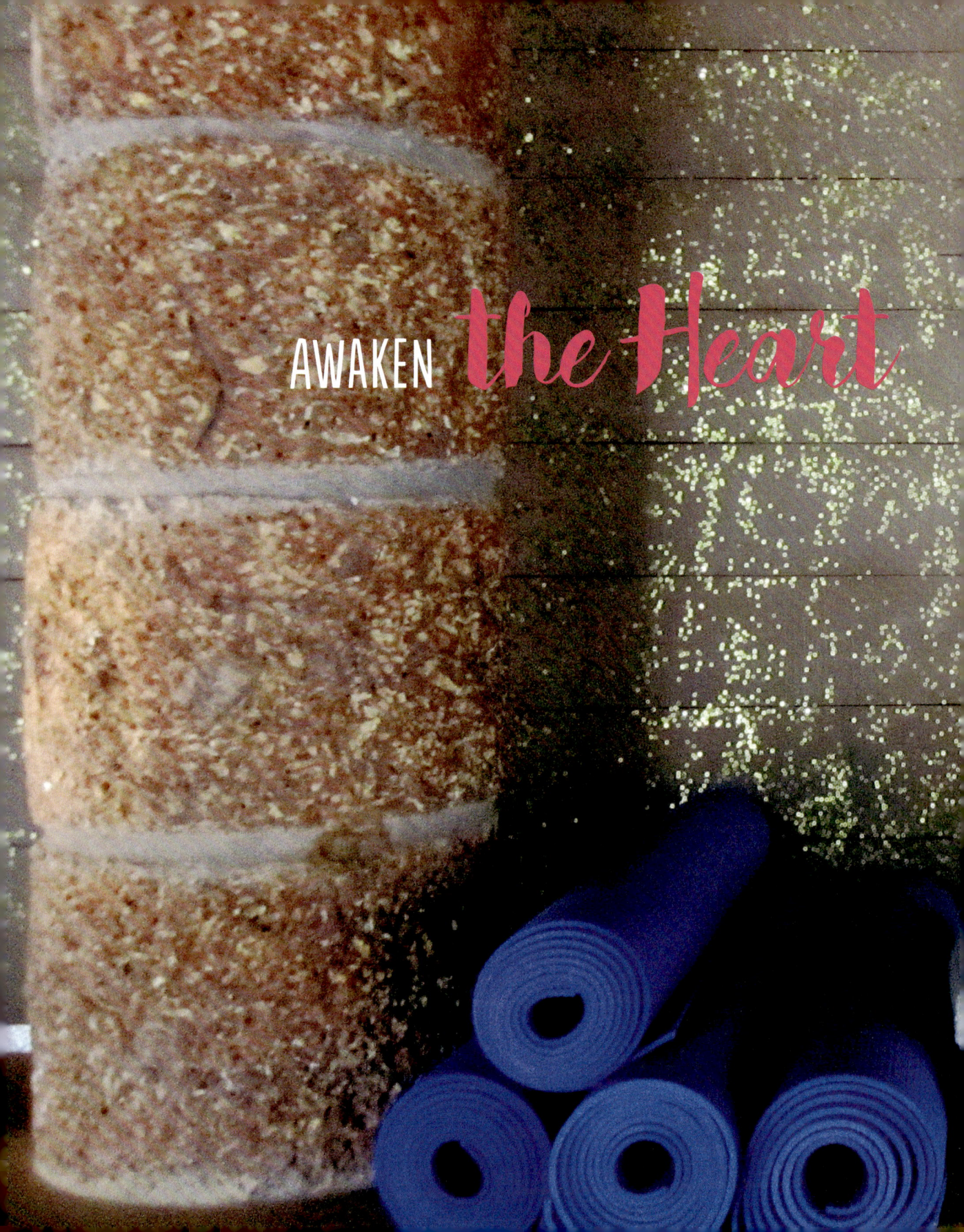

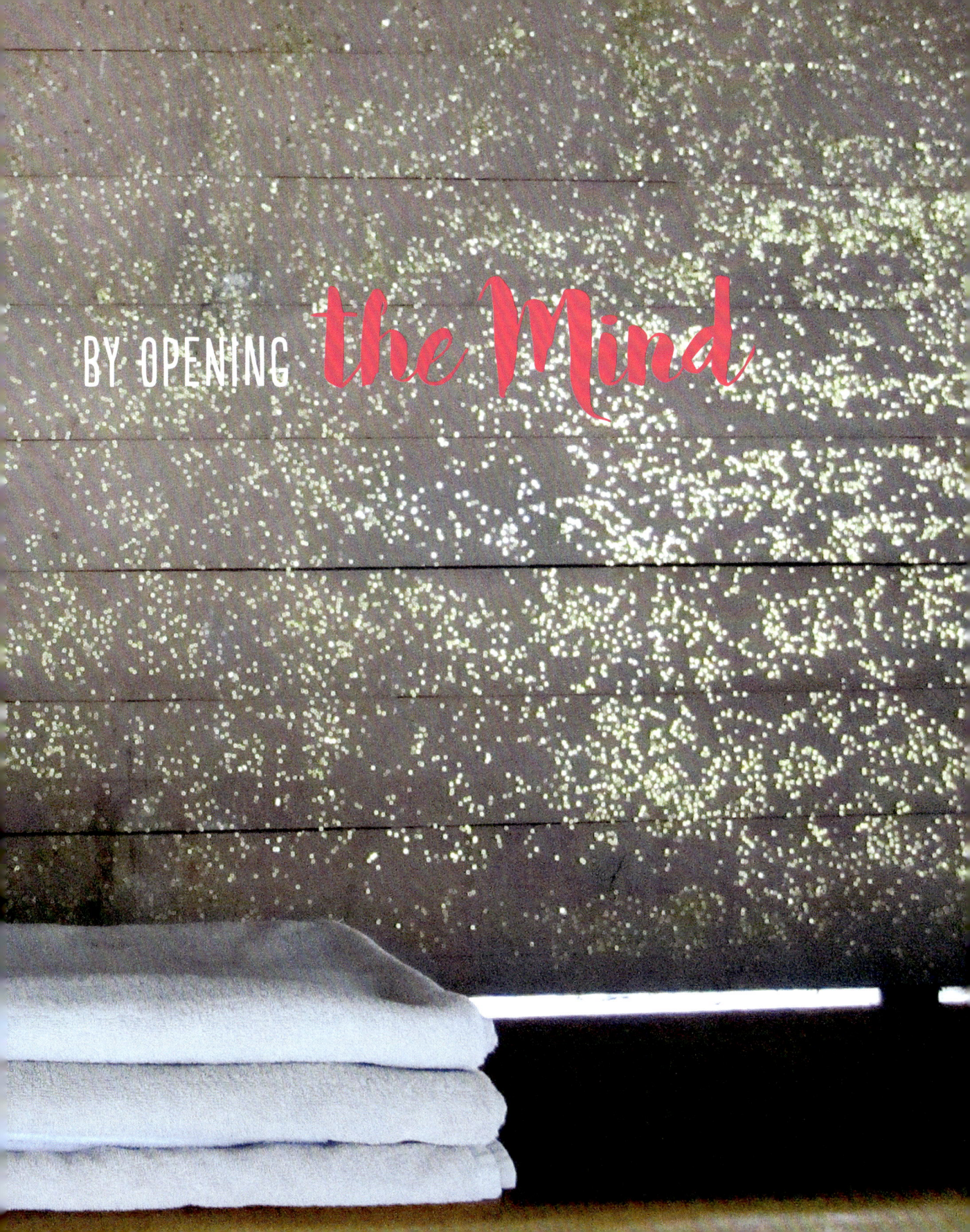

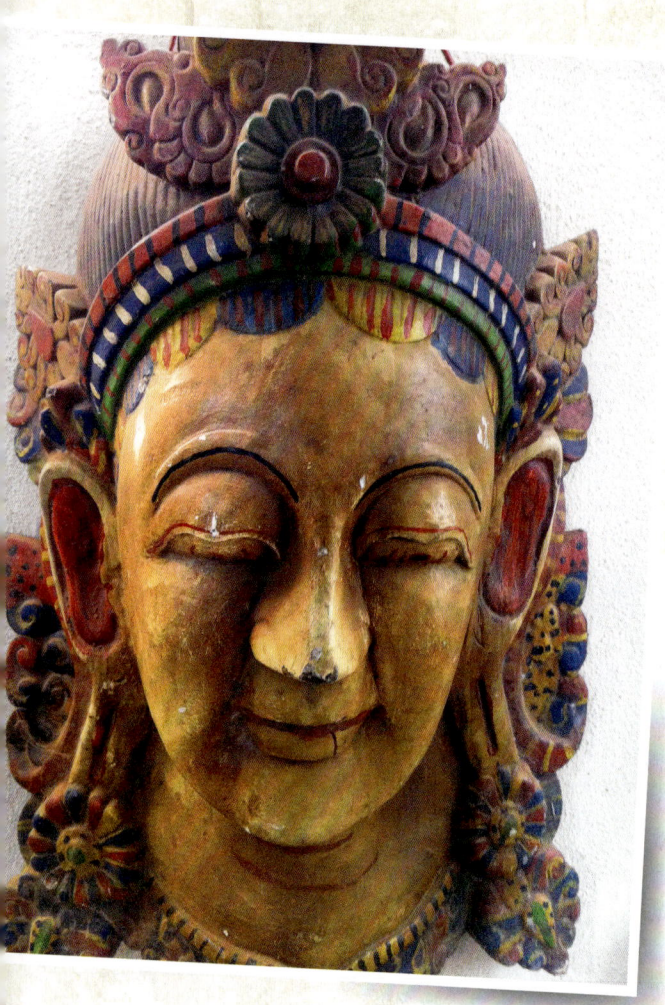

ASHA – HOFFNUNG – HOPE

Hoffnungen sind wie Sterne am Himmel, leuchtend, den Weg weisend. Hoffnung ist die **reinste Kraft**, sie inspiriert, regt an, macht kreativ, wenn sie auf etwas Höheres gerichtet ist. Tara, die Sterngöttin, die uns mit Reinheit beschenkt und inspiriert, macht den Weg frei für unsere schöpferische Kraft. Hoffnung ist eine *Hinwendung zum Leben*. In der täglichen Yogapraxis können wir mit dieser Geisteshaltung immer wie aus einem nie versiegenden Brunnen schöpfen.

Close eyes to exit

Namaskar – Anjali Mudra – Namaste … ein schöner, majestätischer und lichtvoller **Yogagruß** am Anfang einer Yogasession, wenn die Hände symbolisch vor das Herzchakra aneinandergelegt werden. Es ist eine der wichtigsten Meditationsgesten, die Yoga uns zu bieten hat. Das innere **Licht** in jedem von uns still oder auch laut zusammen aufzurufen! Nehme das Licht auch am Ende einer Yogastunde mit in deinen Alltag auf und lege es wie ein Schutzband um dich.

Die Hoffnung durch einen **Stern** auszudrücken, die *Sehnsucht der Seele* durch einen strahlenden *Sonnenuntergang.*

Van Gogh

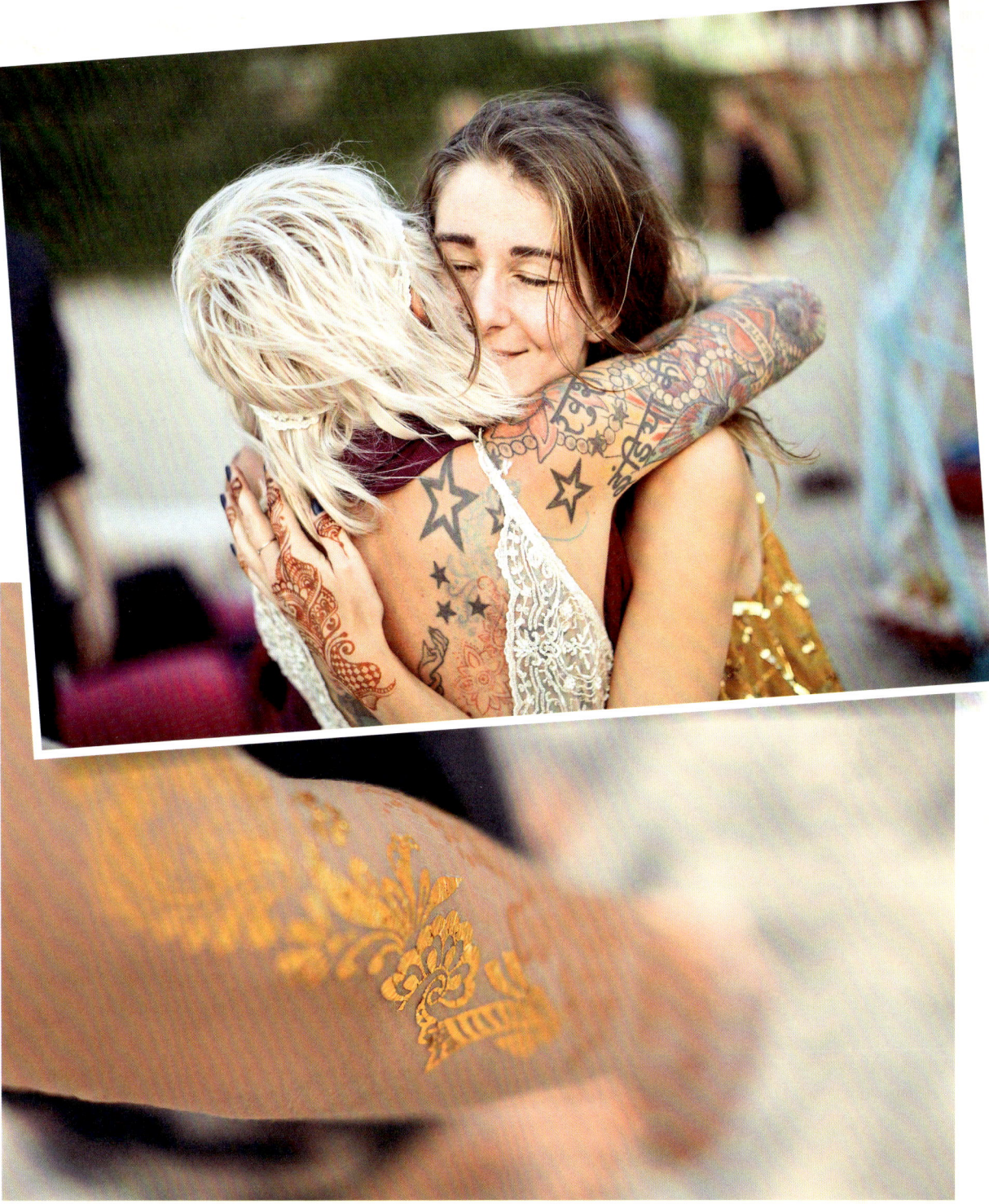

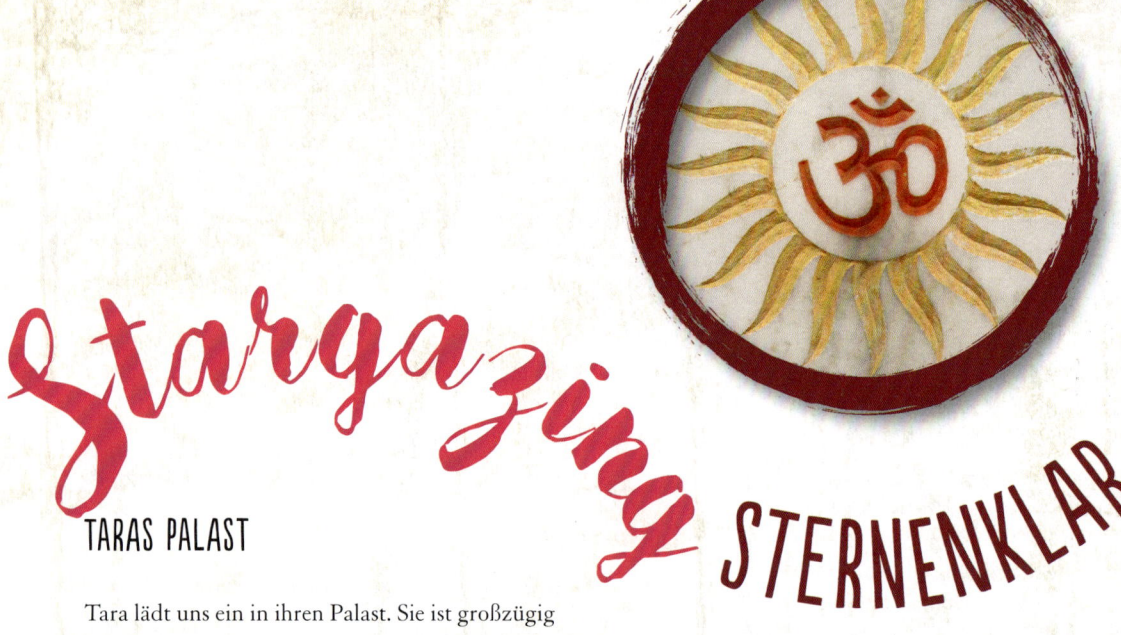

Stargazing
STERNENKLAR

TARAS PALAST

Tara lädt uns ein in ihren Palast. Sie ist großzügig und offenherzig, sie kann uns Wünsche erfüllen, wenn wir aus einer *wahrhaftigen Intention* mit ihr in Verbindung treten. Wir können immer Zuflucht bei ihr finden, denn ihre Aspekte sind tröstend, befreiend, leitend und heilend. Wann immer man sie anruft, sie ist da. Sie ist konzentriert auf ihr Mitgefühl und den *Zugang zu unserem Herzen* und zeigt uns damit, wie wir uns in einer Meditation selbst auf unsere Mitte konzentrieren können.

Das gelingt, wenn wir in den Asanas den Blick zentrieren und ihn nicht abschweifen lassen. Im Yoga erlauben uns die *Gazing Spots*, die **Drishtis**, Geist und Körper zueinander zu bringen und zu fokussieren. Eine eindeutige Blickrichtung wird unsere Achtsamkeit fördern.

Gazing Spots
CHANGE YOUR GAZE, CHANGE YOUR MOOD

Im **Yoga** wählen wir spirituelle Punkte, *dristhis* und versuchen mit ihnen diesen *state of mind* zu besuchen:

Clear – Clean – Present

Eine Übung: Im Meditationssitz und der Gebetsstellung *Anjali Mudra* vor der Brust sanft ausatmen und den Kopf senken. Fixiere einen ruhigen *relaxed state* auf den Fingerspitzen.

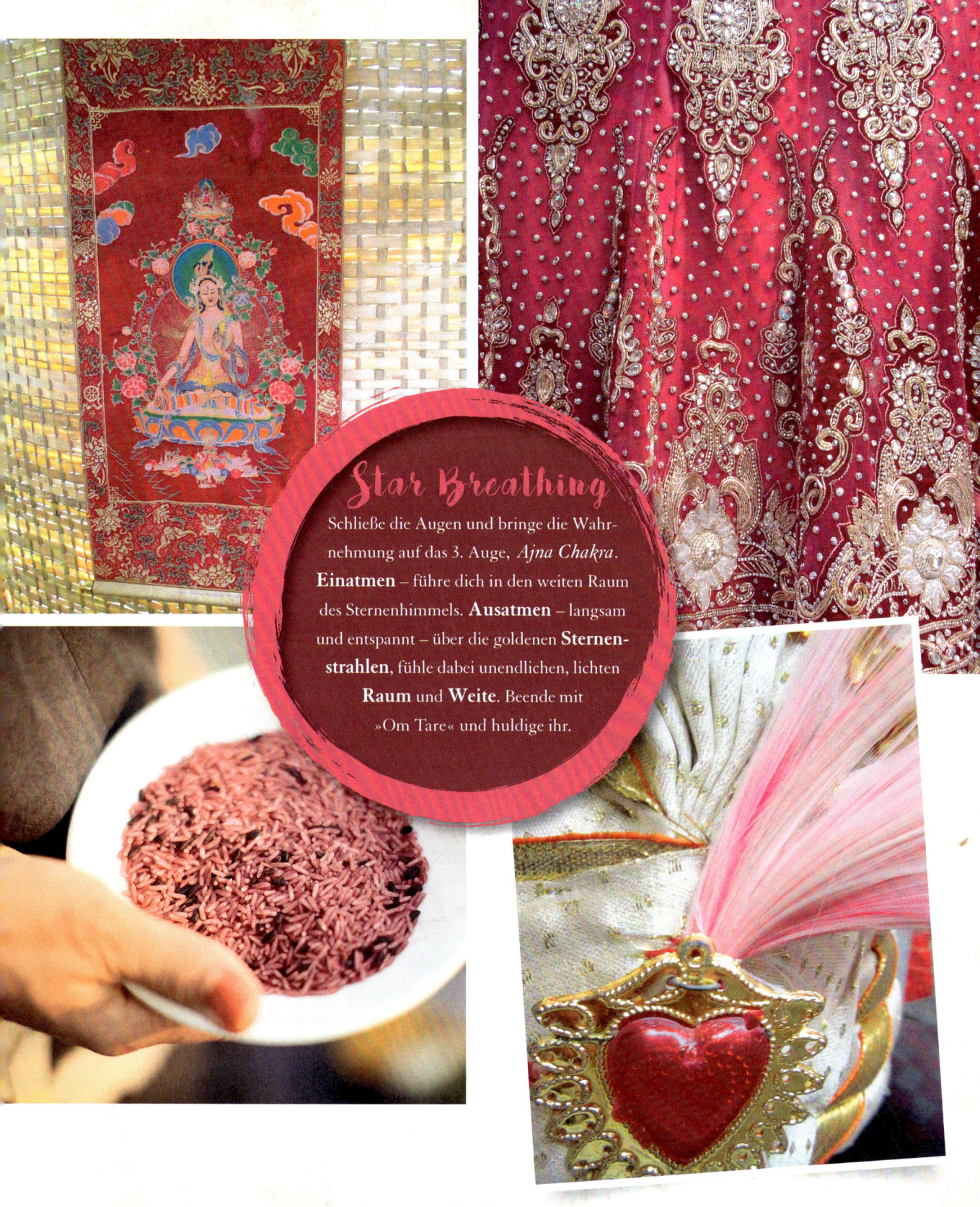

Star Breathing

Schließe die Augen und bringe die Wahrnehmung auf das 3. Auge, *Ajna Chakra*. **Einatmen** – führe dich in den weiten Raum des Sternenhimmels. **Ausatmen** – langsam und entspannt – über die goldenen **Sternenstrahlen**, fühle dabei unendlichen, lichten **Raum** und **Weite**. Beende mit »Om Tare« und huldige ihr.

NEVER FORGET *to crown*

each moment

IN YOUR LIFE

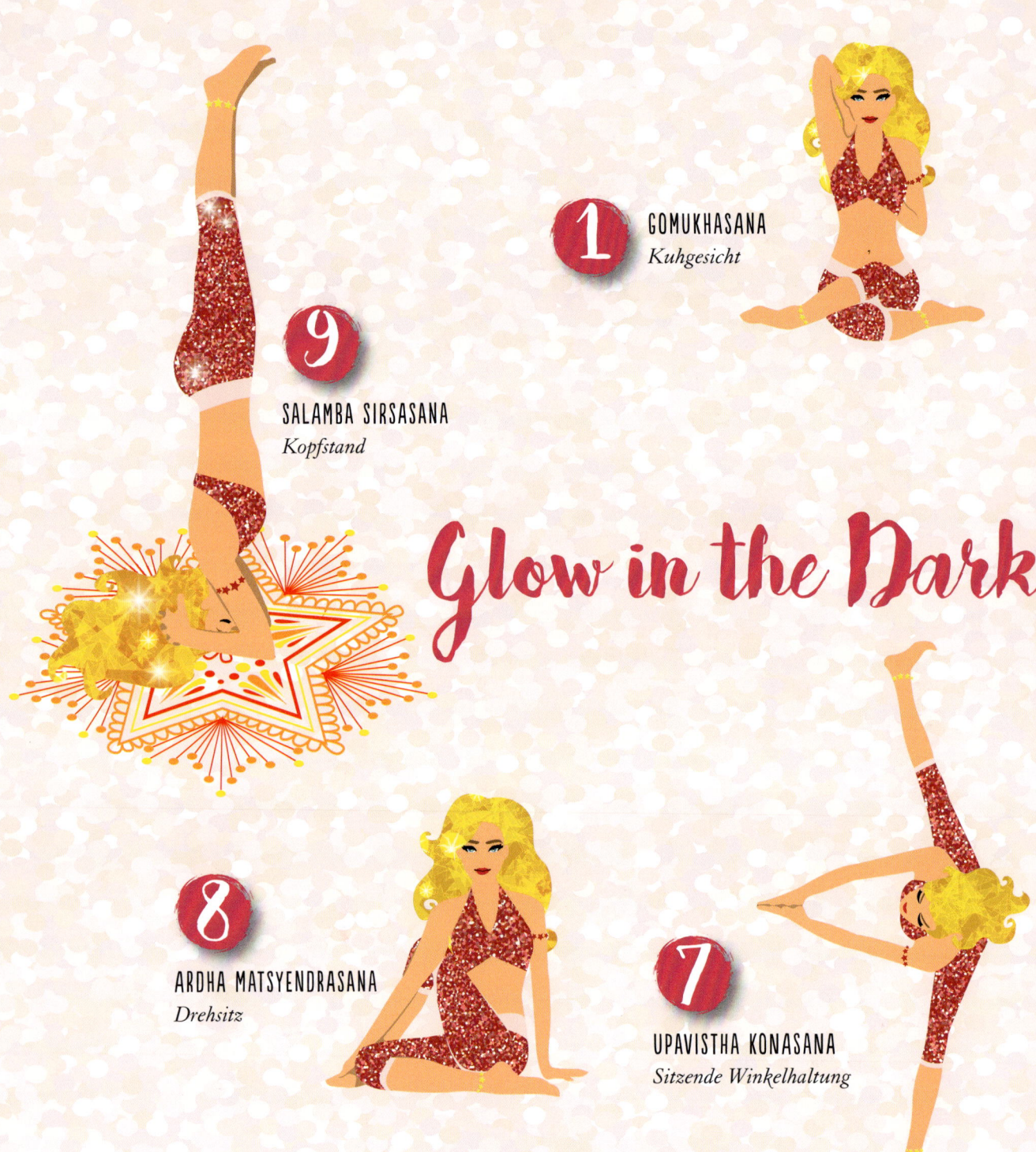

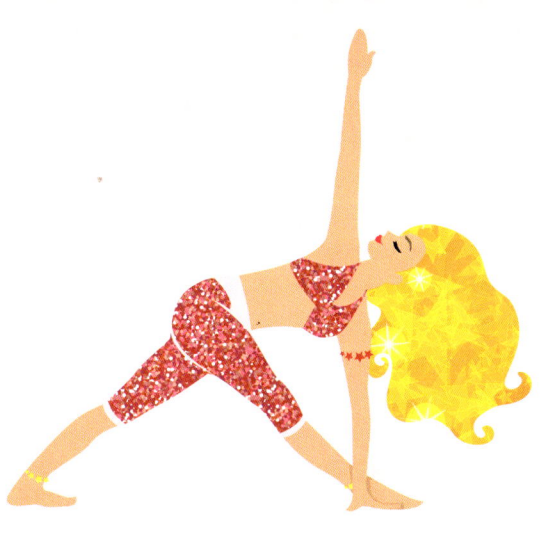

2 PARIVRTTA TRIKONASANA
Gedrehtes Dreieck

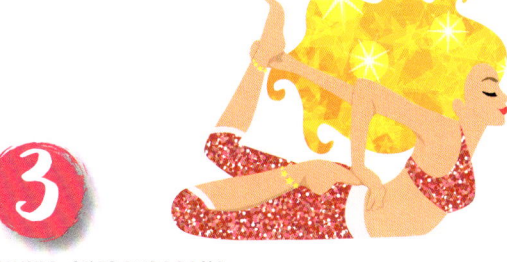

3 SUKHA GHERANDASANA
Kombination Bogen/Frosch

MIT STERNENSTAUB AUF DEN LIPPEN TAUCHST DU MIT TARAS LIEBLINGSFLOW EIN IN DIE LEICHTIGKEIT DES SEINS.

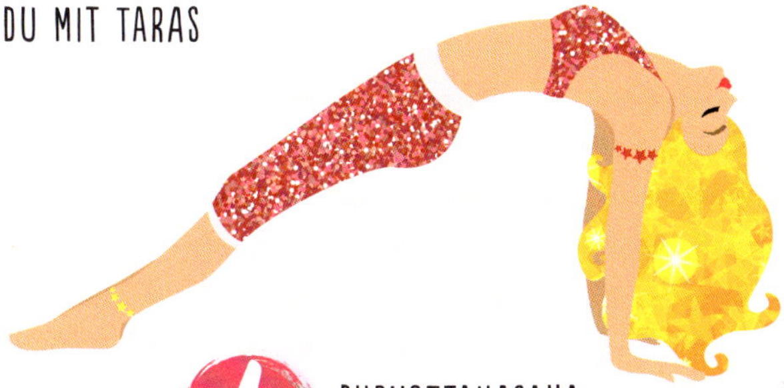

6 MARICHYASANA II
Spinal Twist

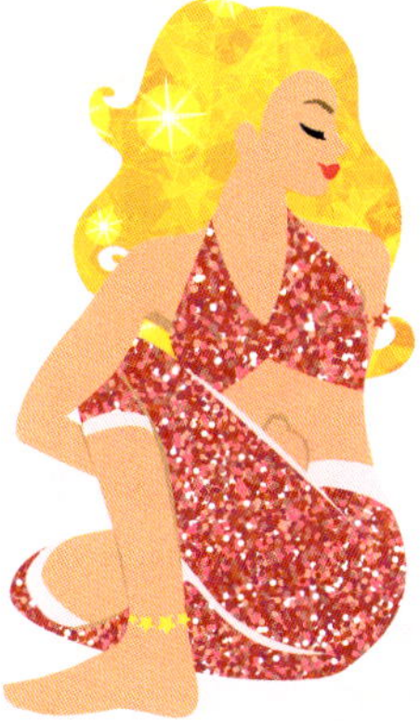

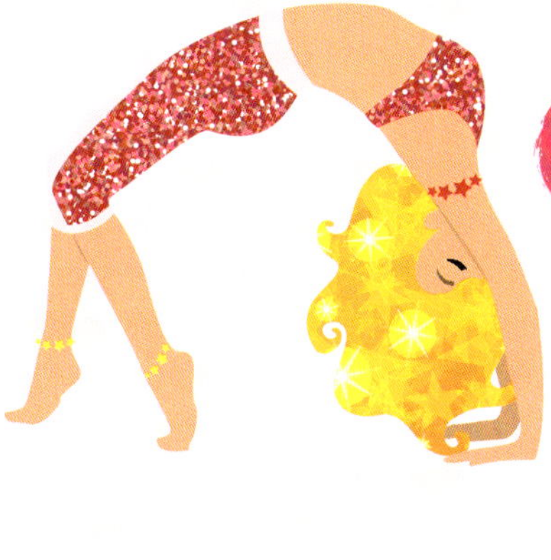

4 PURVOTTANASANA
Bretthaltung

5 URDHVA DHANURASANA
Rad

Glow in the Dark

Jede Asana trägt uns ein Stück weiter auf dem STAIRWAY TO HEAVEN, bis wir in SALAMBA SIRSASANA mit der funkelnden STERNENGÖTTIN verschmelzen.

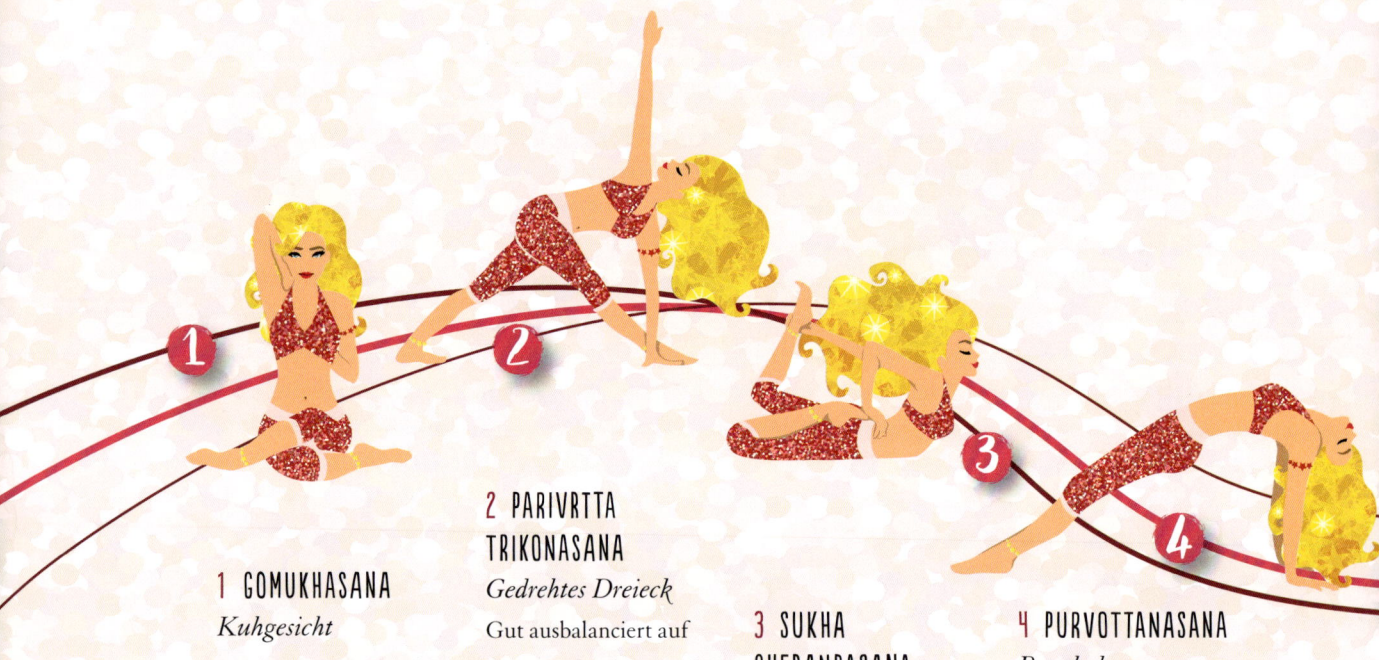

1 GOMUKHASANA
Kuhgesicht

Leichtigkeit im Kopf … Diese anmutige Haltung nährt deinen Geist und bringt die linke und rechte Gehirnhälfte wieder ins Gleichgewicht. Tiefe Atemzüge machen dein Herz weit.

2 PARIVRTTA TRIKONASANA
Gedrehtes Dreieck

Gut ausbalanciert auf festen Füßen bringst du das göttliche Dreieck zum Drehen. Eine anspruchsvolle Stehhaltung, die dein Nervenkostüm stimuliert und das Atemvolumen vergrößert.

3 SUKHA GHERANDASANA
Kombination Bogen/Frosch

Diese Asana hält deine Wirbelsäule beweglich, die Bauchatmung belebt deine inneren Organe.

4 PURVOTTANASANA
Bretthaltung

Mit Willenskraft und dem Blick nach oben zu den Sternen hebst du deinen Körper einatmend an. Visualisiere einen goldenen Draht in dir, der dir hilft, die Spannung zu halten. Aktiviert das Nabelchakra.

5 URDHVA DHANURASANA
Rad

The Wheel of Life! Schlag dein volles Lebensrad, es stimuliert dabei alle 7 Chakren. Der Spirit der Sterngöttin bringt es zu einem runden Strahlen. Eine intensive Rückbeuge für eine geschmeidige Wirbelsäule, die dir neue Ausblicke und Perspektiven bietet.

6 MARICHYASANA II
Spinal Twist

Eine Asana des legendären Weisen Marichi. Aktiviert das *Manipura Chakra*. Mit der Lotosferse am Nabel regst du das Verdauungsfeuer an und bringst beim Einatmen über die Wirbelsäule deine Kopfkrone in yogische Sphären!

7 UPAVISTHA KONASANA
Sitzende Winkelhaltung

Women only. Eine unglaublich positive und beruhigende Haltung, die deinen Geist für neue Gedanken öffnet.

8 ARDHA MATSYENDRASANA
Drehsitz

Der *König der Fische* stärkt deine innere Mitte und schenkt dir beim Ausatmen in die Bauchdrehung ein befreiendes Gefühl. Auch ein »Detox-King«!

9 SALAMBA SIRSASANA
Kopfstand

Die Königin der Asanas öffnet *Sahasrara*, dein Scheitelchakra, das Tor zum Göttlichen. Verschmelze und töne *Ommmmm!*

Göttliche Ruhe
SAVASANA BLISS

In *Savasana*, der Totenstellung, liegt die Göttin Tara würdevoll ausgestreckt auf dem Rücken und schaltet alle äußeren Reize aus, um sich den inneren Kräften zu öffnen. Die Aura dehnt sich in der Tiefenentspannung vollkommen aus und überschüttet Körper und Geist mit **Glückshormonen**. Savasana ist eine Gnade, sie lässt uns symbolisch den Tod als Sonnenuntergang und die Geburt als Sonnenaufgang empfinden. Entspanne dich, *Om Tare!*

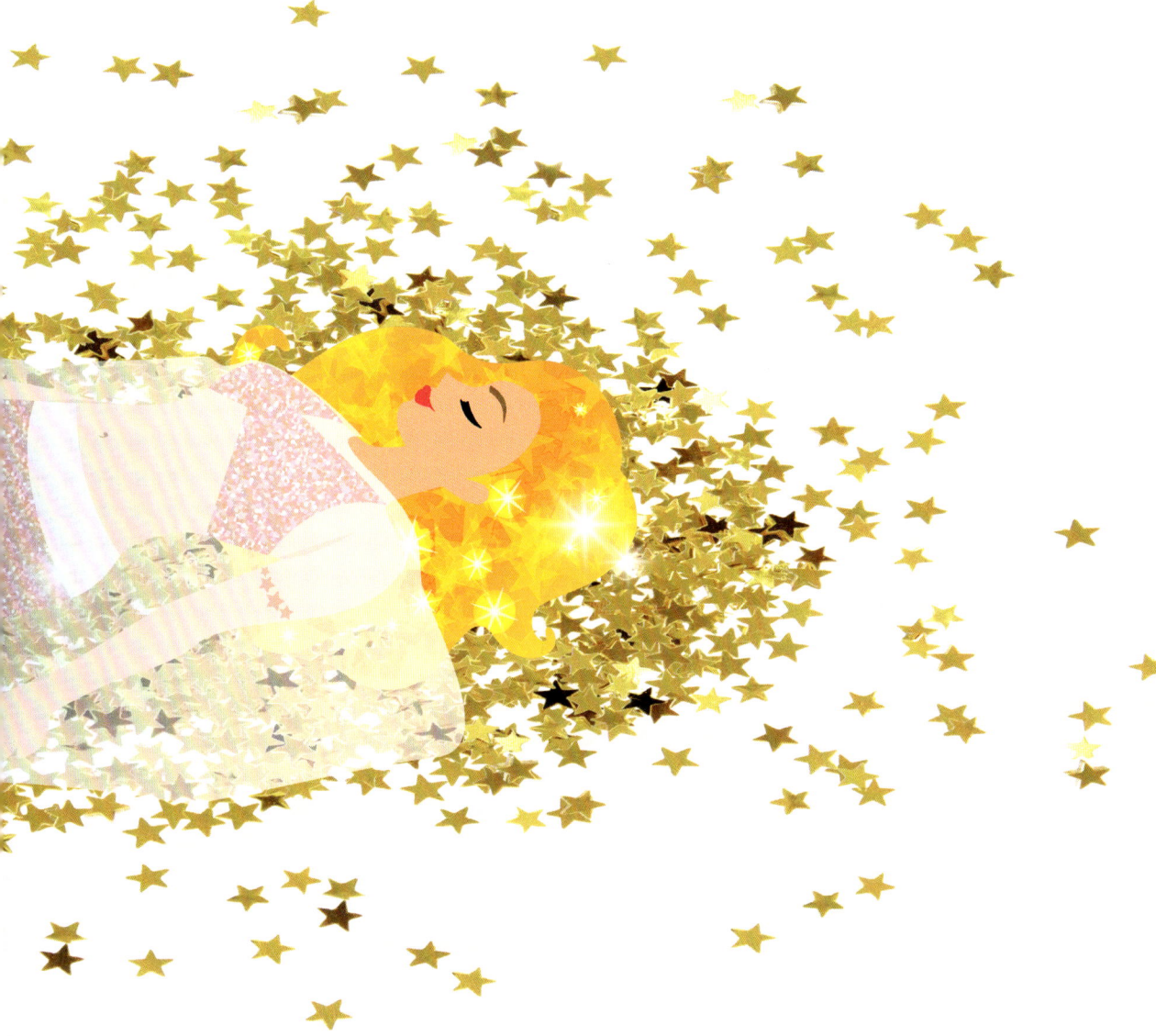

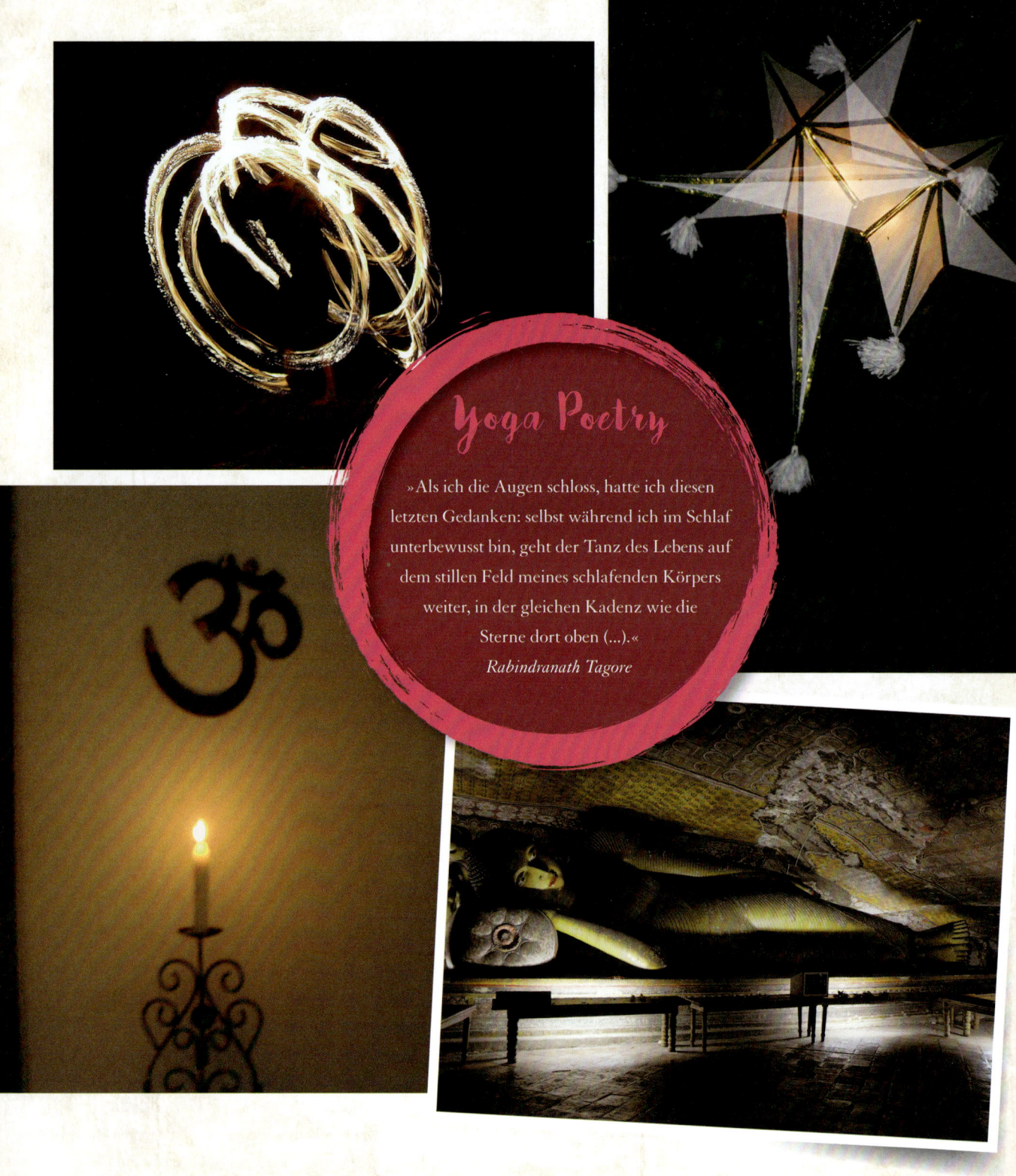

Yoga Poetry

»Als ich die Augen schloss, hatte ich diesen letzten Gedanken: selbst während ich im Schlaf unterbewusst bin, geht der Tanz des Lebens auf dem stillen Feld meines schlafenden Körpers weiter, in der gleichen Kadenz wie die Sterne dort oben (...).«

Rabindranath Tagore

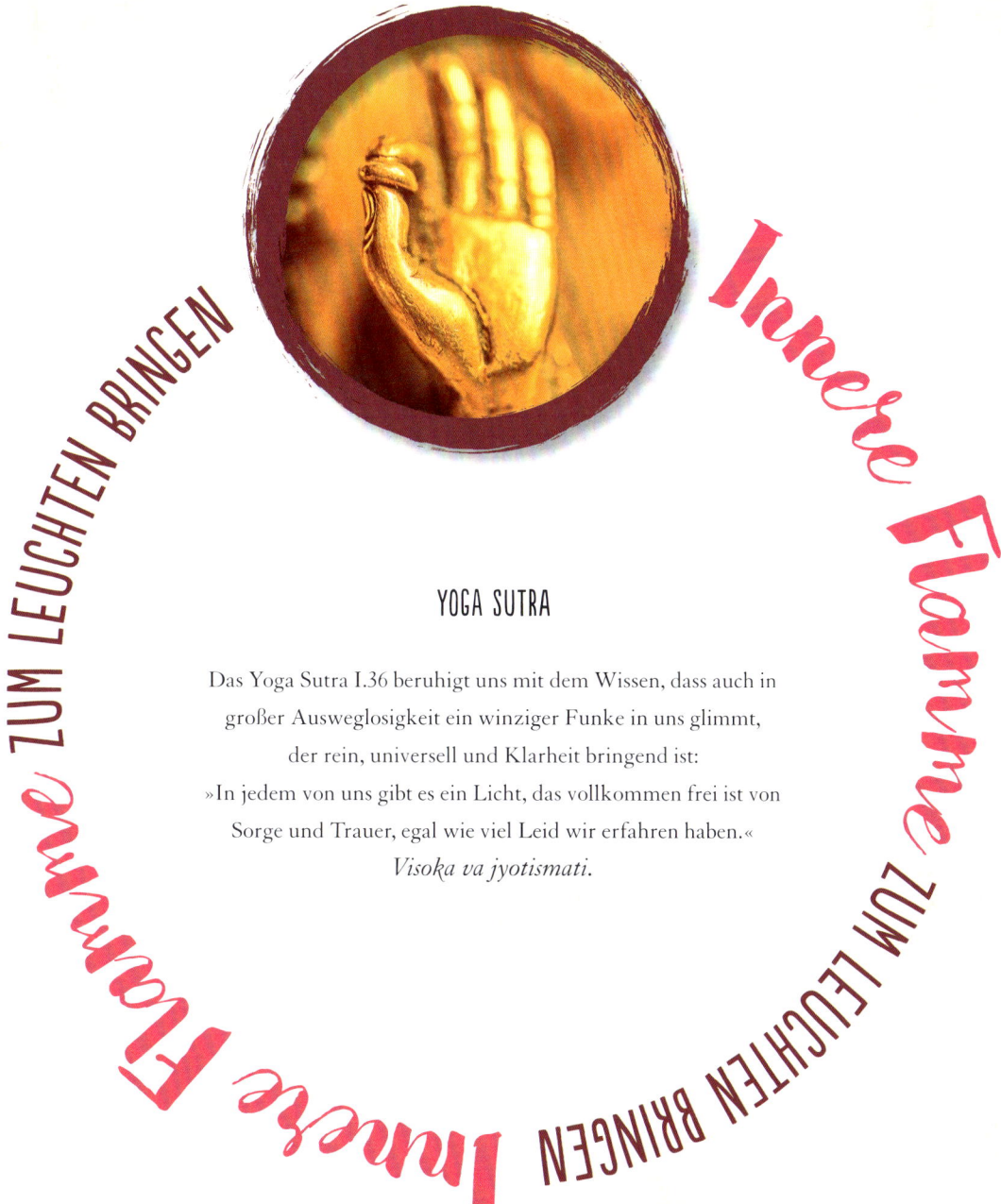

YOGA SUTRA

Das Yoga Sutra I.36 beruhigt uns mit dem Wissen, dass auch in großer Ausweglosigkeit ein winziger Funke in uns glimmt, der rein, universell und Klarheit bringend ist:
»In jedem von uns gibt es ein Licht, das vollkommen frei ist von Sorge und Trauer, egal wie viel Leid wir erfahren haben.«
Visoka va jyotismati.

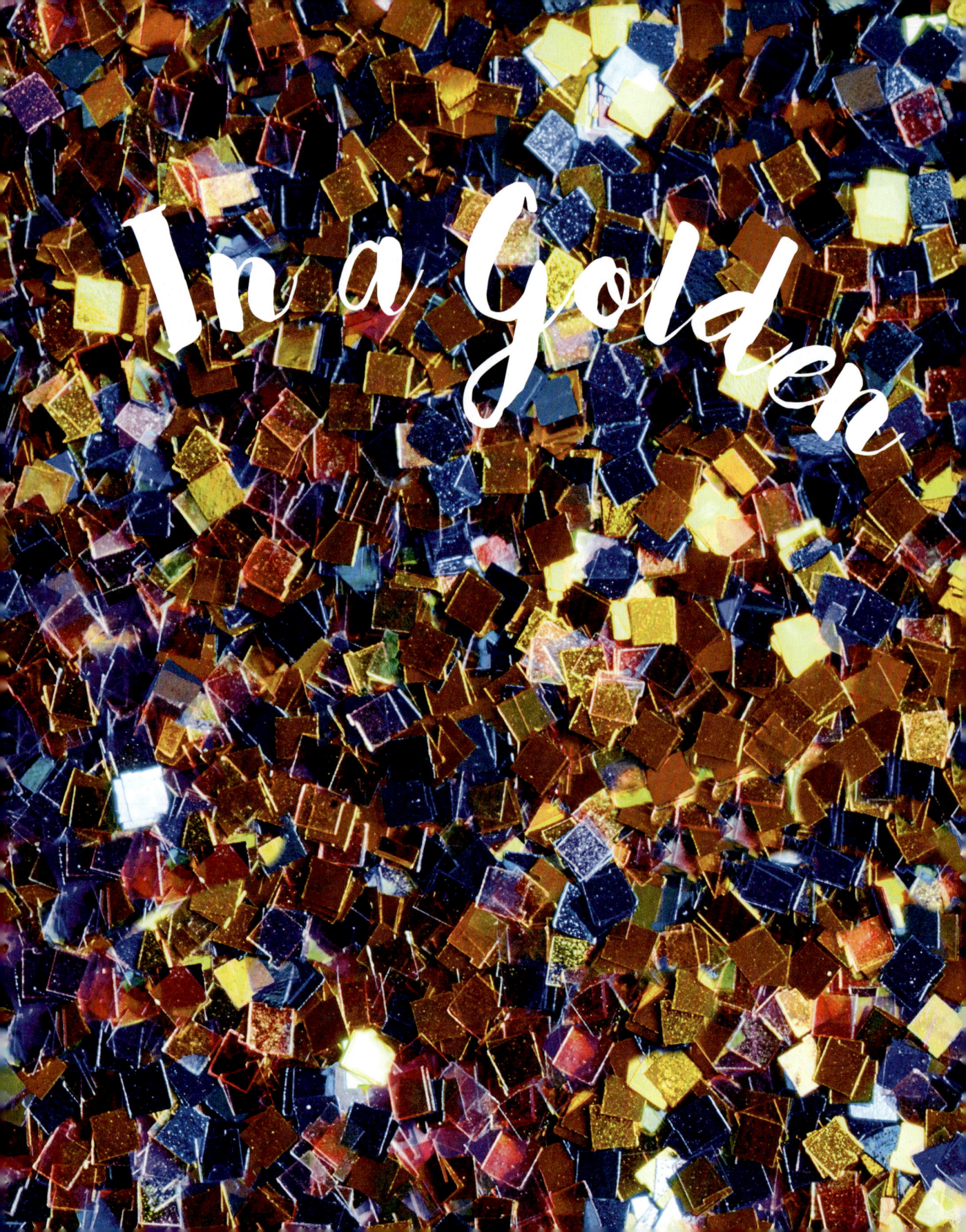
In a Golden

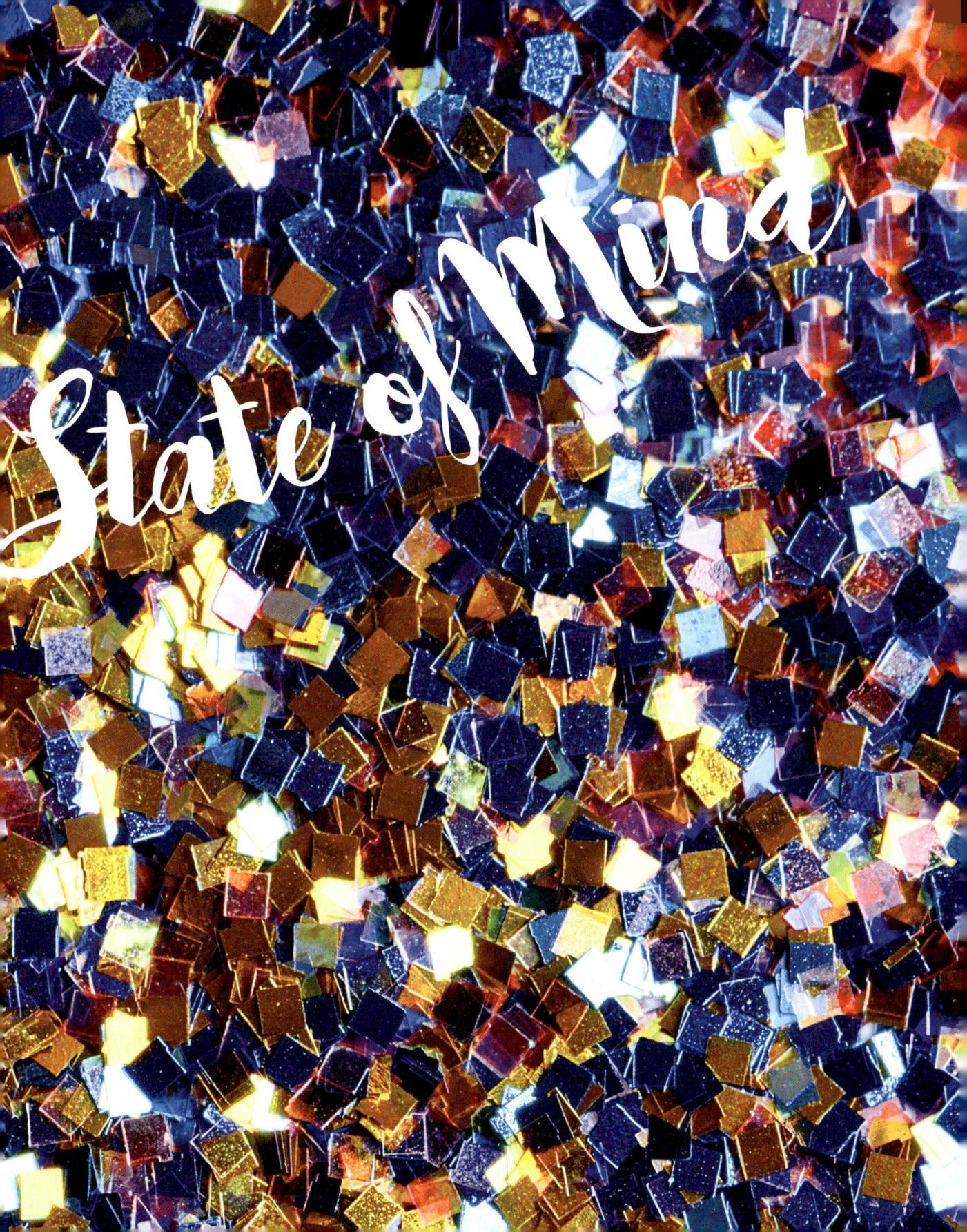

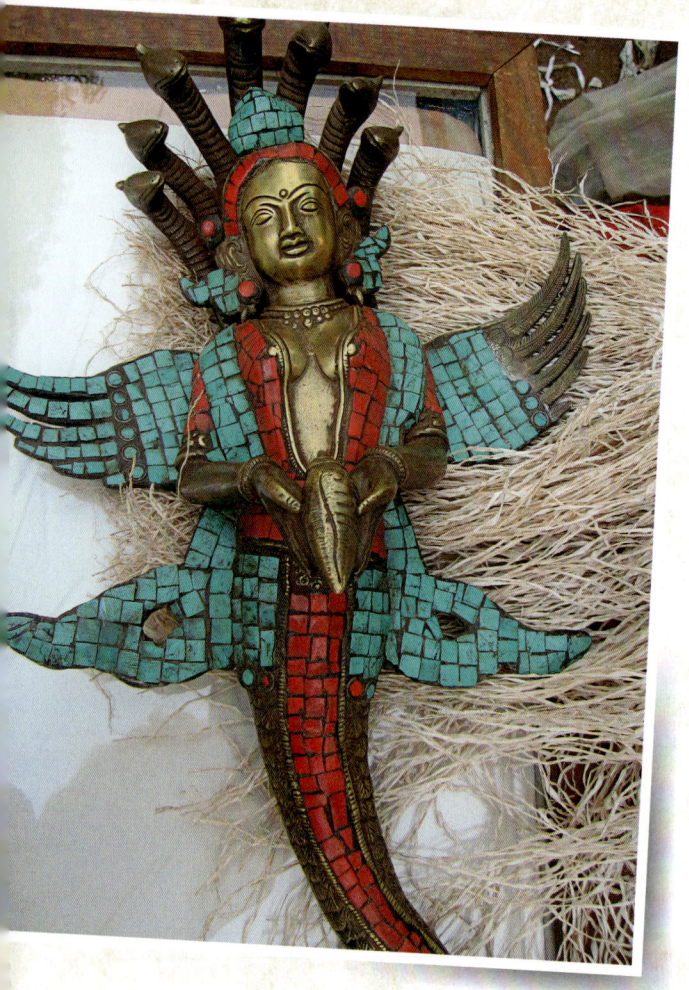

TARA FOR PEACE AND HELP

Eine Tara-Legende erzählt: Tara lebte in einer bescheidenen Hütte im Himalaya. Ihr Mitfühlen war so groß, dass sie eine hohe Stufe der **Erleuchtung** erlangte. Viele Menschen pilgerten zu ihr, so auch ein Mönch. Der riet der *sternenäugigen Göttin,* doch von nun an einen männlichen Körper anzunehmen, um endlich die höchste Erleuchtung zu erlangen. Da legte Tara den Eid ab, niemals in einem männlichen, sondern nur in einem weiblichen Körper zu inkarnieren.

Seit sie so die höchste Stufe der Erleuchtung erlangt hat, wird die *Maha Devi* von Anhängern beiderlei Geschlechts als Befreierin und Inspirationsquelle, als Kraftquelle und Motivationsgeberin verehrt. In ihrer Haltung scheint sie immer auf dem Sprung zu sein, das linke Bein angewinkelt, das andere auf dem Boden. So signalisiert sie die ewige heilige Bereitschaft, zu Hilfe zu eilen.

Om Tare Tuttare ture soha — Mögen die guten Eigenschaften Taras in mir wachsen. **So sei es.**

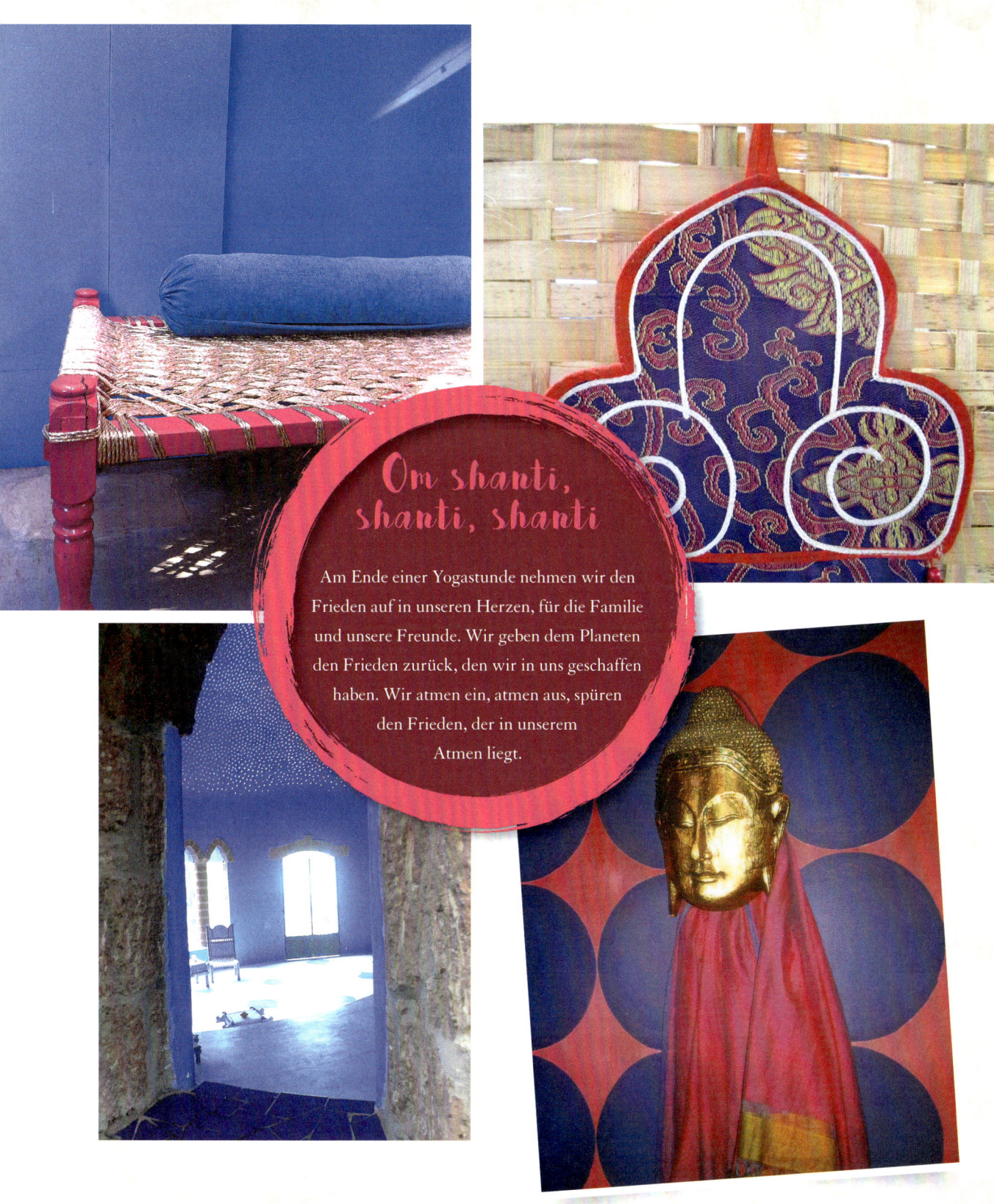

Om shanti, shanti, shanti

Am Ende einer Yogastunde nehmen wir den Frieden auf in unseren Herzen, für die Familie und unsere Freunde. Wir geben dem Planeten den Frieden zurück, den wir in uns geschaffen haben. Wir atmen ein, atmen aus, spüren den Frieden, der in unserem Atmen liegt.

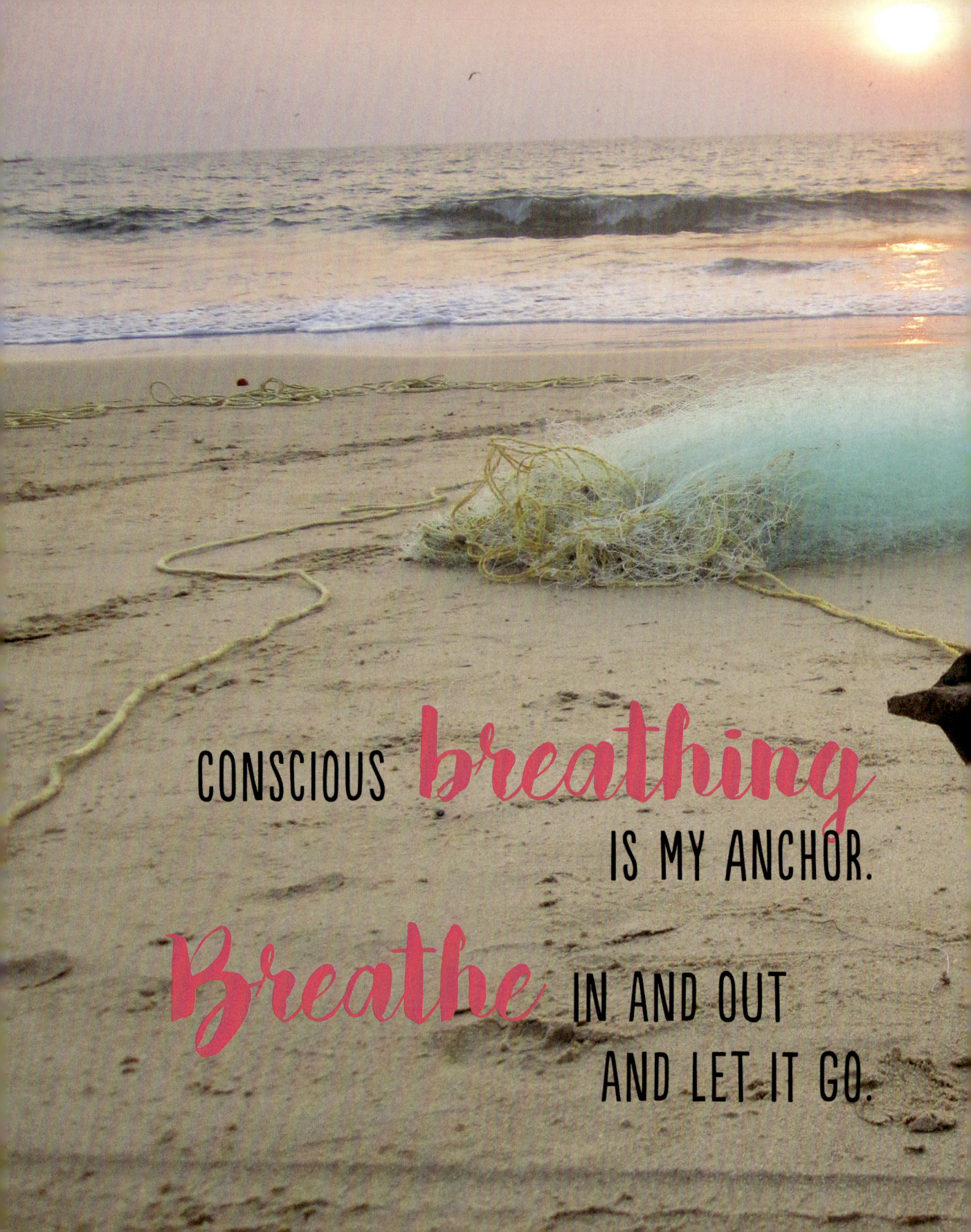

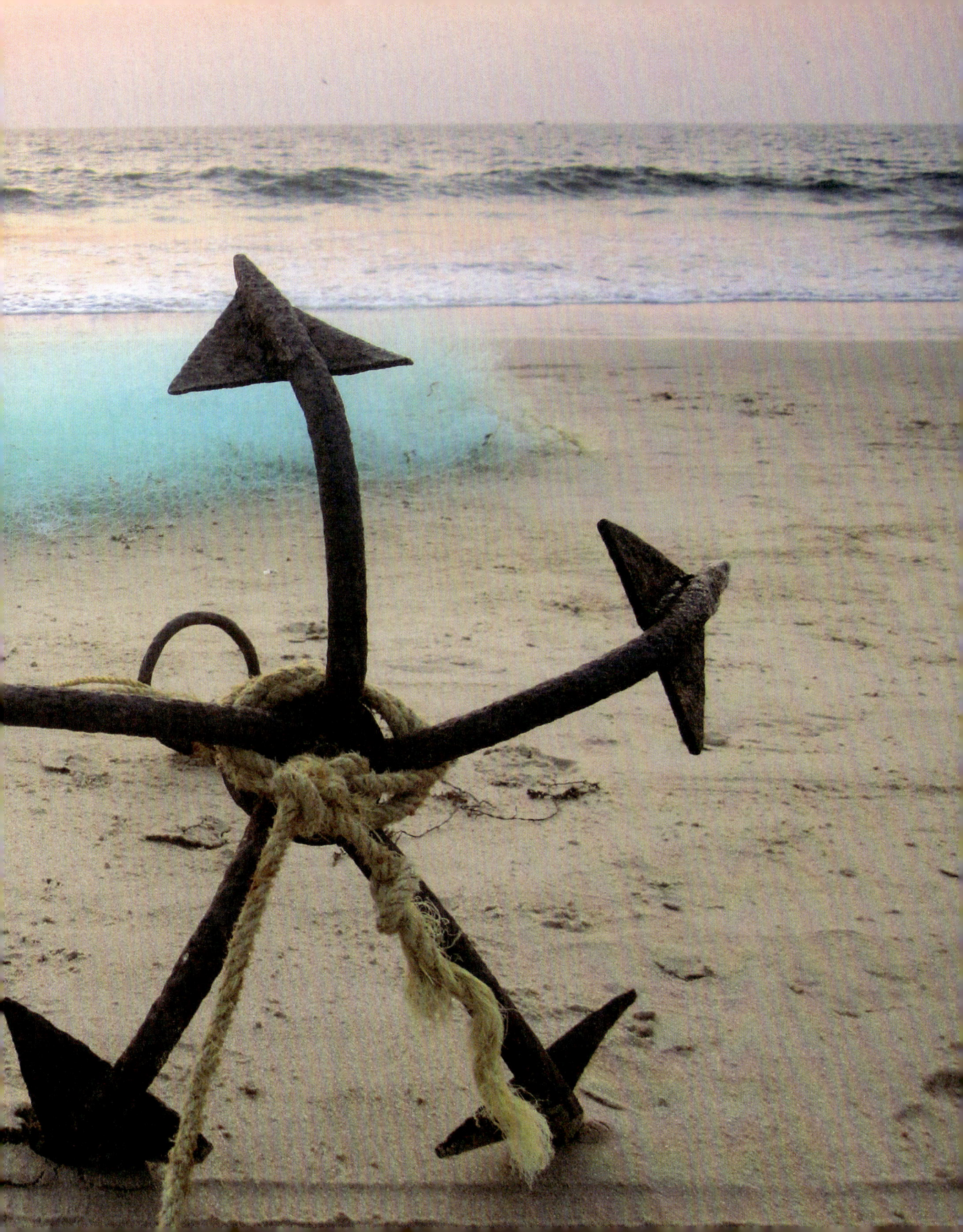

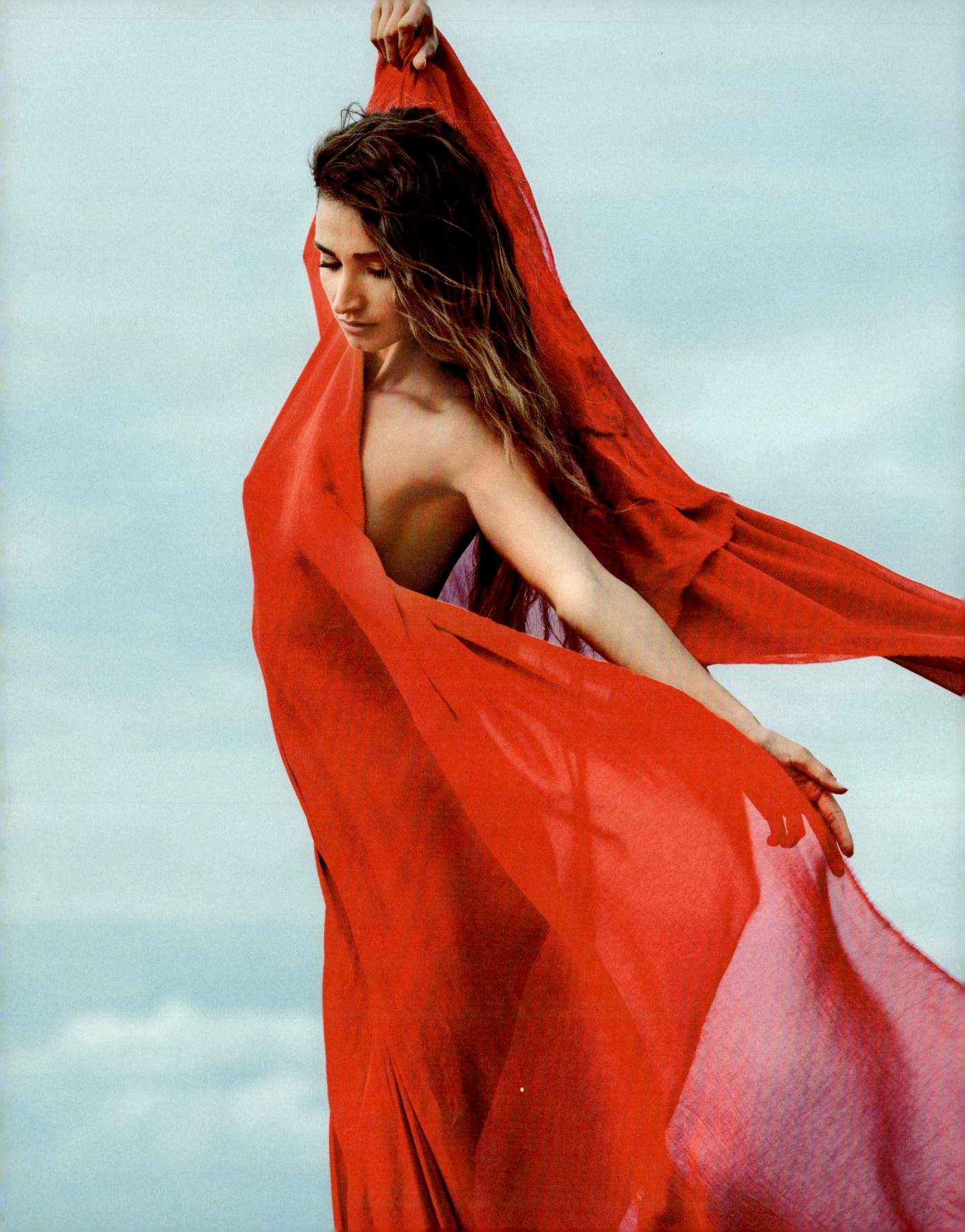

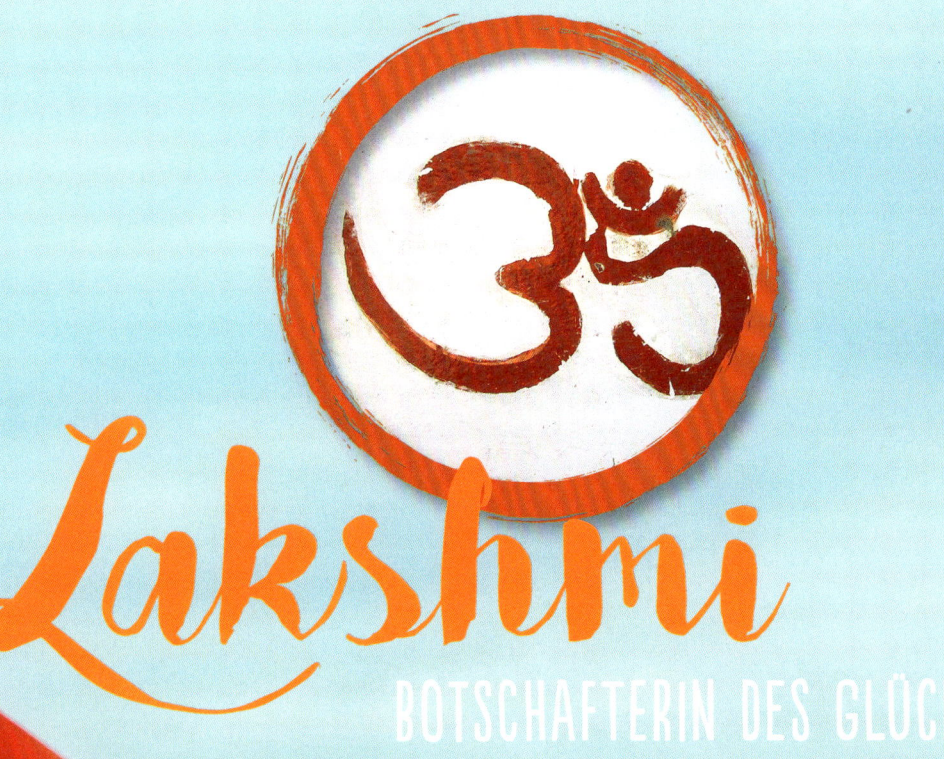

Lakshmi

BOTSCHAFTERIN DES GLÜCKS

Schön wie eine Maharani, frisch wie der Morgentau und leuchtend wie Feuer, ist Lakshmi die Verbindung zwischen den Fruchtbarkeit spendenden Wolken und der Erde. Sie ist die ewige Beschützerin über alles *Wachsen und Gedeihen*. Symbolisch berührt sie mit ihren vier Armen Himmel und Erde. In ihrem Wesen vereint sie priesterliche Kräfte und königliche Macht. Göttin Shri, Lakshmi, **Überbringerin des Glücks**, ist allgegenwärtig.

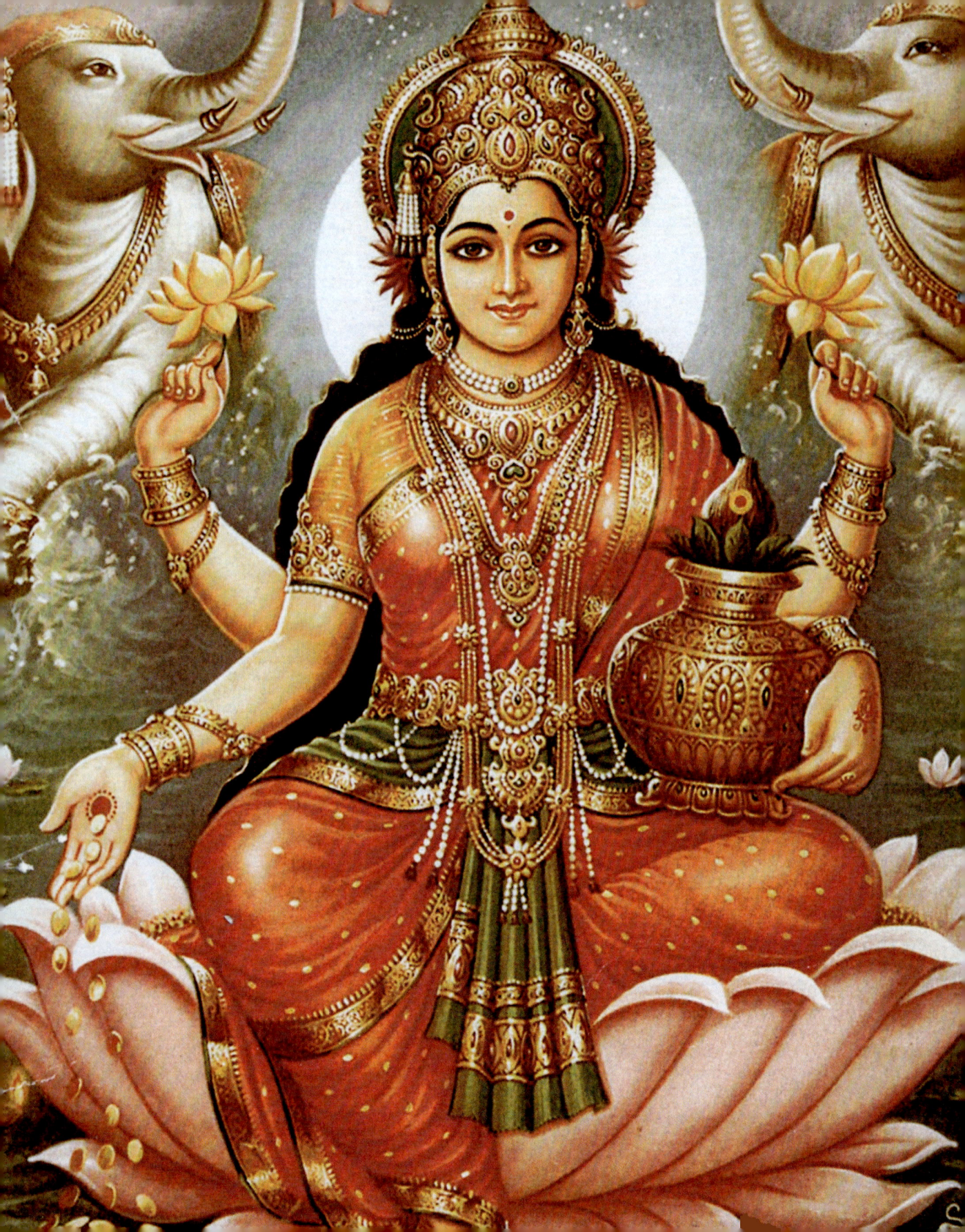

Lakshmi

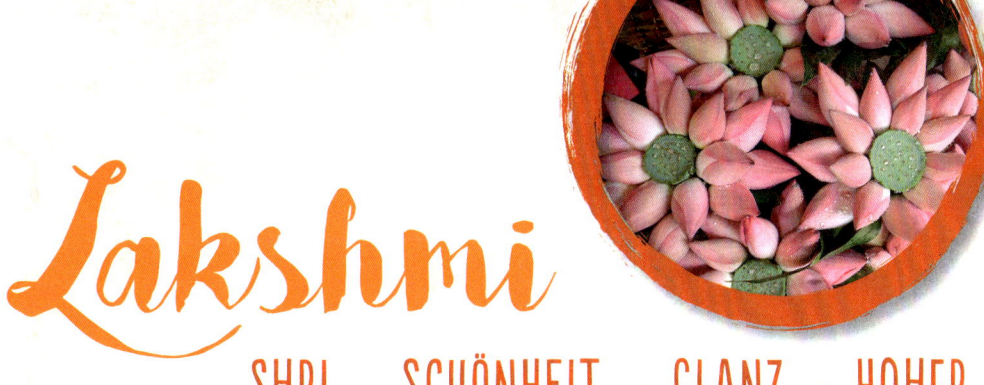

SHRI – SCHÖNHEIT – GLANZ – HOHER RANG

LAKSHMI ELEMENTS

Shri, die Göttin, trägt eine *majestätische Krone,* Halsketten aus Gold und Silber, sie leuchet wie der Mond, in ihren Armen trägt sie *aufblühende Lotosblumen,* eine Amphore und eine Bilvafrucht, die heilende und verjüngende Kräfte hat. Sie ruht, meist in orangerote Farben gewandet, auf einem Lotosthron. Aus ihrer Hand fließen Goldstücke. Lakshmi zeigt sich als die **ewig Spendende**, die aus dem Erdenschoß der geöffneten Lotosblüte entsteigt. Wo Lakshmi ist, sind zwei schwebende Elefanten als Symbol der Wolken ihre Begleiter und geben ihr die ewige Kraft des Regens, den sie wieder und wieder als Leben spendendes Elixier verteilt. Ihre Gnade, ihr liebevolles Wachen über unser seelisches und körperliches Wohlergehen machen die goldene Göttin so beliebt. Sie ist die Energie des Himmels und der Erde.

LAXMI NEXT LAXMI

Die Mythologie erzählt, dass Lakshmi dem Milchozean entstieg, in einem Lotos wohnt und überirdisch schön ist. Die Glücksspenderin hat viele Namen, unter denen sie verehrt wird. Am häufigsten ruft man sie als *Shri,* »Glück«, an. *Buddhi,* »die Erkenntnis«, und *Siddhi,* »der Erfolg«, beleuchten ihre fruchtbare Energie auf allen Ebenen. *Padmamukhi,* »die den Lotos hält«, zielt auf ihre Schönheit und Reinheit und in *Jaladhija* wird »die aus dem Ozean Geborene« als schäumende, nie versiegende Lebenskraft besungen.

Gaja-Elephants
DIE LEGENDE DER RIESEN

Einst hatten die Elefanten Flügel, sie waren die Wolken und ließen es aus ihren Rüsseln überall auf der Welt regnen. Doch als sie sich auf einem Baum niederließen, fühlte sich ein Meditierender gestört und verfluchte die Flügel. Fortan mussten die Elefanten auf der Erde leben. Noch heute werden sie als Vertreter der großen Riesen am Himmel verehrt. Lakshmi ist ihre spirituelle Sonne, die sie aus Dankbarkeit überschütten.

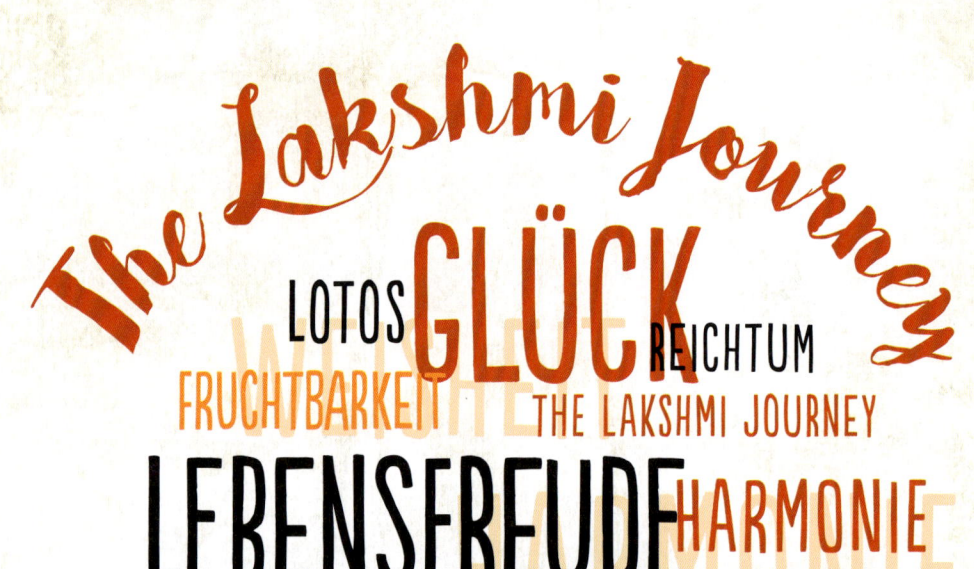

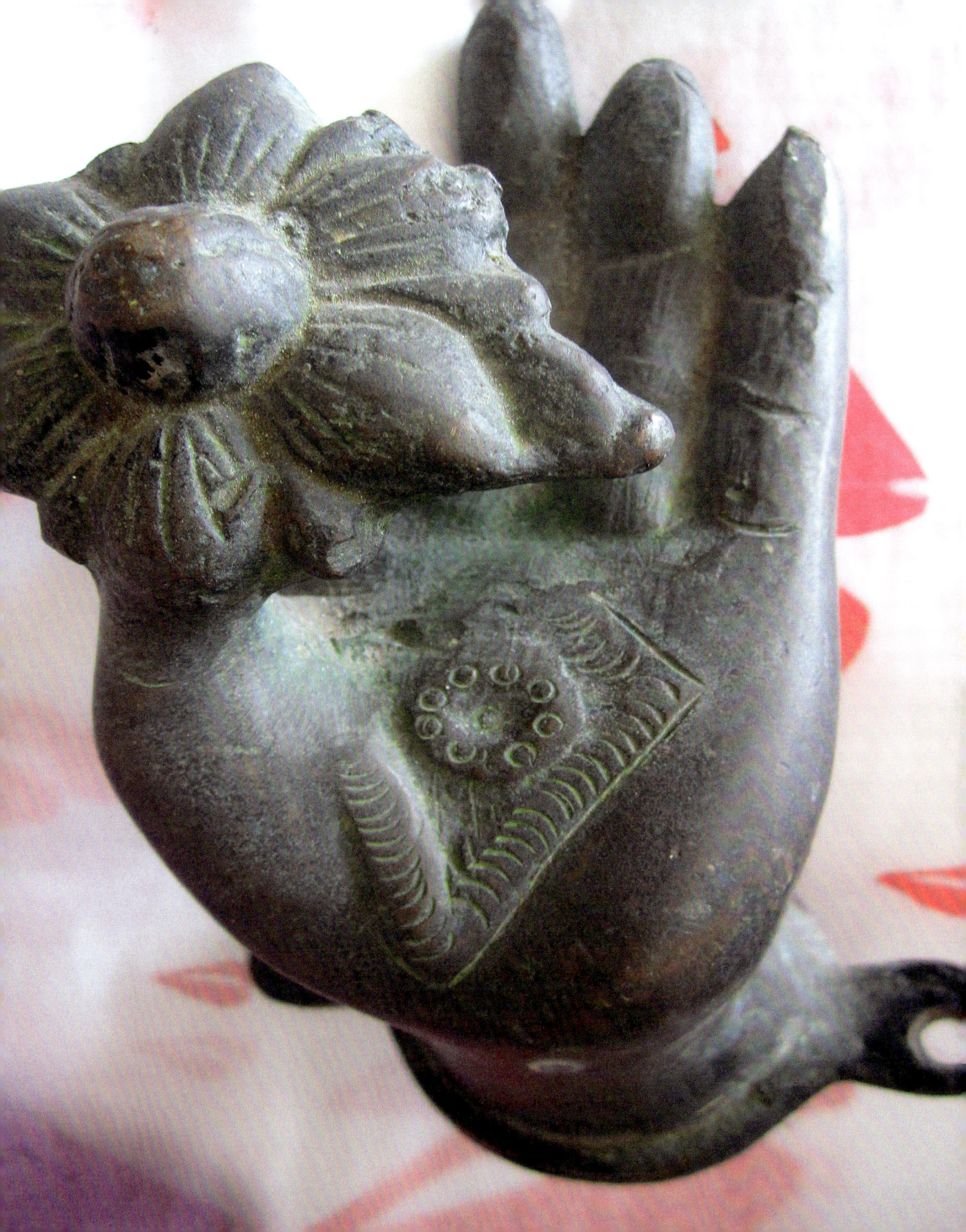

WASSERLILIEN Göttin

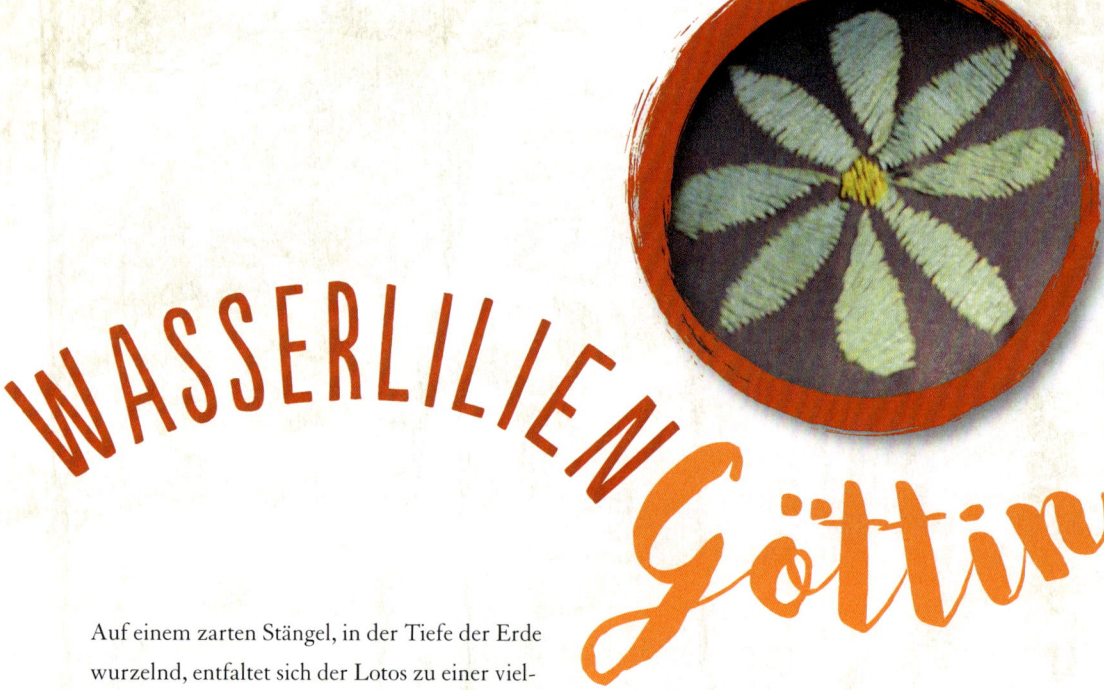

Auf einem zarten Stängel, in der Tiefe der Erde wurzelnd, entfaltet sich der Lotos zu einer vielblütigen Schönheit. Kaum ein Symbol ist stärker mit den indischen Göttinnen verbunden, ist so sehr Lakshmi wie die jungfräulich knospende Wasserlilie, die aufgeblüht den Mutterschoß symbolisiert und für Lakshmi ein Thron ist, aus dem sie ihre unermessliche Bereitschaft, zu befruchten und zu geben, schöpft. Shri Lakshmi, die *Lotosgeborene*, ist selbst der Lotos Padma. Sie ist Wasser und Erde zugleich, Schoß und Sonne, *Virgin and Mother*, himmlischer Segen und Nektar, *Rasa* der Schöpfung, womit sie die Welt reicher und schöner macht.

Padmasana –
LOTOSTHRON DER YOGIS

Der Lotossitz ist neben *Om* das mächtigste Symbol im Yoga. In der Meditationshaltung sind wir mit der Erde verbunden und tief verwurzelt. Das Licht ist das Ziel unserer Reise.

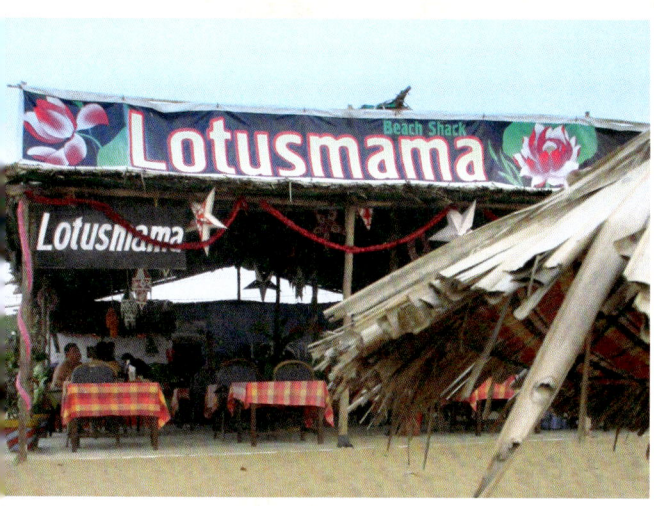
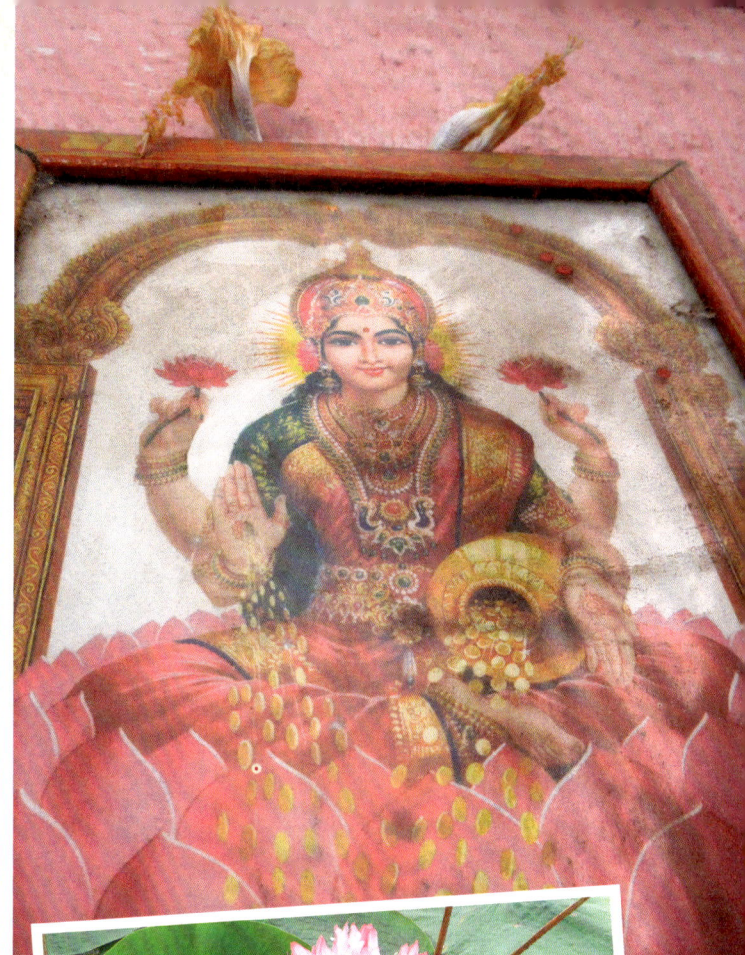
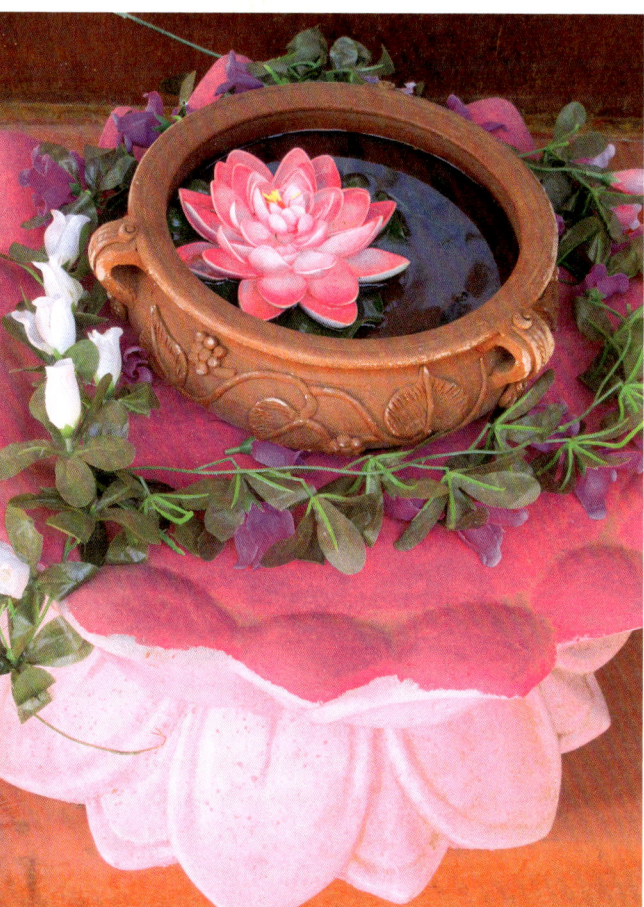
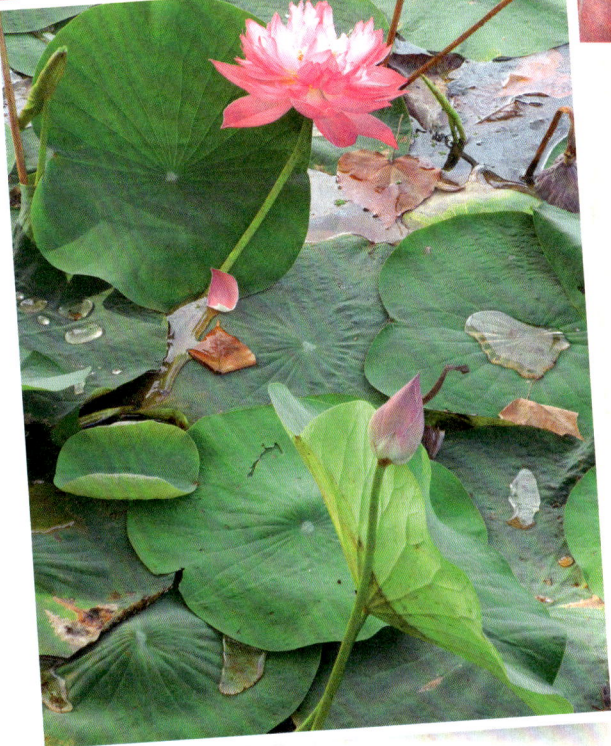

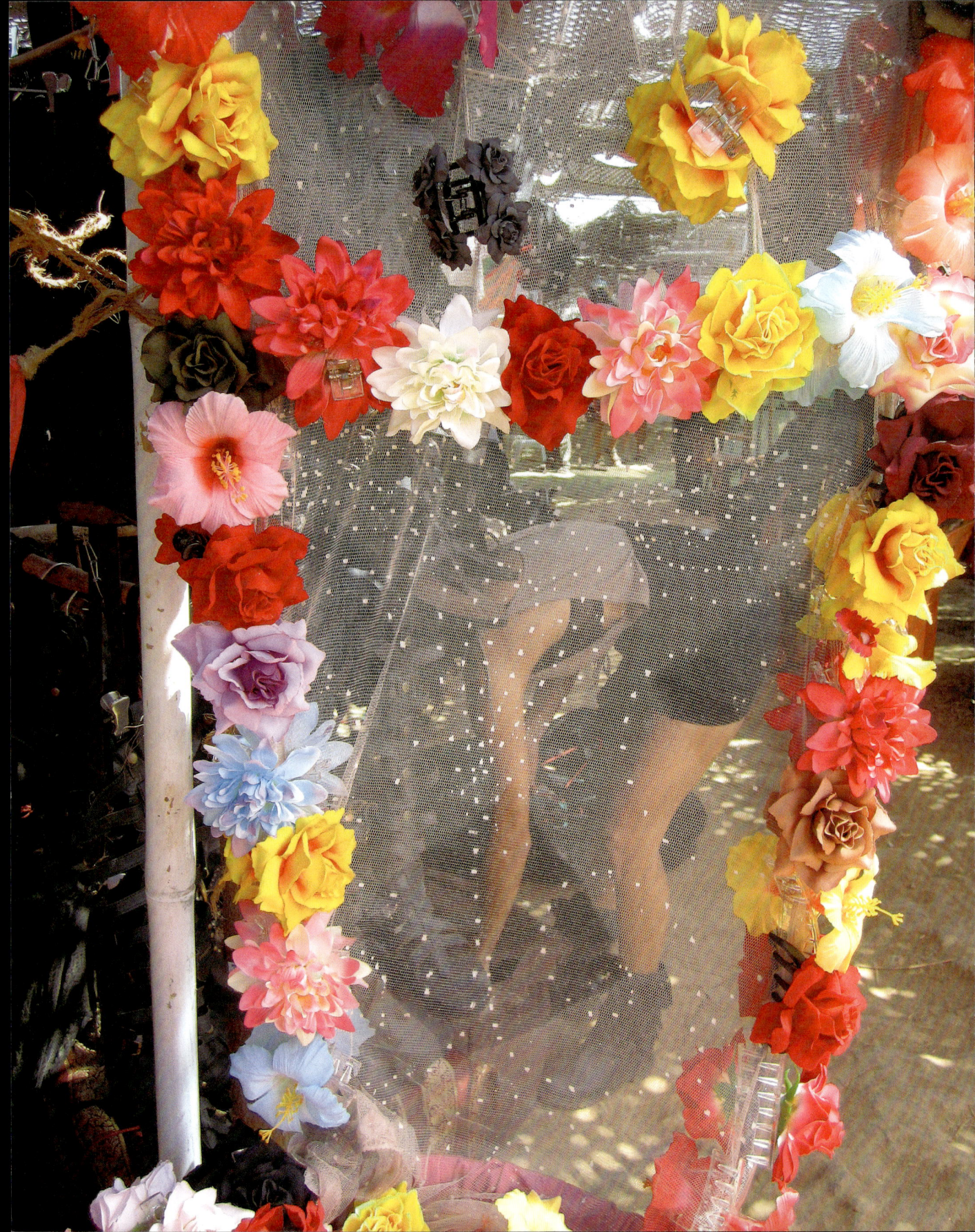

Lakshmi

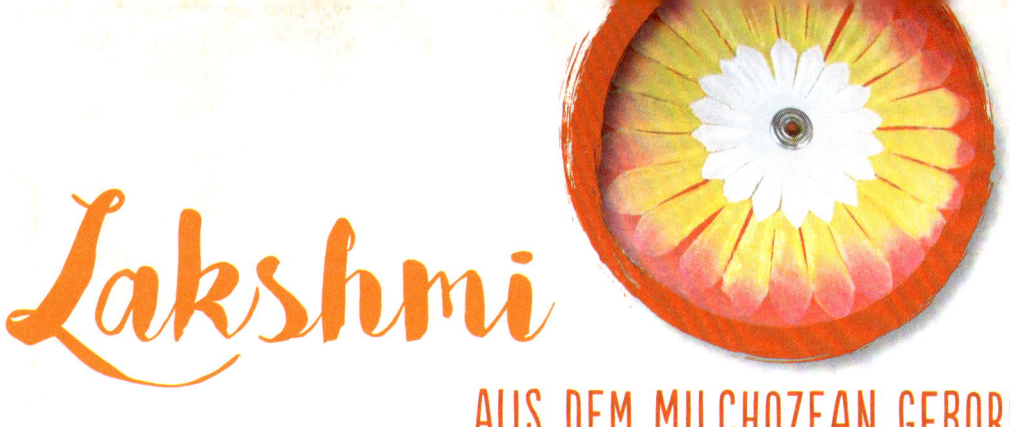

AUS DEM MILCHOZEAN GEBORENE

ALLES FLIESST

Dem indischen Mythos nach entsteht alle Schöpfung aus einer unendlichen Menge verschiedener **Urwasser**. Die Götter quirlten diese nie versiegenden Ozeane, um die Essenz der Unsterblichkeit daraus zu gewinnen. Denn erst, wenn aus dem formlosen chaotischen Zustand der Wasser ein geordnetes Dasein wird, kann *schöpferisches Wachstum* entstehen. Im Wasser ruht die Potenz des Lebens. In der Vorstellung des Milchozeans geht aus der Milch der Unsterblichkeit die feste Materie des Wachstums und der Fortpflanzung hervor, also der unsterbliche Kreislauf allen Seins.

RÜCKKEHR DER GÖTTIN

Lakshmi, die mit nie welkenden Blumengirlanden geschmückt aus dem gequirlten Milchozean, dem Urwesen der Unsterblichkeit, geboren wurde, trägt selbst diesen Aspekt in sich, denn sie ist die Essenz des Lebens, die das formlose Wasser in organische Verbindungen umwandelt. Als Lakshmi einmal, beleidigt von Göttin Indra, die Erde verließ, setzten eine furchtbare Dürre und Leere ein. Die spirituell Suchenden übten keine Askese mehr, Hilfsbereitschaft und Unterstützung versiegten, das Leuchten von Sonne und Mond nahm ab, die Götter verloren ihre Stärke, die Erde verarmte, das Leben wurde stumpf und sinnlos. Erst mit Lakshmis Rückkehr setzte der Kreislauf des Lebens wieder ein, Götterverehrung und die **Gnade der Götter** kehrten zurück.

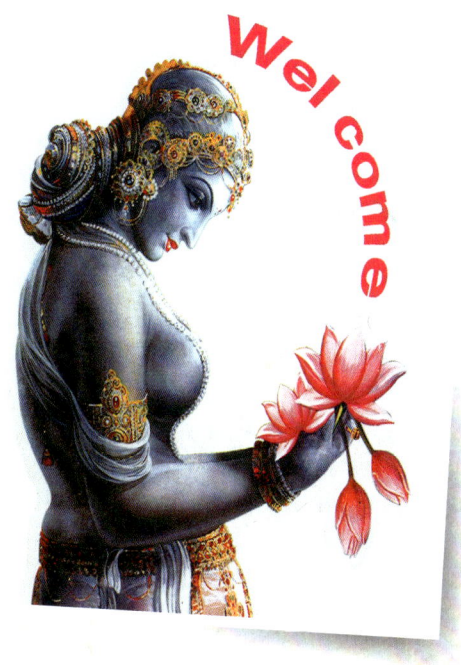

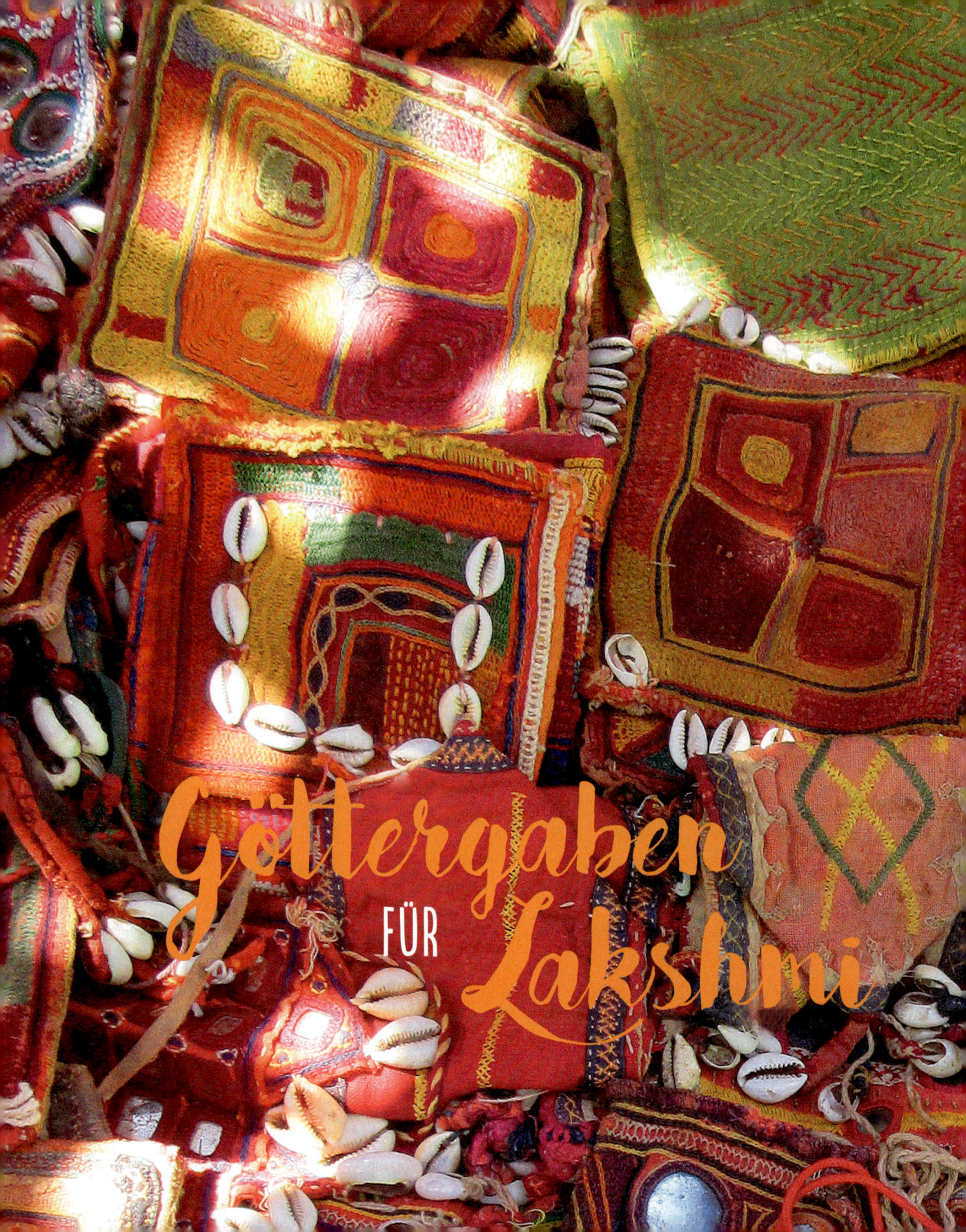

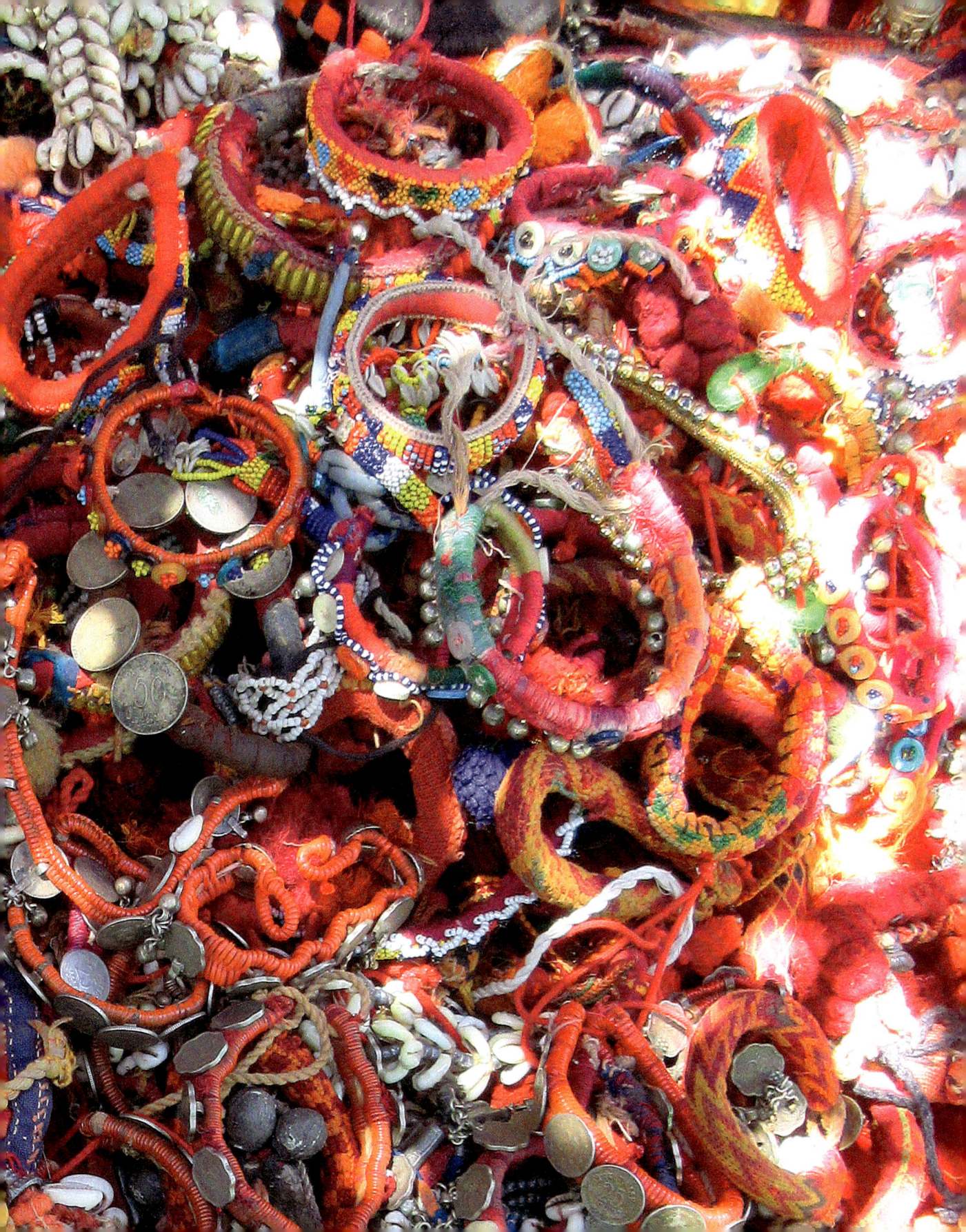

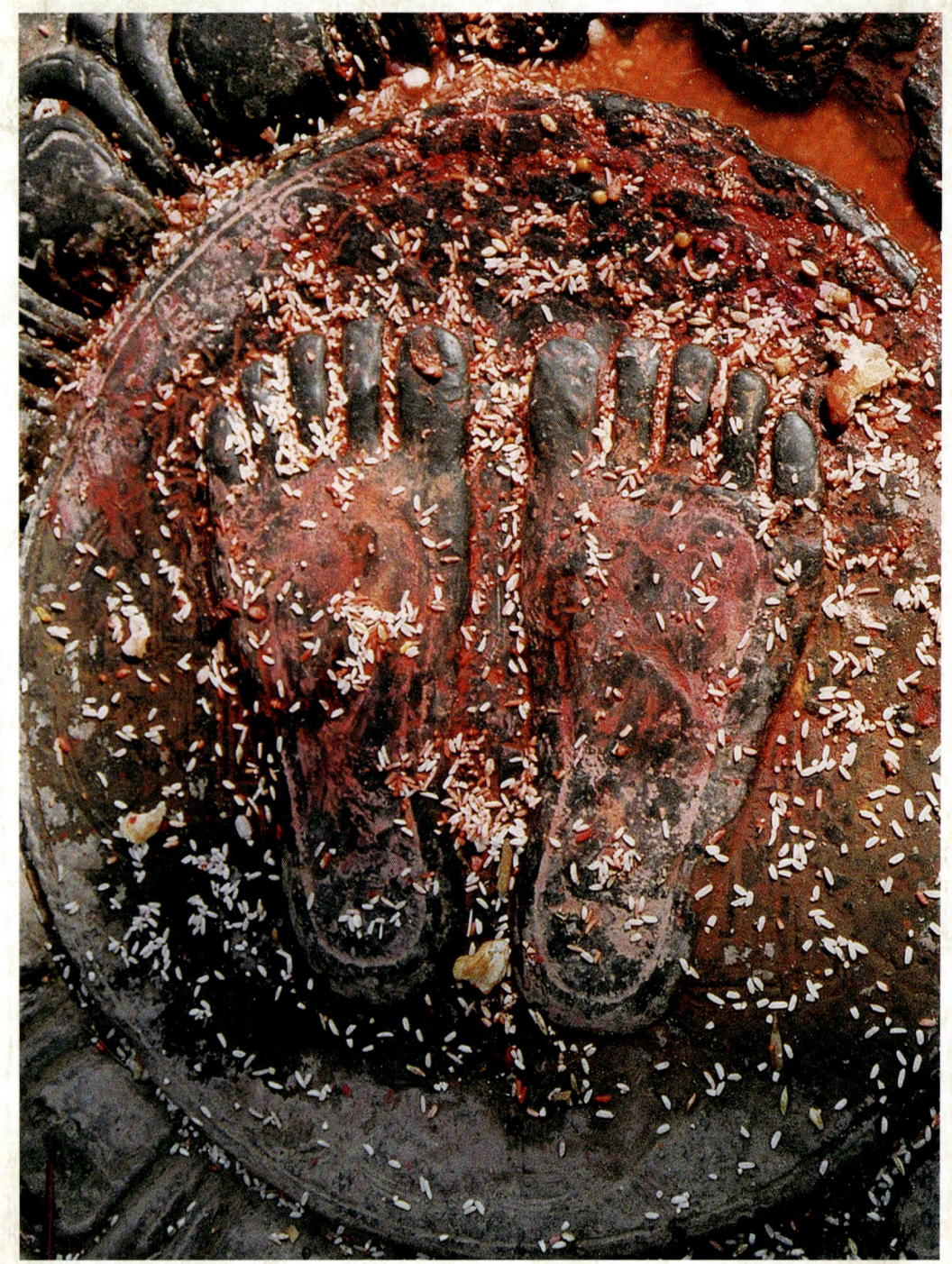

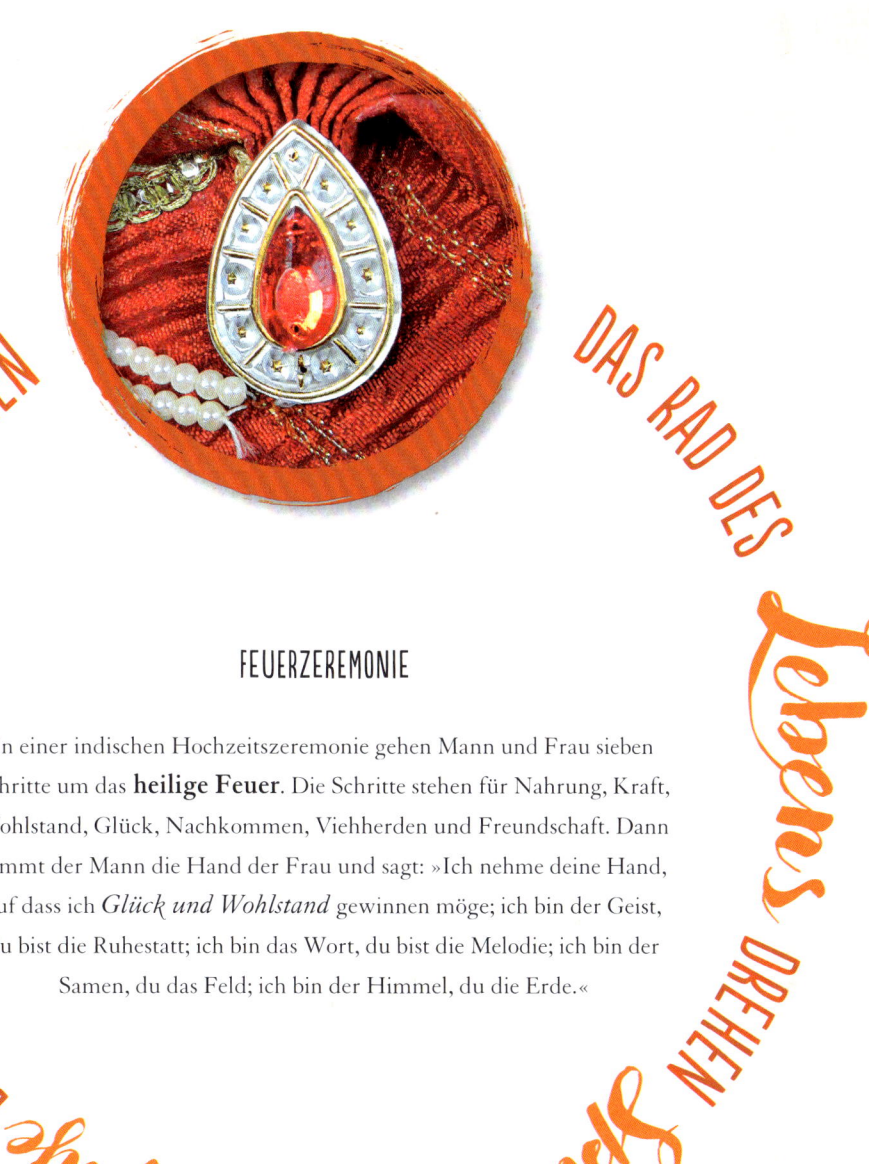

FEUERZEREMONIE

In einer indischen Hochzeitszeremonie gehen Mann und Frau sieben Schritte um das **heilige Feuer**. Die Schritte stehen für Nahrung, Kraft, Wohlstand, Glück, Nachkommen, Viehherden und Freundschaft. Dann nimmt der Mann die Hand der Frau und sagt: »Ich nehme deine Hand, auf dass ich *Glück und Wohlstand* gewinnen möge; ich bin der Geist, du bist die Ruhestatt; ich bin das Wort, du bist die Melodie; ich bin der Samen, du das Feld; ich bin der Himmel, du die Erde.«

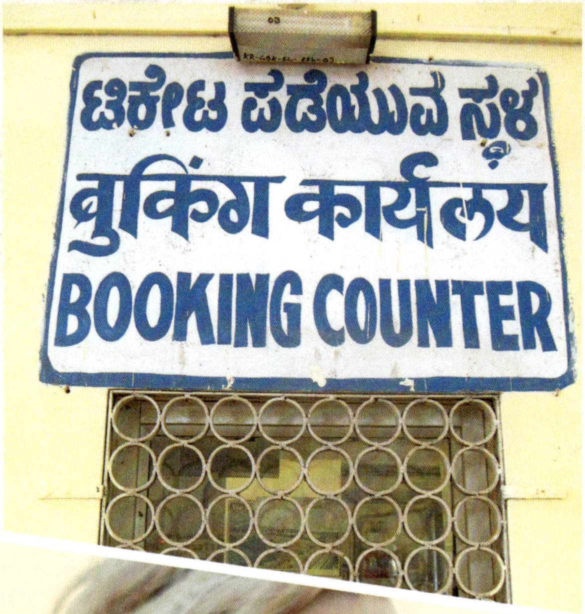

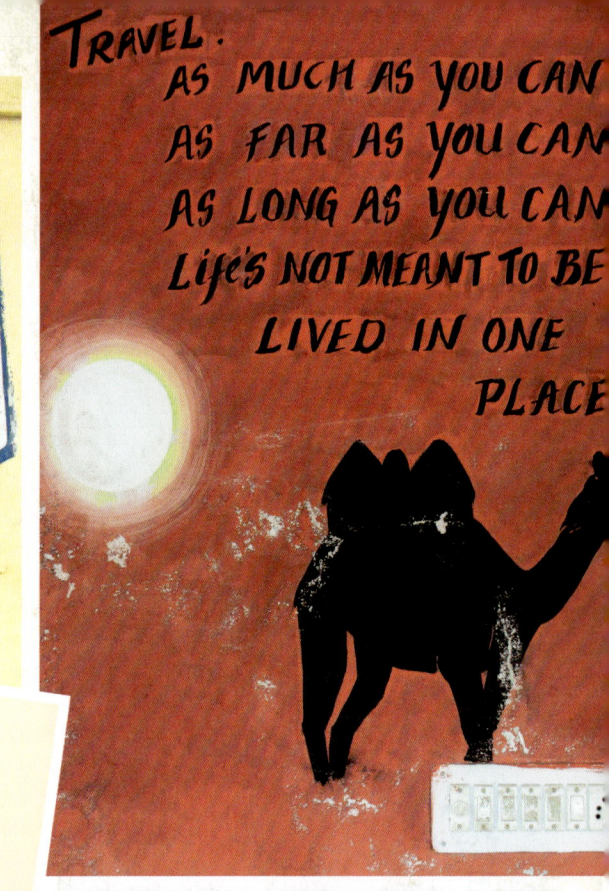

TRAVEL.
AS MUCH AS YOU CAN
AS FAR AS YOU CAN
AS LONG AS YOU CAN
Life's NOT MEANT TO BE
LIVED IN ONE
PLACE

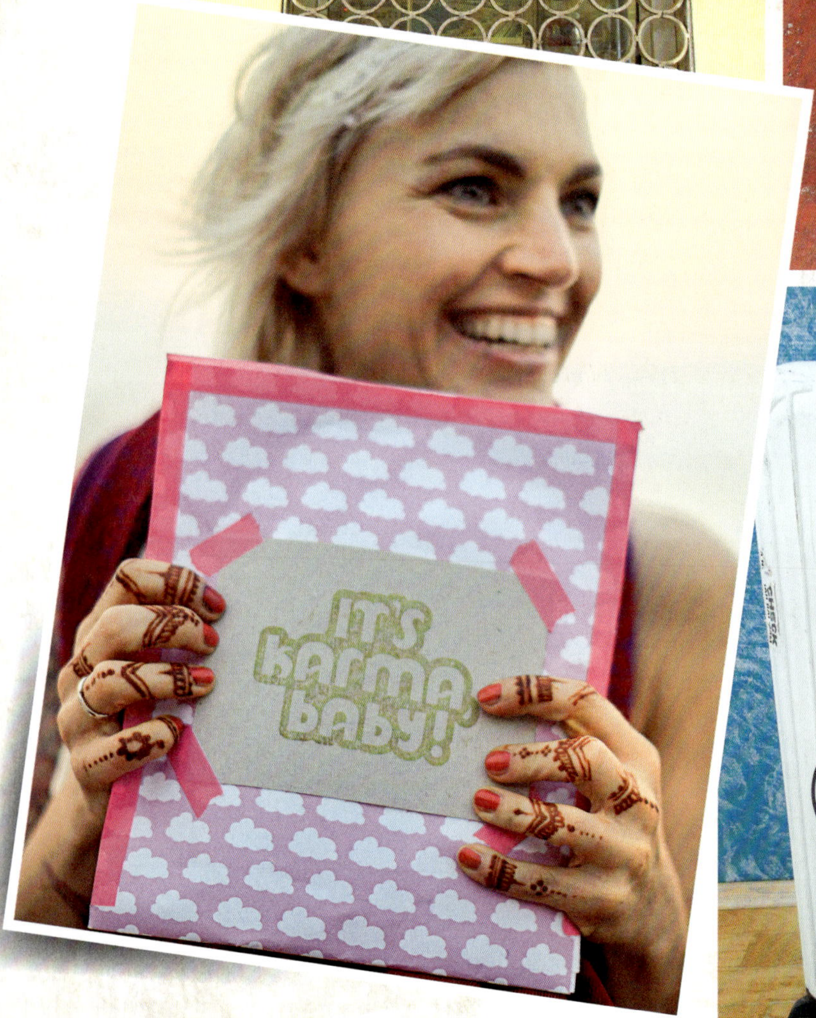

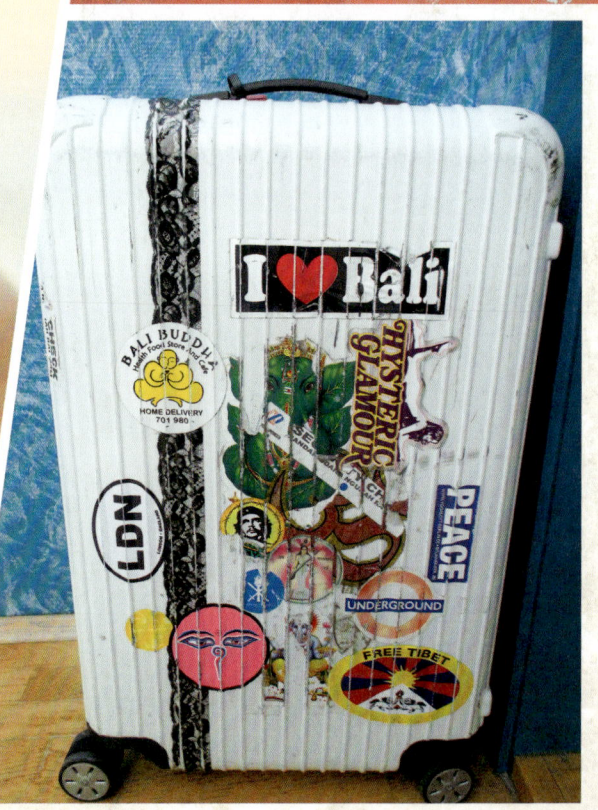

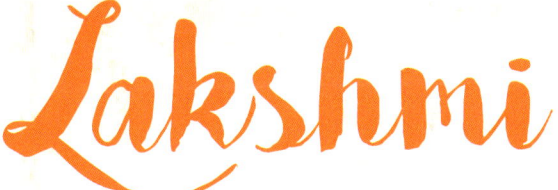
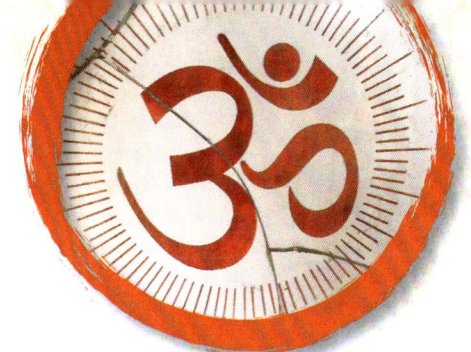

YOGINI ON THE GO – TAKE OFF

WANDERLUST

Lakshmi ist immer im Fluss, bleibt nicht gerne an einem Ort. Sie lässt sich nicht festhalten, so wie die Liebe sucht auch sie immer die Freiheit. Die Reise ist ihr *Schwungrad*, das sie und ihren Schöpfergeist antreibt.

TRAVELLING SOULS

Der einsame Yogi in der Höhle, die asketisch lebende Yogini sind selten geworden. Der spirituelle Weg ist heutzutage oft eine **inspirierende Reise**, ein Gruppenerlebnis, er führt viele von uns in Retreats, Ashrams, Klöster oder 5-Sterne-Hotels, vielleicht auch auf einen Motorrad-Trip zu zweit entlang der schönsten Küsten der Welt. Das gemeinsame Praktizieren in einer *Sangha*, weit weg von zu Hause, ermöglicht uns westlich orientierten Sinnsuchern oft einen leichteren Zugang zur Erleuchtung. Wenn wir in *Surya Namaskar* die Sonne begrüßen, wenn wir an einem Lagerfeuer ein Mantra *chanten* oder auf einer Insel meditieren und wir, befreit von Computer, Handy und Co., nur noch die Körper und Stimmen um uns herum fühlen, dann beginnt eine Reise in das wohl facettenreichste und unbekannteste Land: eine Reise zu uns selbst mit dem Ziel, die Ausgeglichenheit, Zufriedenheit, das geistige Glück zu finden. *Lakshmis Spirit* ist auch das Angebot, den spirituellen Weg zu erspüren, der in dem Augenblick zu einem passt. Schnell oder langsam, in der Ferne oder ganz nah, gemeinsam schweigend, lachend, tanzend oder im Einklang mit sich allein.

Travel light,
live light, spread the light,
be the Light.

Yogi Bhajan

Jetlag Elixir
ANKOMMEN UND DASEIN

Jatamansi, Tagara, Ashwagandha und Hanfpulver in heiße Mandelmilch rühren und ziehen lassen. Mit Dattelsirup süßen. Enjoy – und lasse die Seele nachreisen!

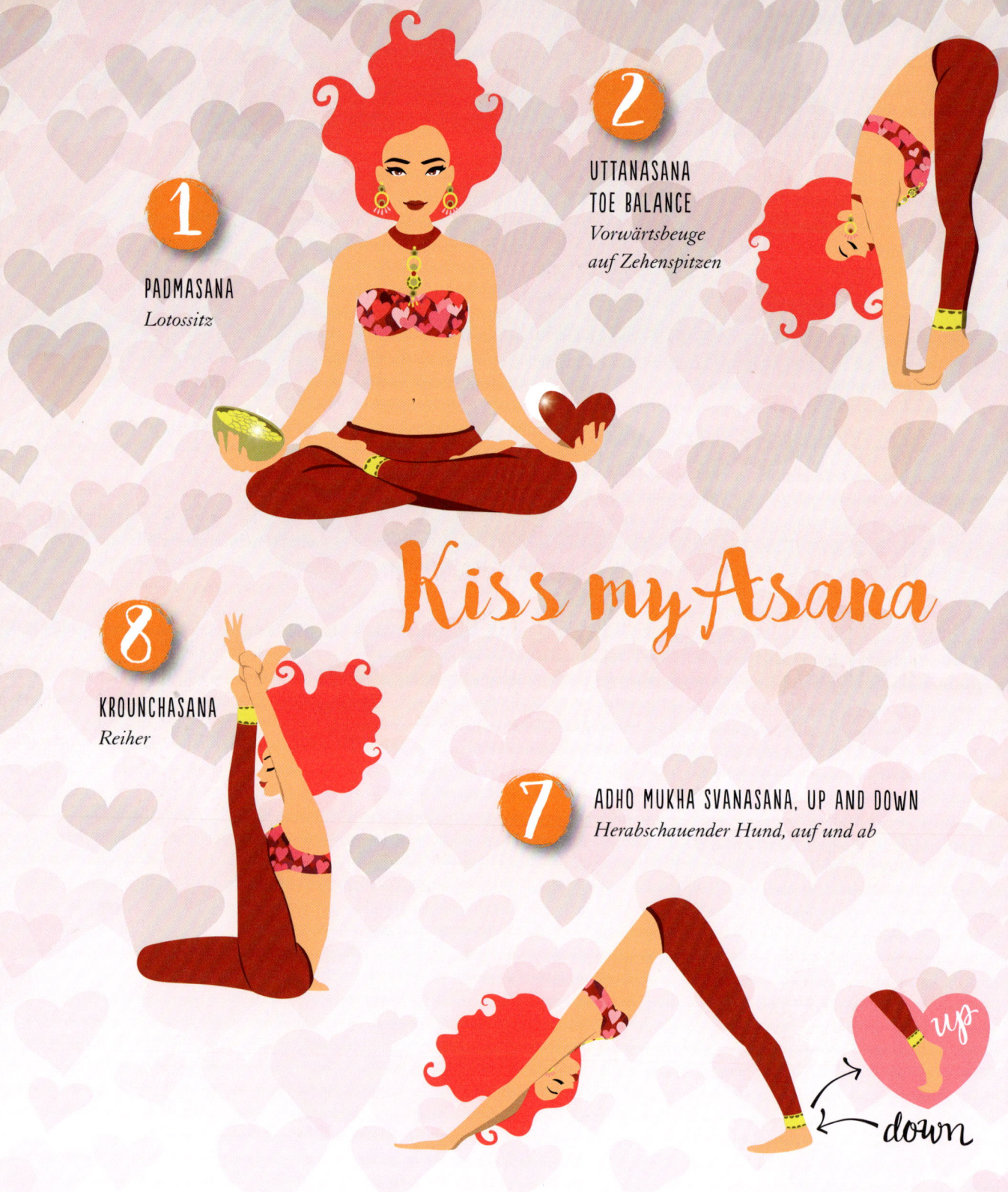

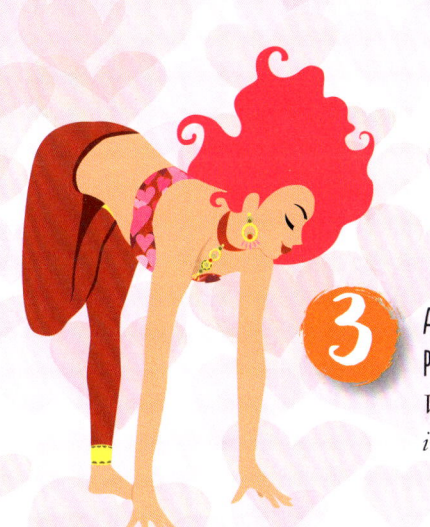

3 ARDHA BADDHA PADMOTTANASANA
Vorwärtsbeuge gebunden im halben Lotos

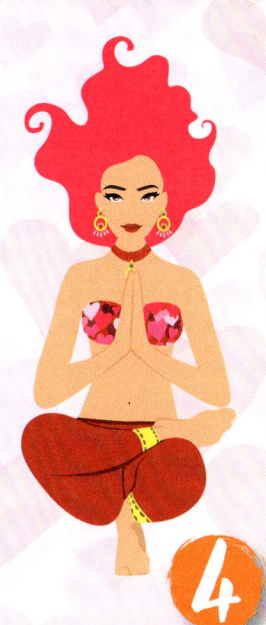

4 PADANGUSTHA PADMA UTKATASANA
Zehenbalance im Halblotos

Ein **HERZÖFFNENDER FLOW** im Zeichen von Shri Lakshmi: erschaffe dir *Freiheit und Frieden* und lerne zugleich, deine Grenzen zu **RESPEKTIEREN**.

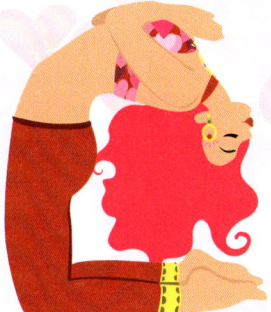

5 USTRASANA/KAPOTASANA
Variation Kamel/Taube

6 MAYURASANA
Pfau

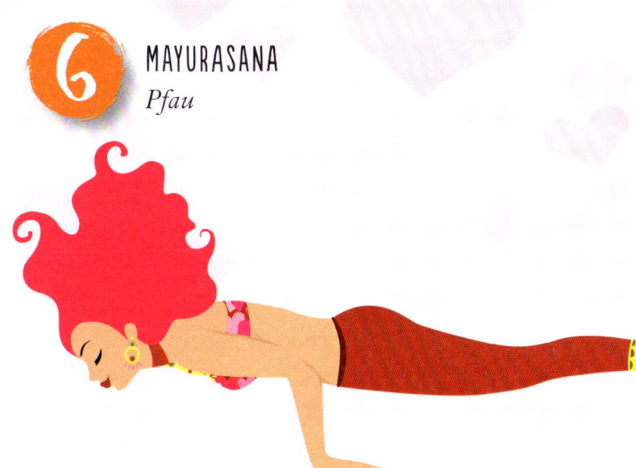

Kiss my Asana

VERNEIGE DICH VOR DEM GÖTTLICHEN IN DIR UND IN ALLEM, WAS LEBT.
YOU LOVE OTHERS. YOU LOVE YOURSELF. YOU GIVE LOVE. YOU RECEIVE LOVE.

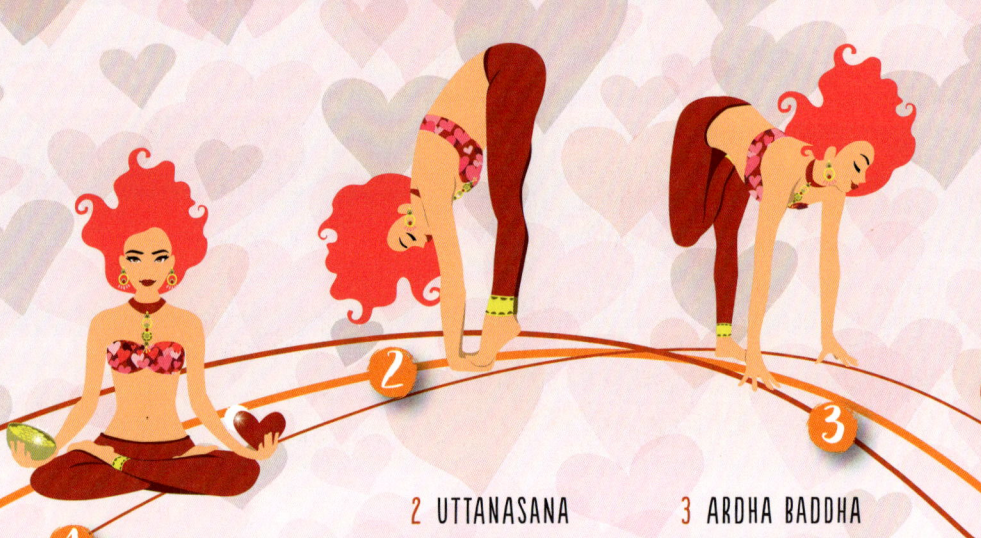

1 PADMASANA
Lotossitz
Der legendäre Lotos für Innenschau und Kontemplation! Öffnet deine Hüften und hilft dir, auf eine höhere Bewusstseinsebene zu kommen.

2 UTTANASANA TOE BALANCE
Vorwärtsbeuge auf Zehenspitzen
Einatmend die Zehen heben, ausatmend in die Vorbeuge. Versuche, deine Zehen auf die Handinnenflächen zu stellen. Diese schöne Asana dehnt und wärmt den ganzen Körper.

3 ARDHA BADDHA PADMOTTANASANA
Vorwärtsbeuge gebunden im halben Lotos
Go easy – »Divine Consciousness«. Einatmen – ausatmen – nach vorne beugen. Der wahre »Schlüssel« für diese herausfordernde Yogaposition ist eine stabile Hüfte.

4 PADANGUSTHA PADMA UTKATASANA
Zehenbalance im Halblotos
Auf den Zehenspitzen balancierst du den Lotos aus, fokussiere dich mit Anjali Mudra auf dein Herz. Diese Pose schenkt dir mentale Klarheit und Ausgeglichenheit.

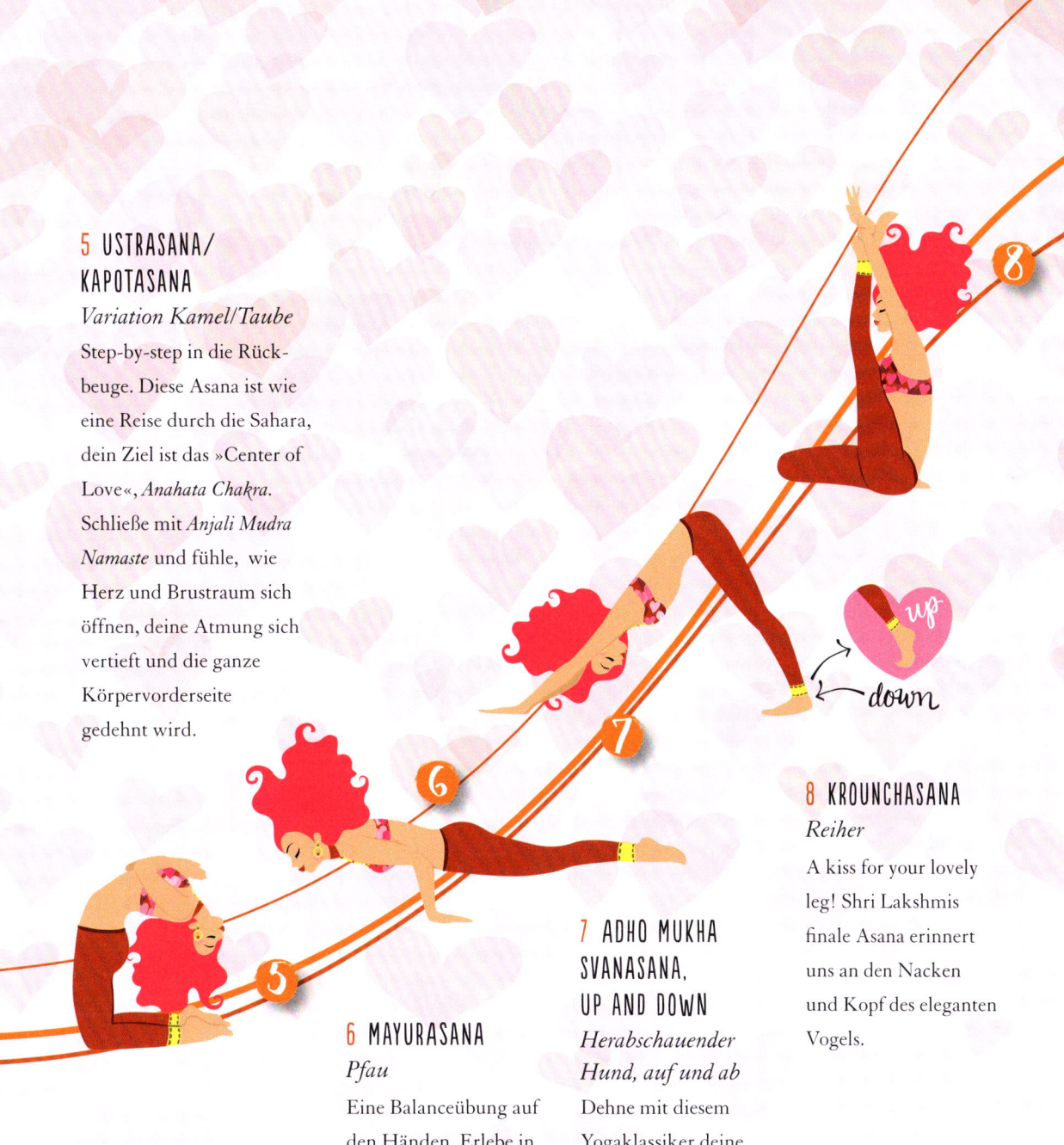

5 USTRASANA/ KAPOTASANA
Variation Kamel/Taube
Step-by-step in die Rückbeuge. Diese Asana ist wie eine Reise durch die Sahara, dein Ziel ist das »Center of Love«, *Anahata Chakra*. Schließe mit *Anjali Mudra Namaste* und fühle, wie Herz und Brustraum sich öffnen, deine Atmung sich vertieft und die ganze Körpervorderseite gedehnt wird.

6 MAYURASANA
Pfau
Eine Balanceübung auf den Händen. Erlebe in dieser Asana die Leichtigkeit und Eleganz von Göttin Lakshmis Begleittier.

7 ADHO MUKHA SVANASANA, UP AND DOWN
Herabschauender Hund, auf und ab
Dehne mit diesem Yogaklassiker deine Muskeln und den ganzen Körper. Dieser »bunte Hund« fördert die innere Stabilität.

8 KROUNCHASANA
Reiher
A kiss for your lovely leg! Shri Lakshmis finale Asana erinnert uns an den Nacken und Kopf des eleganten Vogels.

Jungbrunnen der Göttin Lakshmi

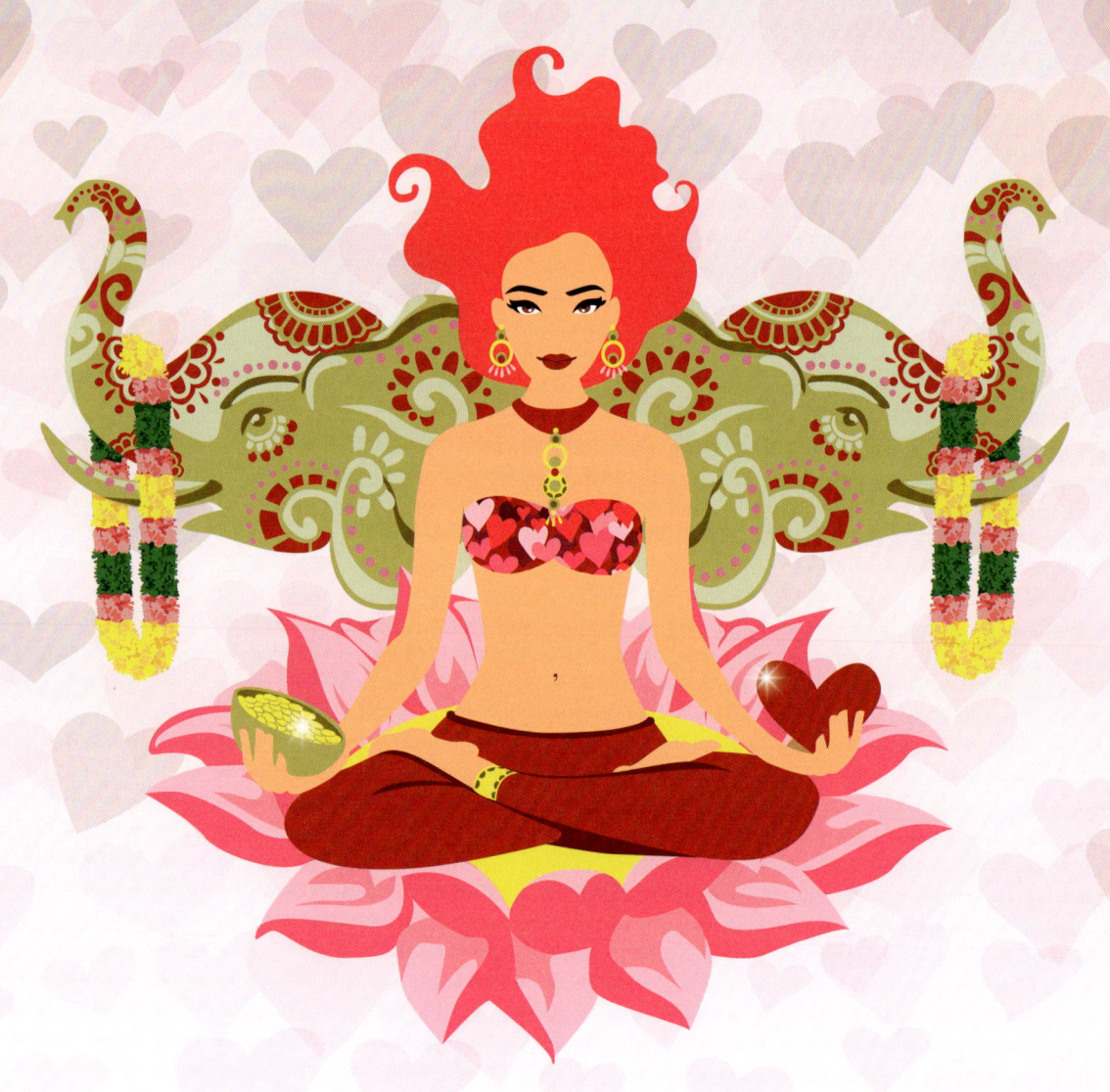

VIPARITA KARANI

Shri Lakshmi liegt in einer regenerierenden Yoga-Umkehrhaltung mit einer einzigen wunderbaren Botschaft: Loszulassen! Ihr Sankalpa: »Ich bin voller Freude und Glück.«

EMBRYO

Eingerollt in der Seitenlage fühlt sich die Göttin Lakshmi in der Embryo-Position völlig geborgen in sich selbst. Danach rollt sie sich in Zeitlupe Wirbel für Wirbel auf für einen süßen Neustart in den Alltag.

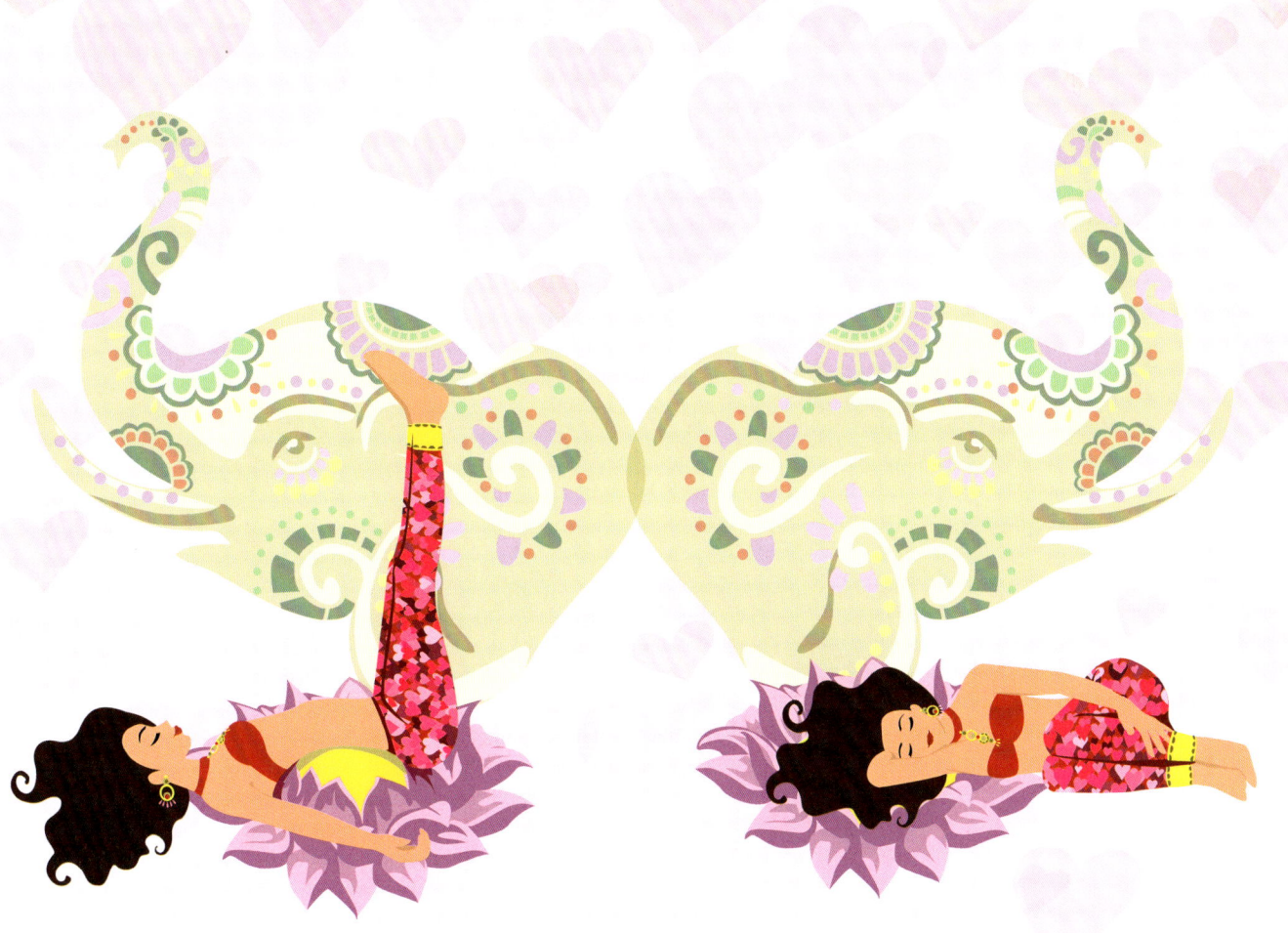

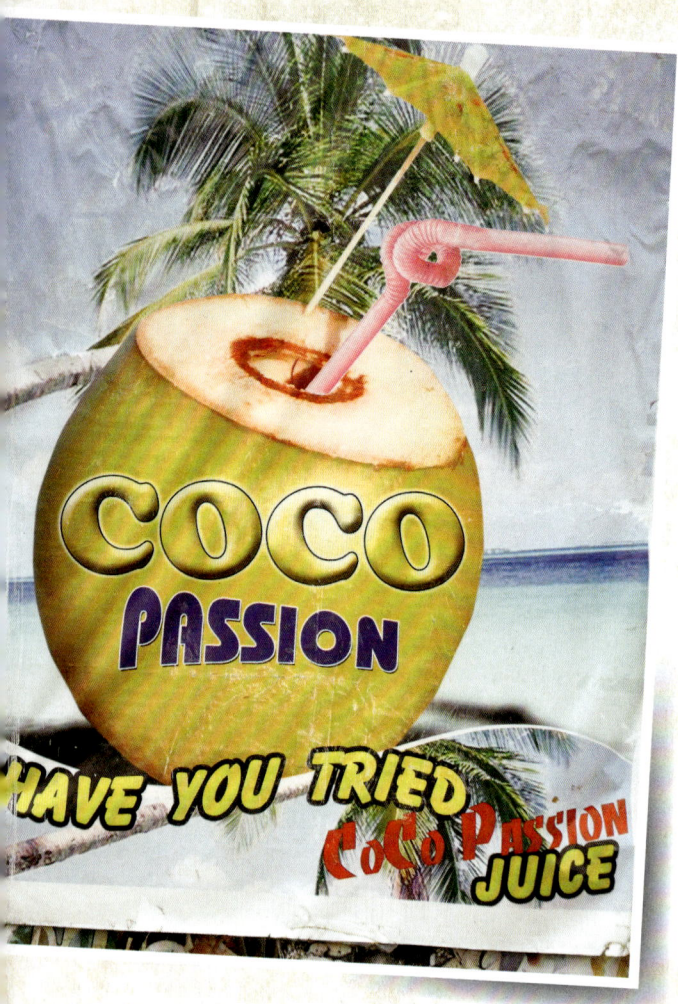

EXOTIC COCONUT

Das Superfood der Lakshmi. Sie liebt Kokoswasser, Kokosmilch, Virgin Coconut Oil – Kokosnuss in allen Variationen, ein himmlisch sprudelnder Jungbrunnen. Wenn Kokos gespalten wird, ergeben sich zwei Hälften, eine männliche und eine weibliche. *Kokos ist Kult*, überall auf der Welt. In Indien gilt eine frisch gepflückte Kokosnuss als das wertvollste Gastgeschenk.

LEBENSELIXIERE

Der Zaubertrank, der ewiges Leben verspricht, war immer schon die Sehnsucht der Menschen. Manche Naturgeschenke sind wunderbare Zaubertränke. So gilt beispielsweise Agavendicksaft als Nahrung der Göttin. In der vedischen Tradition wird Honig dem flüssigen Gold, *aurum*, gleichgesetzt, er ist der Nektar, *amrita*, der Götter und Elixier der Unsterblichkeit. Die Rose zieht ihre spirituelle Heilsspur durch alle Mythen, wenn wir an Malas und Rosenkränze denken oder Rosenwasser genießen. Zu unserem Up-to-date-Lebenselixier gehören gerne Kokos, Honig, Safran, Aurum und Granatäpfel.

*Gemeinsam am Strand ein **Mandala** aus **Kokosnussschalen** legen – schweigen – warten, bis die **Wellen der Flut** sich die Gabe holen.*

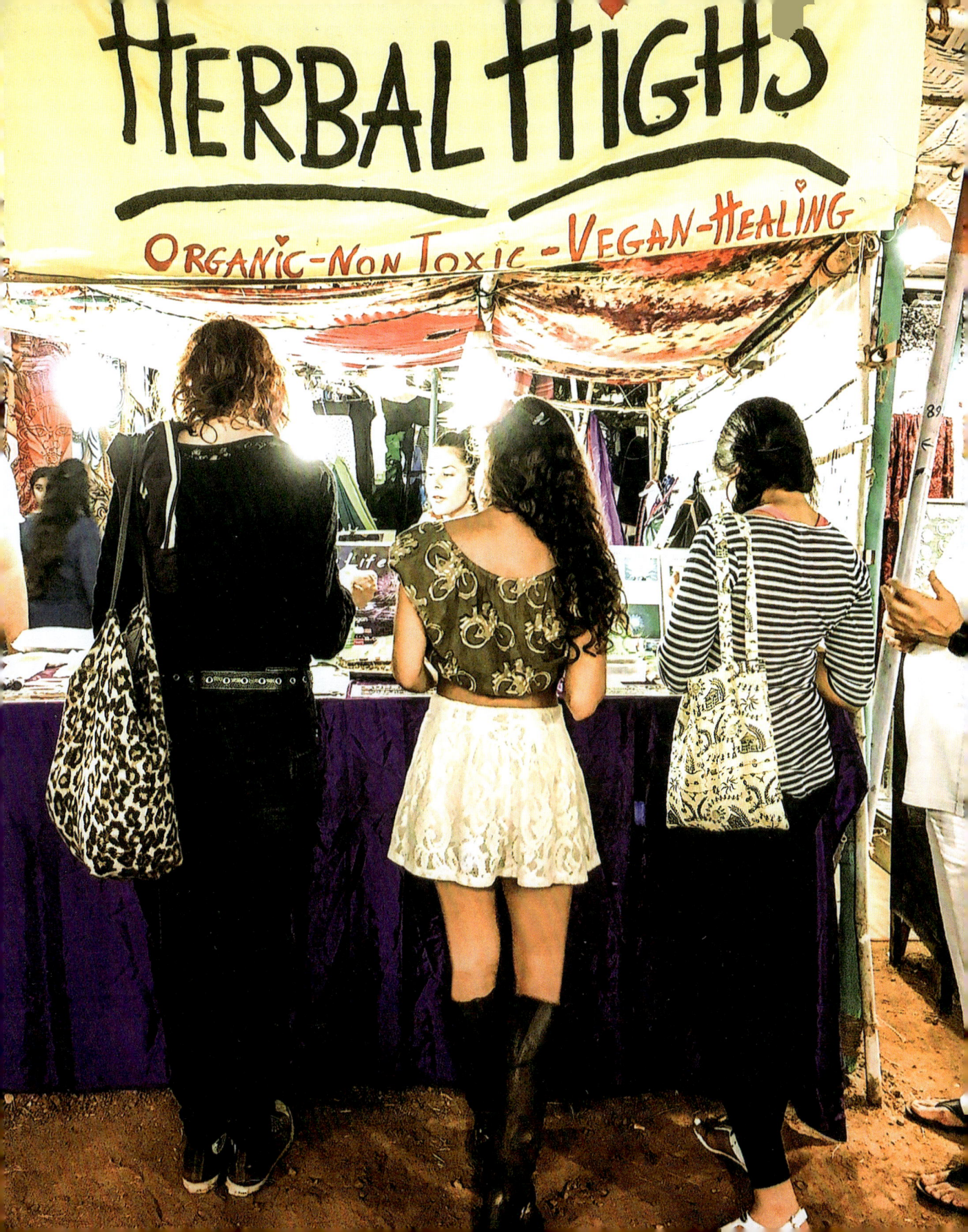

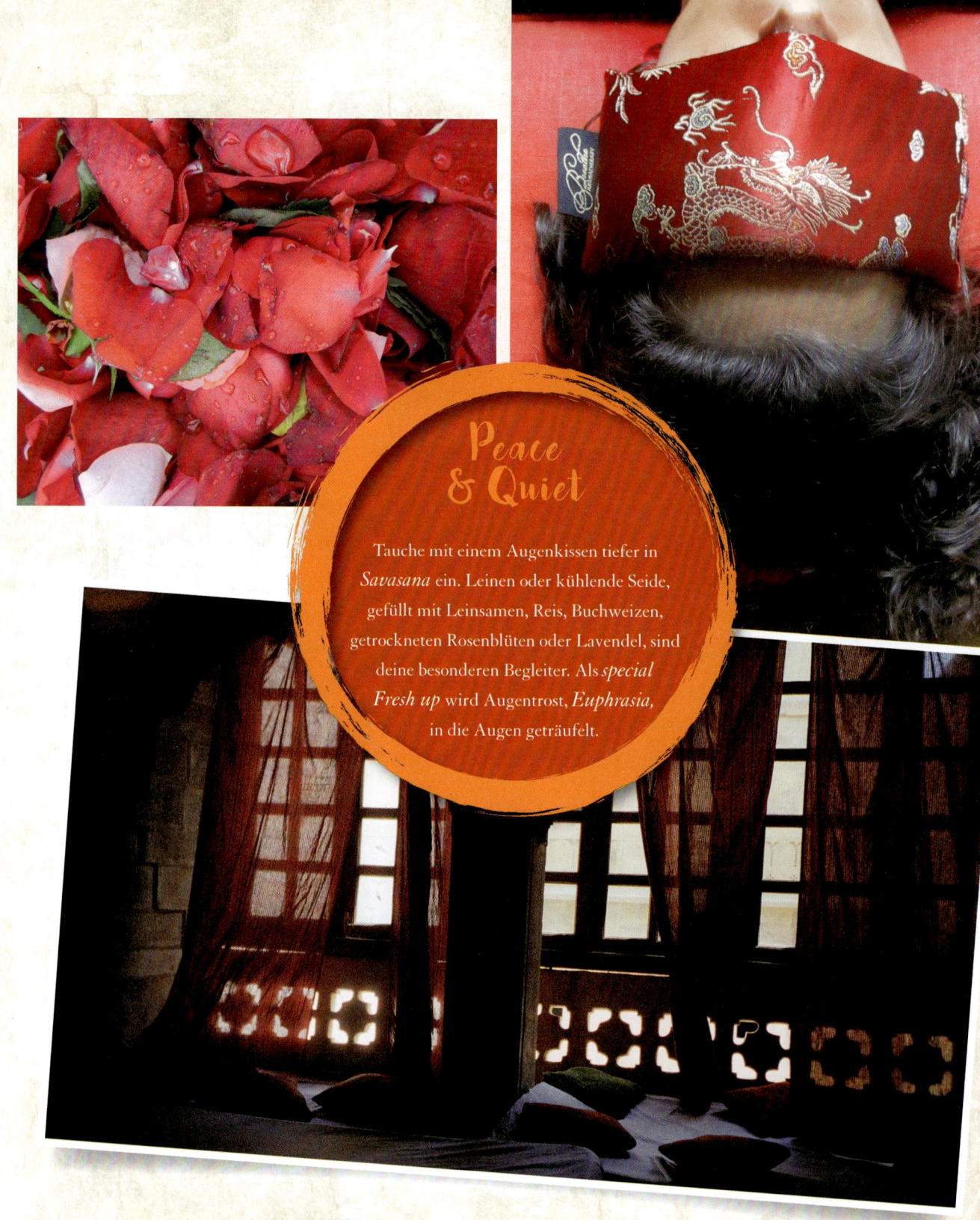

Peace & Quiet

Tauche mit einem Augenkissen tiefer in *Savasana* ein. Leinen oder kühlende Seide, gefüllt mit Leinsamen, Reis, Buchweizen, getrockneten Rosenblüten oder Lavendel, sind deine besonderen Begleiter. Als *special Fresh up* wird Augentrost, *Euphrasia,* in die Augen geträufelt.

Powernapping
SCHAU MIR IN DIE AUGEN, LAKSHMI

RELAX AND ENJOY

Mit einem *Powernap* kannst du die Energiezentren auffüllen und gleichzeitig deine Erinnerungen sortieren. Dabei werden der Stoffwechsel und der Kreislauf einmal heruntergefahren und kurz darauf wieder neu gestartet. Du schenkst deinen Augen eine **Pause**, und dein Kopf kann sich befreien von der Flut der Bilder, der Töne, der Gerüche. Manchmal verlangt dein Leben einfach einen Zwischenstopp, wie eine Reise, die man unterbricht, um einmal zu reflektieren, eventuell aufzuschreiben, was man gesehen hat.
Powernap ist eine göttliche Kurzentspannung, *relax & enjoy.*

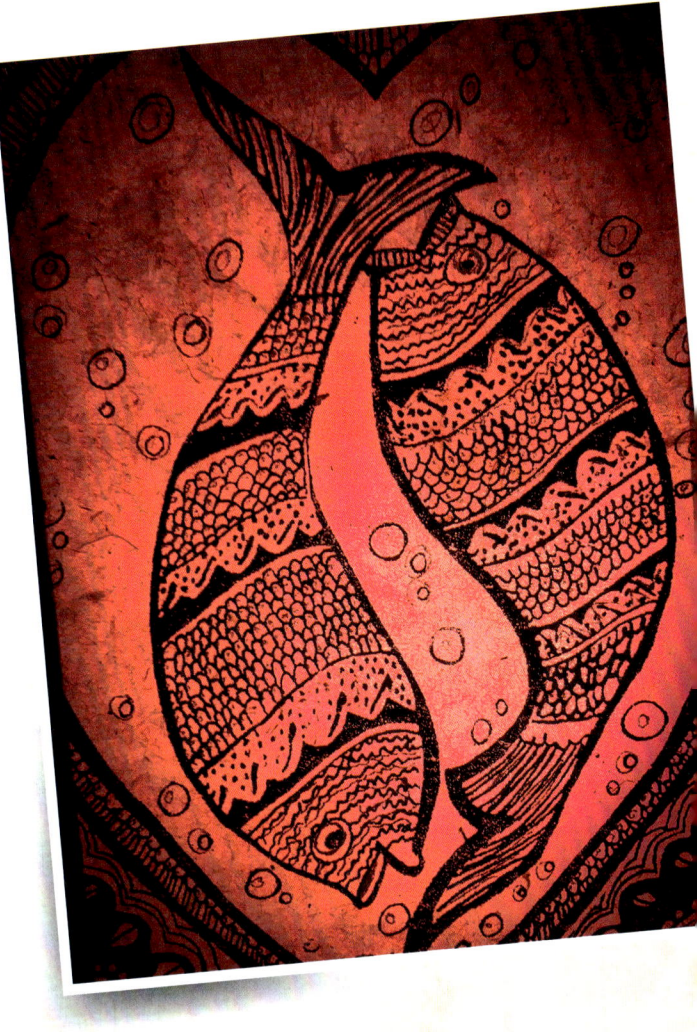

TIEF EINTAUCHEN

Im *nächtlichen Tiefschlaf* verbinden sich Himmel und Erde, der Kreislauf der Elemente kommt zur Ruhe. Wir tauchen ein in das Reich des inneren Friedens. *Shanti Shanti* – tiefer Frieden und göttliche Ruhe in dir!

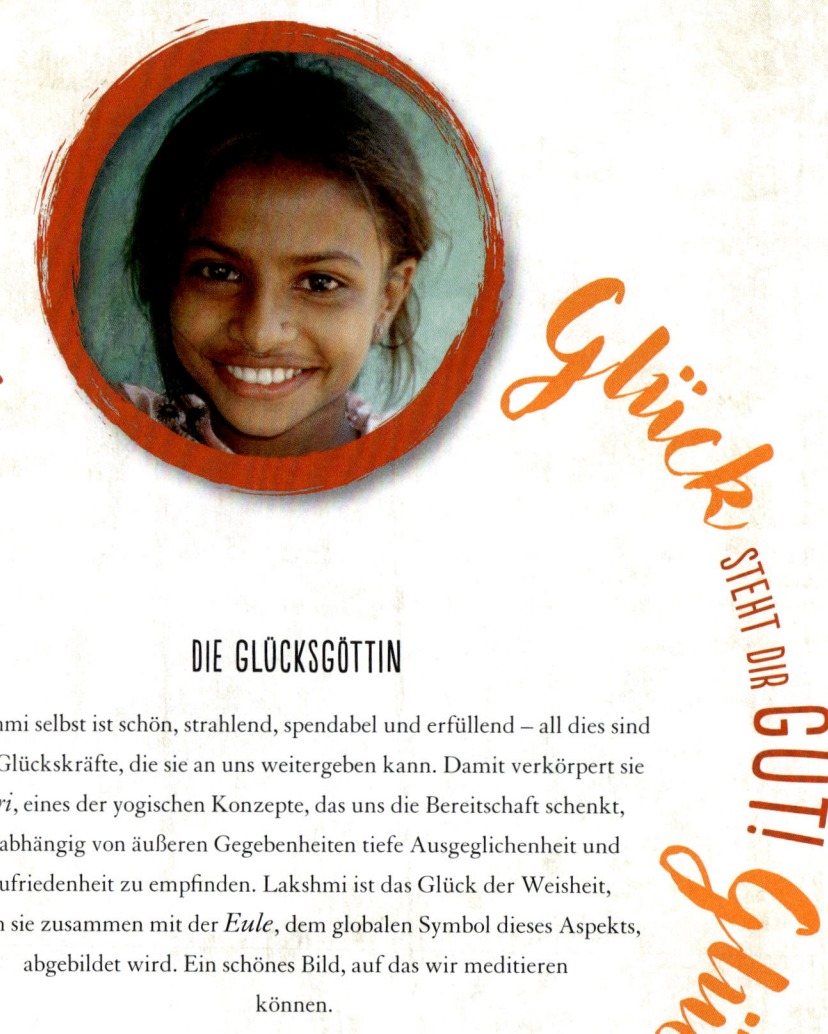

DIE GLÜCKSGÖTTIN

Lakshmi selbst ist schön, strahlend, spendabel und erfüllend – all dies sind ihre Glückskräfte, die sie an uns weitergeben kann. Damit verkörpert sie *Shri*, eines der yogischen Konzepte, das uns die Bereitschaft schenkt, unabhängig von äußeren Gegebenheiten tiefe Ausgeglichenheit und Zufriedenheit zu empfinden. Lakshmi ist das Glück der Weisheit, wenn sie zusammen mit der *Eule*, dem globalen Symbol dieses Aspekts, abgebildet wird. Ein schönes Bild, auf das wir meditieren können.

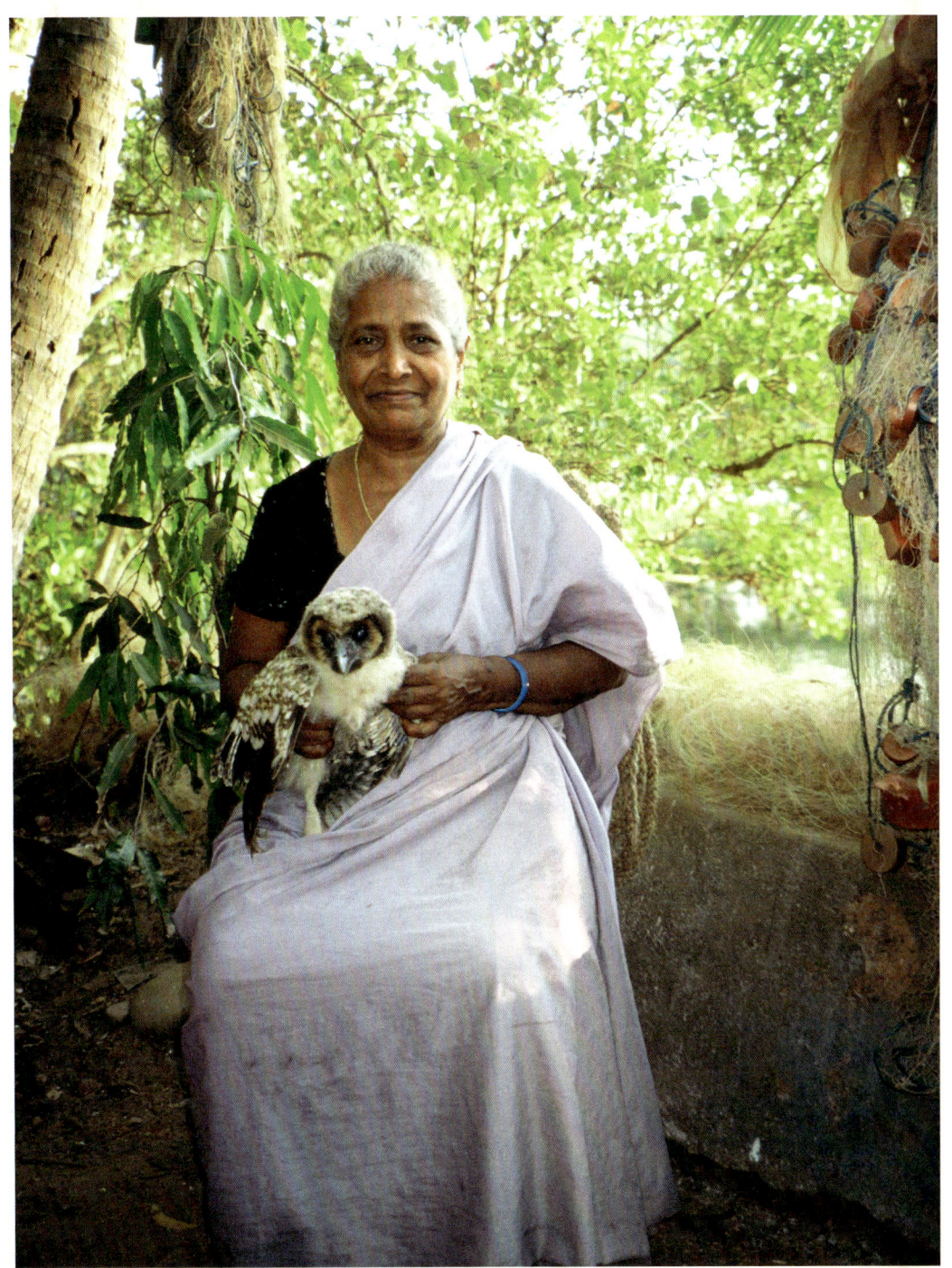

YOGISCHEN UND WELTLICHEN DANK …

… an die fantastischen Fotografen, die so großzügig zu diesem Buch beigetragen und gesponsert haben: Michael Petersohn, www.polarized.de, Munir Kabani, www.clownfishh.net, mein Neffe, Timo Haenseler, www.redforest.de

… Olivia Schuff und ihrer Assistentin Danielle für die bezaubernden »wundergestalten« Illustrationen, die das komplette Göttinnen Team beflügelten und inspirierten.

… für die Liebe und Unterstützung: Nicole Mohrmann, der strahlenden Glücksgöttin, Dr. Sandra und Jörg Widmann, Jillian Sollinger »The Yogagarden Munich«, Babs & Felix, Coco & Robinson Rubach, Yvonne Grevenitz, Annette Kopp, Christian Ettinger, Marion Linkert, Prof. Dr. Susanne Weber, Ameilia Bolohan, Sabine Yousefy, Pia Acquadro, Antje List, Christa Karari, Dr. Nicola Huber, Birgit Werkle, Karin Bentele, Stefan Oed, Uwe Czyganowski, Susanne Ludwig, Sigi Heidi Hohner, Sandra Maksimovic, Joe Binder, Inge Holzbauer, Renate Haidinger, Rose Langenbein, Elisabetta Schlegel, Jenny Albiker, Anastasia Gilwarg, Dr. Andrea Stadler, Andrea Maier, Merve', Merin und Nisa, Bianca Pagano, Elly Schwartz, Bea Laengle »yogapura.ch«, Dr. Christoph Magura, Dr. Wolfgang Luppa, Mike Hamkens »Marché aux puces«, den Wildkräuterfeen St.Michaelshof/Allgäu, meiner geliebten Mutter Senta, die alle Göttinnenaspekte in sich trug, und meiner Familie

… und special Thanks for a special Goatime: Ute Schütz, die den kreativen Dome gestaltete und in deren Treehouse ich Schöpferkraft sammelte, Eckhard's Ashram »Shantiniketan«, Duke Imo, dogs Hippie & Nano & cats, Tanjua, Michael & Judith Petersohn, the ultimate crazy-beach-wedding & the beautiful amazones from Berlin, Daniela, Lila & Caro, Munir Kabani, Shivani Gupta, Swaati Langeh, Karuna, Viramo Ursula Pointinger, Ingeborg Beyer, Rikta, Ilona Tulmin, Shiva Surya from Venice.

… dem Love-BLV-Team: Christine Paxmann, die mit ihrem Steinbock-Mut unbeirrt sortierte und textete, der eleganten Geschäftsführerin & Päpstin Antje Wolf, die mir ein Göttinnen-Tor öffnete, Caroline Kaum und ihre neue Shakti-Seele, Cornelia Schmidt, feinsinnige & tanzende Lektorin, mit der ich Kapitel für Kapitel in die Lucky 5 ab- und auch wieder auftauchte, Herr Mangelsdorff, »alias« Herr Volker, dem ich »fast« blind alles unterschreibe, Frau Tröger, geduldige & erdige Herstellerin und allen netten Kolleg(inn)en, die mir mit viel »Namaste« ihre Sympathie und Zuversicht zeigten und zu diesem Projekt beigetragen haben.

BILDNACHWEIS

Alle Bilder: Gabriela Haenseler, außer: S. 6, 82, 83, 153, 155: Michael Petersohn; S. 7 o., 21 m., 102, 123, 124/125: Timo Haenseler; S. 10/11, 18/19, 36/37, 38/39, 100/101, 111, 113 li. u., 144 li. u.: Munir Kabani; S. 16 u., 133: Marion Linkert; S. 32 re. o.: Nicole Mohrmann; S.40: mauritius images/Tibor Bognar/Alamy; S. 48, 63 o., 79 li. o., 105, 106 re. o., 122 re. u., 152: Babs und Felix Rubach; S. 49: Sigi Heidi Hohner; S. 70/71: mauritius images/age/Zakir H. Chowdhury; S. 79 li. u., 89 re. u., 98 m., 154 u.: Christian Ettinger; S. 122 li. u.: Jo Binder, S. 130/131: dreamstime; Hintergrundfond: Fotolia/JulietPhotography; Kreies: Fotolia/123levit

ABOUT ME & YOGA & LIFE

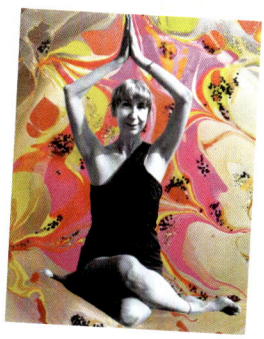

Eine perfekte Fusion, eine Melange meiner Leidenschaften Yoga, Reisen und Fotografie ist nun zu einem Buch geworden. In die Wunderwelt Indiens tauchte ich ein, in seine jahrtausendalte Yoga-Kultur, um tiefe Weisheiten, geistige Schätze, geheimnisvolle Schönheiten und Spiritualität zu entdecken und den Yoga-Amazonen-Spirit in diesem Buch mit den Lesern zu teilen. In meiner Heimat München gebe ich als Yogalehrerin und Personal Coach in Einzel- und Gruppenstunden allen Interessierten meine langjährige Erfahrung weiter. Mein Morgen-Mantra:

Es ist so viel, mit YOGA hier zu sein.
Tag für Tag ... im Hier und Jetzt!

Mehr über die Autorin finden Sie hier: www.yogaby-munich.com

ÜBER DIE ILLUSTRATORINNEN

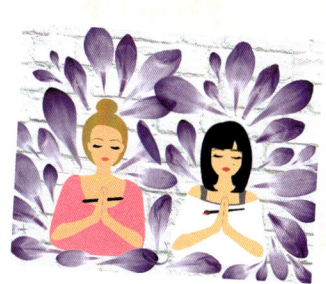

Gabriela Haenseler und Olivia Schuff kennen sich seit vielen Jahren. Olivia – selbst Yogaschülerin bei Gabriela und Inhaberin der Designagentur wundergestalten – kreiert seit langem mit Begeisterung für die Autorin und Yogalehrerin alle Einladungen zu Retreats, ihre persönliche Website & Co. Mit Tabletstift und Pinsel und viel Liebe zum Detail illustrierte sie zusammen mit ihrer Mitarbeiterin Danielle Quintus die Asanas der Yogagöttinnen für dieses Buch. Olivias Portfolio im Print- und Webdesign umfasst viele Kunden aus den Bereichen Mode und Interior bis hin zu Ärzten und Anwaltskanzleien. Ihr Gestaltungsmantra: eine gewisse Prise an »Emotion« darf bei keinem Projekt fehlen.

Mehr über die Illustratorinnen: www.wundergestalten.de

Impressum

Bibliografische Information der Deutschen Nationalbibliothek
Die Deutsche Nationalbibliothek verzeichnet diese Publikation in der Deutschen Nationalbibliografie; detaillierte bibliografische Daten sind im Internet über http://dnb.d-nb.de abrufbar.

BLV Buchverlag
GmbH & Co. KG
80636 München

© 2017 BLV Buchverlag GmbH & Co. KG, München

Das Werk einschließlich aller seiner Teile ist urheberrechtlich geschützt. Jede Verwertung außerhalb der engen Grenzen des Urheberrechtsgesetzes ist ohne Zustimmung des Verlags unzulässig und strafbar. Das gilt insbesondere für Vervielfältigungen, Übersetzungen, Mikroverfilmungen und die Einspeicherung und Verarbeitung in elektronischen Systemen.

 www.facebook.com/blvVerlag

Umschlagfotos:
Titelbild: dreamstime, Hintergrund: Munir Kabani
Rückseite: Gabriela Haenseler, außer: links unten: Munir Kabani; Hintergrundfond: Fotolia/JulietPhotography, Kreis: Fotolia/123levit

Umschlagkonzeption und Gestaltung: BLV Buchverlag
Textliche Bearbeitung: Christine Paxmann
Lektorat: Cornelia Schmidt
Herstellung: Angelika Tröger
Grafiken: Olivia Schuff
Layoutkonzept Innenteil und Satz: griesbeckdesign, München

Gedruckt auf chlorfrei gebleichtem Papier

Printed in Gemany
ISBN 978-3-8354-1600-0

Hinweis
Das vorliegende Buch wurde sorgfältig erarbeitet. Dennoch erfolgen alle Angaben ohne Gewähr. Weder Autorin noch Verlag können für eventuelle Nachteile oder Schäden, die aus den im Buch vorgestellten Informationen resultieren, eine Haftung übernehmen.

BLV im WEB

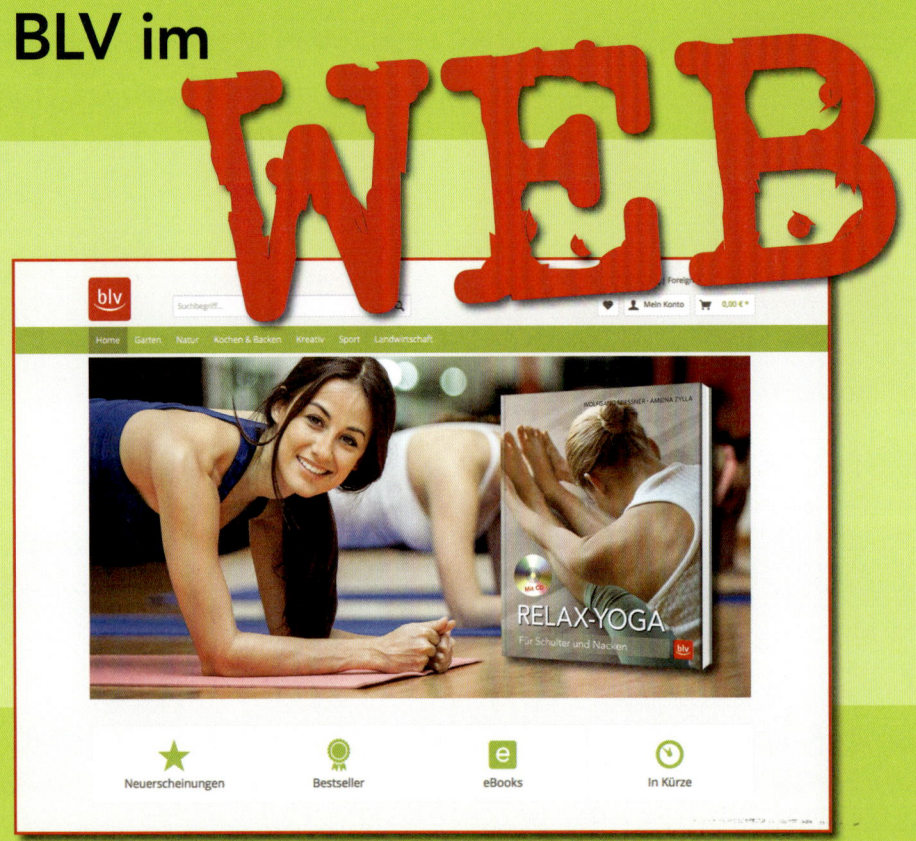

In unserem Webshop warten weit über 500 lieferbare Titel zu den Themen Garten, Natur, Sport, Fitness, Kreativ und Kochen auf Sie.

Surfen Sie doch mal vorbei, bestellen Sie **versandkostenfrei** und zahlen Sie bequem z.B. **auf Rechnung** oder schnell via **Paypal**.

Versandkostenfrei bestellen: www.blv.de